AF370772

PROGNOSTICS

DE COS.

OEUVRES D'HIPPOCRATE.

PROGNOSTICS

DE COS,

D'HIPPOCRATE,

Traduits sur le Texte grec, d'après la collation des Manuscrits de la Bibliothèque Impériale, avec une Dissertation sur ces Manuscrits, des Variantes, des Notes explicatives et une Table analytique.

Par M. de MERCY,

Docteur en Médecine de la Faculté de Paris, Professeur particulier de Médecine grecque, et Membre de plusieurs Sociétés savantes.

APPROUVÉ DU GOUVERNEMENT.

PARIS,

IMPRIMERIE DE J. M. EBERHART,
IMPRIMEUR DU COLLÈGE DE FRANCE,
rue du Foin Saint-Jacques, n° 12.

1815.

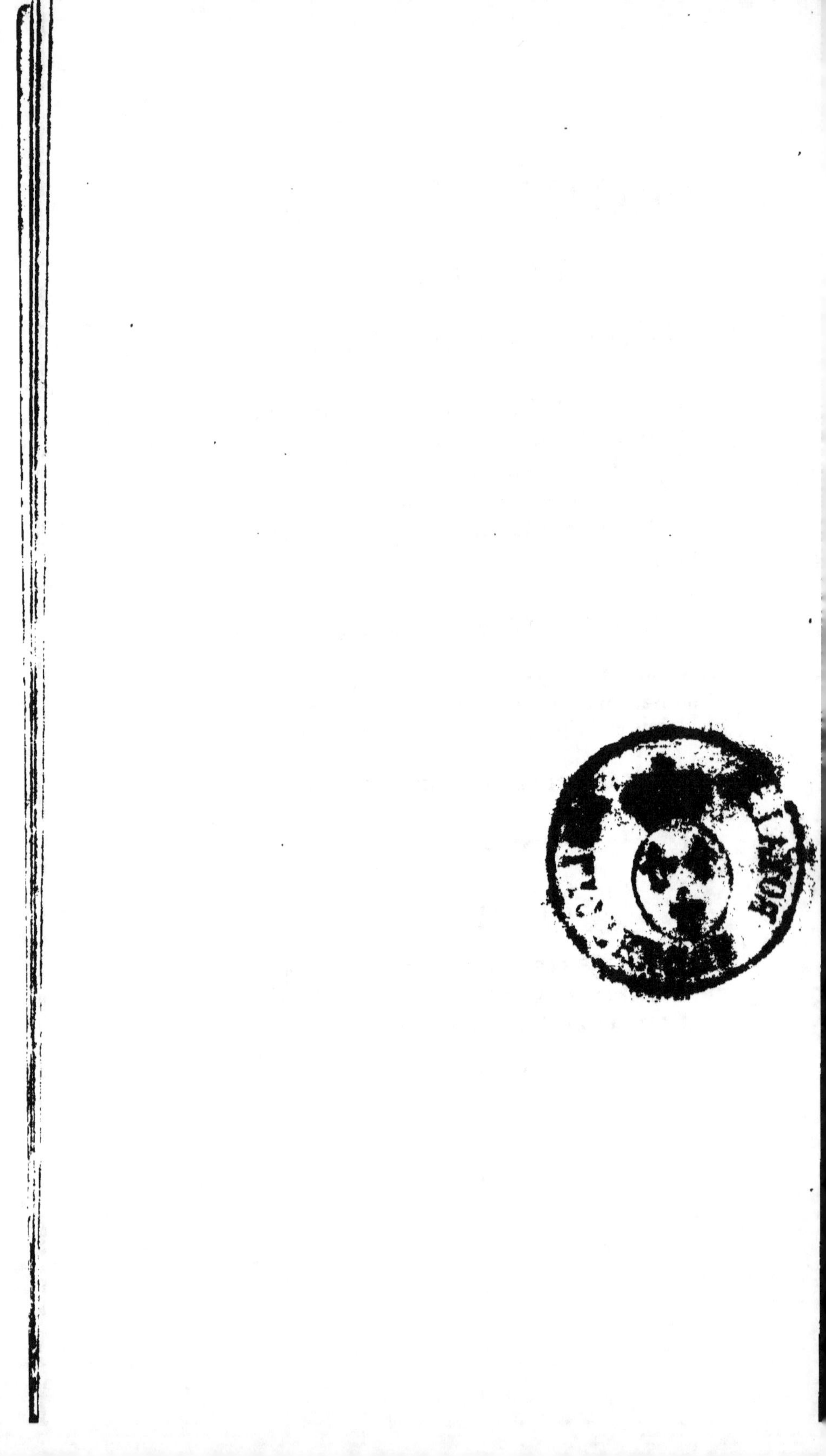

PRÉFACE.

Il n'est pas besoin sans doute de discourir longuement pour faire sentir la nécessité d'être initié de bonne heure aux principes de la doctrine d'Hippocrate. Mais il ne suffit pas de conseiller d'étudier les chefs-d'œuvre du père de la médecine; d'indiquer les sources où l'on doit puiser, il faut, avant tout, mettre les jeunes médecins à portée de méditer eux-mêmes dans la langue d'Hippocrate, les préceptes fondés sur la sagesse de l'observation. En effet, il n'est pas de plus sûr moyen de diriger vers ce but utile, les études médicales, et d'extirper jusqu'à la racine, le préjugé monstrueux que l'on entretient de nos jours, en annonçant qu'il suffit de deux ou trois années pour former de bons médecins. On ne manque pas d'appuyer ce beau raisonnement, d'expériences que l'on prend pour des découvertes et insensiblement on abandonne la vraie route de l'observation. Dans l'état actuel de nos connaissances (pour me servir d'un *dicton* vulgaire), si on lit les anciens, on doit craindre de retomber dans l'enfance de l'art; on s'imagine que du temps d'Hippocrate, on n'avoit que des notions très-imparfaites sur toutes les branches de la Médecine; on attribue au philosophe le plus digne de ce nom, des opinions bizarres qu'on qualifie d'erreurs grossières appartenant à son siècle; enfin il faut le dire, on n'a pas la bonne foi d'avouer que nous sommes loin encore, d'avoir produit des chefs-d'œuvre, tels que le traité des airs, des eaux et des lieux; le premier et le troisième livres des épidémies.

N'oublions pas de remarquer que ces deux traités ont été créés par Hippocrate, ce qui, soit dit en passant, atteste

suffisamment ses profondes connaissances. Qu'il ait, ainsi que je l'ai dit, puisé ses
ouvrages aphoristiques dans des sources
authentiques, on reconnoît encore la main
du maître qui a mis en œuvre ces matériaux : la méthode didactique forme le
principal caractère de ses ouvrages; et son
style toujours nerveux, grave, simple et
concis; toujours approprié au sujet, ajoute
encore au mérite de la composition. Ces
données sont suffisantes pour se rendre
compte de la constante sollicitude des
hommes célèbres, qui ont multiplié sous
toutes les formes, les écrits d'Hippocrate,
afin de diriger surement les médecins
dans la voie de l'observation. Nous pos-
sédons beaucoup d'éditions d'Hippocrate, surtout en latin. Mais, il faut en
convenir, jamais cette langue, bien qu'elle
soit très-concise, ne s'exprime aussi fran-
chement que le français. Sans doute, que
c'eût été une entreprise téméraire, qui

de refaire la tracduction latine après Foës; et malgrè l'infériorité de la version de Cornarius, on seroit encore embarrassé d'être plus concis. Chartier, qui l'a imité, a fait un travail immense. Haller paroît avoir copié ce dernier dans son édition des princes des médecins, au nombre desquels est placé en première ligne, Hippocrate. La version de Calvus, quoique dans un latin barbare, n'est cependant pas sans intérêt; on y trouve traduites les variantes des manuscrits. La version de Mercuriali, une des plus correctes, l'est cependant moins que celle de Cornarius, dont Van-der-Linden a été l'éditeur. Ce dernier à senti la nécessité de rendre portatifs les ouvrages d'Hippocrate. Van-der-Linden, comparé à Foës, m'a paru toujours moins correct. Foës ainsi que Chartier eut à sa disposition plusieurs manuscrits: tous deux ont eu la facilité d'exploiter cette mine précieuse, et ils en ont retiré d'utiles éclaircissements pour la correction du texte. Mais, ni Haller, ni Van-der-Linden, ne nous fournissent cette ressource. Faut-il en conclure qu'il est inutile maintenant de lire les manuscrits ? Certes, il faudroit être tout-à-fait étranger à la littérature, pour oser soutenir une aussi étrange proposition. Faut-il croire que le texte d'Hippocrate est aussi pur qu'il peut l'être, et que ce seroit un crime de léze-littérature, que d'oser y toucher ? Je ne crains pas d'affirmer le contraire ; il est facile de se convaincre que tout éditeur qui a à sa disposition les manuscrits, doit nécessairement donner une édition plus correcte que celui qui est totalement dépourvu de ce secours. Sans entrer ici en plus longue explication, je dois présumer que mon édition des aphorismes, collationnée sur trente-deux manuscrits d'après lesquels

a..

j'ai fait quelques corrections, au texte ; enfin que les prognostics, les deux livres des prorrhétiques, dont j'ai aussi donné la traduction en français, avec les variantes de vingt Mss, doivent être distingués de ces productions éphémères, que la malveillance a tâché d'élever au-dessus de mon travail. Maintenant je donne d'après le même plan, les *Prognostics de Cos*, le premier et le troisième livres des *Épidémies ;* avec le traité des *crises* et des *jours critiques.*

Depuis long-temps plusieurs auteurs français se sont emparés de ces différents sujets. Lefebvre de Villebrune a traduit les aphorismes, les prognostics, les prénotions de cos, et le premier livre des prorrhétiques. Mais son style lâche et diffus, et ses nombreux contre-sens, rendent tout-à-fait méconnoissables les chefs-d'œuvre du père de la médecine. Il défigure souvent le texte : tantôt il y introduit des passages servilement copiés des versions arabes; tantôt se fiant à ses propres observations, qui la plupart roulent sur des subtilités grammaticales, il s'appuie de la simple comparaison d'une ou plusieurs phrases à peu près semblables, qu'il va puiser dans des sources illégitimes; en un mot, sa version n'a pas même le mérite d'être une bonne paraphrase. Cela est surtout visible pour les aphorismes: s'il me falloit répéter toutes les bévues que cet auteur fait dire à Hippocrate, je ferois un volume. M. Bosquillon, auteur très-estimable, a donné une excellente paraphrase des aphorismes et des prognostics. Il s'est chargé d'éclaircir le texte partout où il paraît obscur. Cette tâche ne pouvoit être bien remplie, que par un médecin doué de vastes connoissances, telles que les possédoit M. Bosquillon. Je ne parlerai pas d'une autre traduction en français,

quoique des hommes envieux et ja-
loux aient pris à tâche pour procla-
mer ce beau chef-d'œuvre, de dénigrer
mes ouvrages, et de tout tenter pour
me faire perdre la protection des hommes célèbres qui m'avoient encouragé.
Pour prouver la vérité du fait que je viens
d'avancer, je pourrois m'appuyer ici du
témoignage de M. Bosquillon, et citer
textuellement ses paroles : on étoit loin
de me donner des conseils utiles; on me
déchiroit, on me poursuivoit, on m'at-
taquoit à outrance, voilà toute l'occu-
pation de mes adversaires. Il s'agissoit
de me faire renoncer entièrement à
mon entreprise : En conséquence, on
diminuoit autant que possible mes espérances. Mais du moins, j'ai la satisfac-
tion d'avoir mérité le suffrage de MM.
les professeurs de la faculté. M. le baron
Corvisart m'a jugé digne d'une faveur
spéciale en m'aidant dans la publication

de mes ouvrages. C'est à la recommandation et en particulier à la protection de M. le Doyen et de mon digne ami, M. Chaussier, que S. E. le Ministre de l'Intérieur, sur la demande qui lui a été faite d'encouragement par MM. les professeurs, a souscrit pour 200 exemplaires de la traduction d'Hippocrate. Uu traitement fixe vient de m'être accordé pour suivre cetre belle et importante carrière. Cette année, je publie les prénotions de Cos : le premier et le troisième livres des épidémies, le livre des crises et des jours critiques. J'ai suivi le même plan pour les aphorismes et les prognostics. On trouvera, 1°, une dissertation sur les manuscrits, où je rends compte des corrections que j'ai faites au texte, et des variantes indiquées par ordre de numéros suivant le catalogue de la bibliothèque, avec les lettres indica ives des numéros,

a....

pour pouvoir soi-même recourir aux manuscrits ; 2°, l'analyse de chaque livre considérée sous le rapport de l'observation médicale, avec les motifs qui peuvent faire juger légitimes les ouvrages attribués à Hippocrate; 3°, des notes pour faire connoître les divers rapports des sentences aphoristiques, ou de tout autre livre ; 4°, le texte grec revu et corrigé d'après les manuscrits; 5°, enfin, une table analytique des matières pour chaque volume. Ce travail exige beaucoup de soins et de recherches. Je ne puis assez le répéter, une traduction française dépourvue de notes, de variantes, d'analyse et d'une table, est une tâche que tout le monde peut remplir, ensorte qu'elle doit être considérée comme la moindre partie de l'ouvrage. La collation des manuscrits, quoi qu'en disent des esprits superficiels, ignorans ou de mauvaise foi, n'est pas une affaire de copiste :

il faut juger les variantes, en apprécier le sens, enfin on doit en rendre compte, c'est ce que j'ai tâché de faire dans les notes. L'analyse des sentences suppose au moins des connaissances assez étendues dans la pratique médicale. Je ne parle pas ici de la langue grecque, qui est indispensable pour la parfaite intelligence du texte. Celui-ci, corrigé d'après les manuscrits et rétabli dans son ancienne pureté, en ne considérant que l'ionisme et les différents dialectes, devient un sujet de méditation qui n'est pas sans intérêt pour les littérateurs. Je ne me flatte pas, sans doute, d'avoir bien rempli toutes ces conditions ; mais il m'eût été tout à fait impossible sans l'habitude de voir les malades, de traduire des passages difficiles qui n'auraient pu être interprétés par un homme étranger à l'art de guérir ; encore qu'il eût une parfaite connaissance du grec : c'est ce qui fit re-

a.....

noncer M. Dacier au projet de traduire les
ouvrages d'Hippocrate sur la pratique
médicale. J'ai fait aussi quelques corrections qui ne sont pas sans utilité,
notamment au texte des aphorismes et
des prénotions de Cos. Sans élever
aucune prétention vaniteuse, peut-être
puis-je espérer de rattacher à l'ensei-
gnement, une branche aussi importante que l'étude spéciale de la littérature ancienne. J'ai de reste prouvé que
ce n'est pas l'espoir du lucre, qui me
fait tenir ce langage. Depuis plus de six
ans, je fais des cours publics et gratuits
de médecine grecque, en faveur de MM.
les élèves. L'amour de la vérité m'en-
gage à déclarer ici, que je dois encore à
la faculté, d'avoir été encouragé d'une
manière spéciale, en obtenant pour le
lieu de mes séances un des amphithéâtres
publics, où tous les ans je donne l'explication du texte des ouvrages d'Hip-

pocrate. M. Chaussier, professeur de la faculté, dont les longues et laborieuses veilles contribuent si puissamment aux progrès de l'instruction médicale, a pensé devoir partager la tâche honorable qui a pour but le perfectionnement des études ; et par sa présence et par ses discours, cet illustre maître a constamment mis en évidence les principes de la saine doctrine. Après avoir tracé le plan que j'ai suivi, je dois indiquer les sources où j'ai puisé : d'abord le grec a été corrigé d'après les meilleurs manuscrits ; j'ai toujours suivi Foës, qui est l'interprète le plus judicieux d'Hippocrate. Opsopoeus et Jonhston m'ont été d'un grand secours pour les notes latines. Je n'ai point cherché à faire des commentaires, il me suffisoit d'expliquer les variantes et les endroits les plus obscurs du texte : Or les notes d'Opsopoeus, non seulement remplissent mon but, mais encore elles m'ont servi à faire mieux connoitre les différens passages traduits de Calvus, Cornarius, Heullien, Jacot, Foës, Duret. Les interminables commentaires, ne sont souvent que des suppositions gratuites, qui, loin d'éclaircir la question et de la réduire à ses moindres éléments, la compliquent davantage. Le tout est d'être clair dans une traduction; alors, on peut se passer de commentaires. J'ai fait chaque citation conforme aux n⁰ˢ des prognostics et prorrhétiques de mon édition. Pour la table j'ai suivi le plan de Duret. J'ai préféré l'ordre alphabétique pour les prognostics : ici, j'ai donné une analyse par ordre des chapitres, en y rapportant une ou plusieurs maladies.

Ainsi il sera facile de rassembler les diverses propositions sur le même sujet, et d'en tirer tous les éclaircissements dont il est susceptible. Puisse ce travail répondre aux vues des savans qui m'ont encouragé, et justifier leurs espérances. Je crois être parvenu à faire mieux saisir les rapports intimes et la connexion des diverses sentences, qu'il m'aurait fallu séparer. Le volume qui est sous presse (le 4ᵉ de la collection des œuvres d'Hippocrate), offre des considéraions générales sur les épidémies ; et l'analyse des constitutions. Les deux volumes qui suivront immédiatement, seront composés des 2ᵉ, 4ᵉ et 6ᵉ livres des épidémies ; des 5ᵉ et 7ᵉ : je donnerai le traité du régime dans les maladies aiguës ; les sentences Cnidiennes ou du régime en général. Enfin pour multiplier autant que possible les sources d'instruction, je publie séparément par petits volumes les OEuvres in-folio d'Hippocrate. Son Excellence le Ministre de l'intérieur, qui a souscrit pour 200 exemplaires, y a ajouté un témoignage encore plus ostensible de ses bontés en m'honorant de sa protection, et de son suffrage.

DISSERTATION

SUR LES MANUSCRITS.

———

Pᴀʀᴍɪ les nombreux manuscrits des œuvres d'Hippocrate, nous en connoissons sept où nous avons vu les prognostics de Cos sous le titre de Κωακαὶ προγνώσεις, vulgairement *prénotions Coaques*. Mais dans l'édition d'Opsopœus, Francfort, in-16, 1587, il est fait mention d'un ancien manuscrit, 1° avec le titre précédent, 2° sous celui de προγνωςικα νοσηματα, *prognostics des maladies*. Je m'abstiendrai de détails historiques sur ces manuscrits, dont l'âge et l'authenticité ont été constatés dans mon édition des aphorismes et des prognostics (1). Sur le catalogue de la bibliothéque royale, on trouve les n°s 2140. a. 2141. b. 2142. c. 2143. d. 2144. e. 2145. f. 2254. g., lesquels j'ai remplacés par les lettres alphabétiques dans mes notes et variantes. Je répéterai par forme de récapitulation, que le n° 2140 me paroît être le plus authentique. Il est écrit sur papier de coton, de l'école d'Alexandrie et du XIIe siècle. Les exemples d'ionisme y sont plus fréquents que dans tous les autres manuscrits. Ceci tendroit à faire considérer comme une sorte d'interpolation dans les œuvres d'Hippocrate, les différents dialectes qui s'y sont introduits. Car, pourquoi trouveroit-on constamment plus d'ionismes dans les anciens manuscrits, que dans

____

(1) Voyez le 1er et 2e vol. de la collection des œuvres d'Hippocrate. Paris, 1811 et 1813.

ceux d'un âge plus récent ? On ne peut
douter que la prononciation moderne
n'ait influé pour beaucoup sur le langage écrit, dont elle a jusqu'à certain
point corrompu l'origine comme nous
le dirons bientôt. Le ν paragogique
ajouté ou retranché par euphonie a
donné lieu aussi à des fautes assez graves. Enfin l'ignorance des copistes, pour
ne rien dire de plus, est une autre source
d'erreurs que nous aurons également
occasion de signaler dans cette dissertation ; et l'on jugera d'après cela, s'il faut
compter entièrement et saintement sur
la foi des manuscrits. D'abord il en est
de plus ou moins complets ; ainsi, par
exemple, tous ceux que j'ai lus, omettent
369 sentences sur 649 qui forment la tota-
lité du traité des prénotions de Cos. Le
manuscrit coté 2254 est le seul complet ;
mais il peut être tout au plus du XIVe
siècle. Celui coté 2142 me paroît une

copie du 2140. Mais il est moins âgé d'environ un siècle.

On remarque des notes interlinéaires ajoutées au texte du manuscrit coté 2143 qui le rendent un peu moins incorrect. Pour la beauté et la netteté des caractères, le n° 2145 mérite surtout d'être cité, quoiqu'il soit un des plus modernes. Quant aux n°s 2141 et 2144, ils diffèrent à peine l'un de l'autre et ils ne présentent rien de bien remarquable. D'après cette courte énumération, il sera facile de vérifier soi-même les variantes. Mais venons aux preuves de la défectuosité de plusieurs manuscrits, et nous parviendrons, chemin faisant, à corriger plusieurs passages incorrects même dans les meilleures éditions. Nous avons dit que sur sept manuscrits six suppriment 369 sentences citées dans le manuscrit coté 2254, et dans nos éditions ; d'où nous vient cette lacune? comment les copistes auront-ils pu faire un mécompte aussi grand? faudrait-il rejeter tous les préceptes qui nous ont été transmis dans un manuscrit récent, parce qu'un plus ancien n'en fait aucune mention? N'est-ce pas d'après ce raisonnement évidemment faux qu'on a proposé de retrancher des huit sections des aphorismes d'Hippocrate, les cinq dernières et notamment la septième et la huitième?

Remontons à la source de l'erreur et prouvons qu'elle a pu provenir de deux textes différents, mais incomplets. Nous avons fait remarquer, dans notre précédente dissertation sur les aphorismes que le manuscrit coté 2228 est composé de deux parties, l'une sur papier de coton, l'autre sur parchemin; ces deux parties réunies forment un traité complet: qu'on prenne, séparément ces deux portions, dont la première, avons-nous

dit, se termine au n° 22 de la IVe sec-
tiou, tandis que la deuxième commence
au n° 42; l'on aura deux textes différents.
De l'exemple que je viens de donner,
devroit·on conclure que les quatre dernières sections sont inutiles, et d'après
le second exemple, qu'on ne doit faire
aucun cas des trois premières? ne voit-
on pas que d'un pareil dilemme, ré-
sulteroit la perte du meilleur ouvrage
d'Hippocrate? Telle est cependant l'origine la plus probable de la versatilité
des opinions sur la légitimité des sections
regardées mal à propos comme dou-
teuses, puisque tous les aphorismes existent dans les ouvrages mêmes d'Hippocrate, ou qu'il les a extraits d'autres
livres. On ne peut méconnoître dans
le dernier aphorisme les principes de
la philosophie ancienne, et notamment ceux d'Héraclite qu'Hippocrate
a toujours suivis. Rien n'est plus aisé que

de démontrer avec quelle négligence les copistes remplissoient leur tâche ; Cicéron, Strabon, Sénèque, les traitent de vils esclaves, *vilia mancipia*. Pour nous borner à notre sujet, on voit qu'un copiste ignorant ayant fait usage d'un manuscrit incomplet, et ne connoissant point du tout la valeur, ni l'étendue de l'ouvrage qu'il transcrivoit, s'est imaginé voir les colonnes d'Hercule là où la fin du manuscrit manquoit. On en a la preuve, pour le traité dont il s'agit, par la fin du n° 280 : γένεται δὲ τοῦτο ἐν τῇ πρώτῃ περιόδῳ, à la suite duquel on lit dans les meilleurs manuscrits, τέλος τῶν κωακῶν προγνώσεων Ἱπποκράτους. Mais qui ne reconnoîtroit pas que cette fin de n° est tronquée ? Il s'agit de l'inflammation de l'hypochondre, laquelle doit se terminer le vingtième jour par l'hémorrhagie du nez, et passé ce temps par la suppuration. Or, suivant les manuscrits c'est au contraire cette dernière qui doit arriver avant l'hémorrhagie. Il y a donc un contre-sens. Mais en rétablissant le texte tel que le donnent les prognostics d'Hippocrate, dans le manuscrit coté 2254 et dans nos éditions, on reconnoît l'exemple de l'hémorrhagie. Ainsi il ne faut pas croire à l'infaillibilité des manuscrits, c'est ce qu'il m'importoit de prouver, parce que je suis persuadé que l'ionisme pur qui appartient spécialement au temps d'Hippocrate, a été altéré consécutivement par l'ignorance des copistes. On peut donc le rétablir à peu près dans tous les ouvrages du célèbre médecin de Cos, sans crainte d'être blâmé, quoiqu'on n'ait pas toujours eu égard aux manuscrits.

Je vais signaler quelques fautes assez graves, qui appartiennent à la prononciation moderne. Ainsi ε au lieu de $\alpha\iota$, est la cause visible du peu de sens du prog. 96, qui dans les meilleurs manuscrits s'écrit : οἱ φρενιτικοὶ βραχυπότε pour βραχυπόται. — Υ et η, changés alternativement en ιωτα. Comme dans ἀκρόμυον et βαρβαρύζοντες, χρησίμον, ἀκρησίαι ἀκρήτως, κριμνώδεες, que les copistes ont pris si souvent pour ἀκρόμιον βο θορίζοντες, χρίσιμον, ἀκρίσιαι ἀκρήτα, κριμνώδεες et *vice versa*.

Cette transformation des derniers mots présente souvent un sens tout à fait différent. C'est donc au médecin instruit dans sa profession, qu'il appartient exclusivement de corriger ces fautes qui pullulent dans les manuscrits. Mais tout homme habitué à l'harmonie de la langue grecque, ne doit-il pas être choqué de la rudesse des sons de ἀγρυπνοῦντες ἐφιδρεῦντες ἐμμύμενον ἐναιωρούμενον, ἐπνεύμενα au lieu de ἀγρυπνεῦντες, ἐφιδρῶοντες ἀμευμενον, ἐνεωρε μενον, ἐκπνεύμενα, qui vraisemblablement

furent les premières expressions choisies
par Hippocrate ? D'ailleurs les Ioniens
évitoient surtout les contractions et la ren-
contre des consonnes, parce qu'elles sont
dures et qu'elles nuisent jusqu'à un certain point à l'harmonie du langage. Ainsi
de νενωθρευμένα, φλεϐοδονώδεα, on a fait
νενωθρευμένα φλεδονώδεα. Je ne parle pas ici
du nombre ni du rhythme des périodes,
dont sans doute Horace a voulu parler
dans son art poétique,

> Graiis ingenium, Graiis dedit ore rotundo
> Musa loqui........

Les pages d'Isocrate et de Démosthène
en fourniroient de nombreux exemples.

Les homonymes ont été cause d'erreurs assez graves. Ainsi, par exemple,
ἰλλιγώδεες pour λυγγώδεες est évidemment
une faute. Je suis étonné que les éditeurs des œuvres d'Hippocrate, ne s'en
soient pas aperçus. Foës lui-même n'est
pas exempt de ce reproche, ni Van der

Linden, ni Cornarius. Cependant tous les mauuscrits nous autorisent à admettre cette correction éminemment d'accord avec la pratique médicale : *les fièvres accompagnées du hocquet avec ou sans l'iléus sont mortelles.*

N'est-ce pas encore d'après un vice de prononciation, qu'on trouve dans l'aph. 20, φλεγματώδεα et φλεβοδονώδεα, que tous les éditeurs n'ont pas manqué de conserver dans le texte, sans s'appercevoir de ce double emploi, dont nous allons indiquer l'origine ? Mais le plus singulier, c'est que le dernier mot, jouit seul des honneurs de la traduction. Je lis dans les manuscrits φλεγματώδεα, φλεβοτομώδεα et φλεγοτομώδεα. Un manuscrit portoit en marge φλεγματώδεα, dont on a fait φλεγμοτώδεα, φλεβο-φλεγο et φλεδονώδεα, racine primitive de tous ces mots. Le synonyme a été inséré dans le texte par un copiste; et voilà la source du double emploi. J'ai donc supprimé φλεγματώδεα, et n'ai conservé que φλεδ-ονώδεα, comme dans le prorrhétique où cette sentence se trouve répétée.

38. Ἀνιδροῦντες, περιψυχόμενοι est évidemment composé de ἀν pour ἀνα et ἰδρόω. Ce mot désigne des sueurs abondantes. Il est évidemment opposé de signification au second membre de phrase où on lit : ἄνευ ἰδρῶτος, c'est pourquoi j'ai préféré ἀμιδροῦντες, par abbréviation de ἁμα. Les traductions latines ne manquent pas de mots ambigus qnand il s'agit de tourner un sens louche. J'ai corrigé l'aph. 106 d'après les meilleurs manuscrits, mais surtout en étayant mes preuves sur la pratique médicale.

Prog. 106. Les fièvres accompagnées du *hocquet* avec ou sans l'iléus sont mortelles : en effet, ce simptôme est des plus dangereux dans les fièvres bilieuses, surtout en été où la bile s'exalte; souvent

elle donne lieu à des accidents très-fâcheux, tels que les vomissements bilieux
réitérés, le cholera, le miserere ou vol-
vules, la dysenterie. Or, dans tous les
cas, le hoquet, soit qu'il débute avec la
fièvre, soit qu'il y survienne, est toujours
un symptôme funeste, qui indique l'inflammation ou la gangrène de l'estomac
et des intestins. Que veut-on exprimer
par le mot ἰλιγγώδεις πυρετοί, *des fièvres
accompagnées de vertiges avec ou sans
l'iléus ?* Ces vertiges se déclarent-ils avec
la fièvre ? Est-elle pernicieuse ? Sont-
ils la suite des vomissements réitérés
comme dans l'iléus ? Mais qu'est-ce qui
en annonce le danger, si ce n'est le
hoquet ? Les vertiges peuvent tout au
plus indiquer le vomissement. Ce dernier symptôme n'accompagne-t-il pas
constamment l'iléus ? N'en est-il pas un
des caractères essentiels ? Or, les vertiges
sans l'iléus, n'annoncent rien que de

très-vague ; et avec l'iléus , ils n'indi-
queront jamais la mort autant que le
hoquet ; d'ailleurs pour le traitement,
ne voit-on pas que la saignée répétée,
les boissons acidules et tempérantes, surtout les opiacés conviennent éminemment pour calmer les douleurs, ainsi
que les vomissements, et prévenir l'inflammation des intestins ? Les vertiges
au contraire sont un symptôme ordinaire du vomissement, et il sembleroit
qu'on dût y avoir égard pour prescrire
des vomitifs qui alors seroient mortels.
Si les vertiges désignent ici une fièvre
pernicieuse , pourquoi est-il fait mention de l'iléus ? Il est donc bien évident
que dans cette terrible maladie, lorsqu'elle est accompagnée de fièvre , le
hoquet qui survient est mortel : il l'est
de même sans l'iléus, dans les fièvres
ardentes, bilieuses, particulièrement en
été. Les saignées répétées et les bains ne

doivent pas être négligés. Mais je puis attester avoir guéri d'un miserere ou volvulus, une fille de 22 ans, attaquée du hoquet que je fis cesser par un large vésicatoire sur toute la région du ventre, lorsque tous les autres moyens furent inutiles. La malade évacua beaucoup et cela mit fin au hocquet. Les opiacés calmoient admirablement bien les douleurs, mais le ventre ne se lâchoit point. La saignée réitérée, les sangsues, les pédiluves, les bains, les sels neutres, les fomentations émolientes, les demi-lavements et suppositoires, tout avoit échoué. J'ai réussi par le vésicatoire qui agit alors comme anti-spasmodique, en faisant cesser la constriction spasmodique fixée dans un point de la circonférence des intestins. J'ai été plusieurs foi témoin d'un pareil succès. Le changement de ἰλλιγγώδεες, dans λυγγώδεες m'a paru indispensable.

115. Δίψη au lieu de διψῆν comme dans un manuscrit et quelques éditions, est une faute qui provient évidemment de la suppression du ν paragogique ; il faut lire διψῆν à l'infinitif contracté de διψάειν, διψᾶν, ionique διψῆν.

218. Καὶ βλέφαρα μὴ σομβάλλειν ἐν τῷ καθεύδειν ὀλέθριον. Κακὸν δὲ καὶ ἰλλαίνων ὀφθαλμός. Ailleurs le strabisme est noté comme un symptôme mortel. Je supprime donc le mot κακόν qui est ici au moins inutile.

151. Ὕπνοι βαθέες καὶ μὴ ταραχώδεες. Le manuscrit coté 2143 porte la leçon suivante: Ὕπνοι βασθέντες καὶ μὴ ταραχώδεες, c'est-à-dire un sommeil réparateur de forces et point troublé, est le signe d'une bonne crise. J'avoue que si j'eusse moins consulté le génie de la langue, que le sens propre de cette sentence, je me serois décidé à faire choix de cette leçon, car elle est telle-

ment précise qu'elle exclut presque tout commentaire. Mais en y réfléchissant on voit qu'elle a pu être une glose des mots βαθέες ταραχώδεες, insérés d'abord en marge d'un manuscrit, puis introduits dans le texte; car, μὴ ταραχώδεες est à peu près insignifiant, joint à βιατθέντες; en effet, du moment que le sommeil est réparateur des forces, il n'est point troublé, et s'il est troublé, il n'est point réparateur des forces. Mais un sommeil profond peut tenir du *coma*, être accompagné de délire et alternativement de réveil, il sera donc infiniment troublé; il devient alors très-mauvais. Ὕπνοι βαθέες s'allie bien avec μὴ ταραχώδεες et me paroît être la leçon primitive adoptée de tous les auteurs.

524. Φθινώδεσι que j'ai ajouté d'après le manuscrit 2254 rend le sens de la phrase complet. On ne sait pourquoi Zuinger a supprimé ce mot. Il s'agit des femmes

grosses menacées de phthisie, par les
effets de la pléthore , dont le premier
symptôme est la rougeur du visage
et surtout des pommettes. Or les saignements de nez en diminuant la pléthore, peuvent jusqu'à certain point
détruire la disposition prochaine à la
phthisie , lorsque surtout cette dernière n'est point héréditaire, mais qu'elle
dépend seulement de l'engorgement
accidentel des vaisseaux sanguins du
poumon. Ceci a lieu surtout dans la
grossesse, dont le principal caractère
est la pléthore, produite par la suppression des menstrues. Il est donc né-
cessaire d'ajouter φθινώδεσι, pour rendre
plus clair le sens de cette sentence.

474. Ἕλκονται ἀνέλπιςοι pour ἐκλύονται.
On lit précédemment οὖρον προσπίπτον ἐς
τὸ αἰδοῖον. Quelques éditions retranchent
la préposition avec καὶ, ce qui alors
donne à la phrase le double sens

suivant : *ceux dont les urines coulent à leur insçu tandis qu'il y a rétraction des parties génitales, sont dans un état désespéré ; et : ceux dont les urines filtrent goutte à goutte vers les parties génitales sont dans une faiblesse désespérée.* J'ai eu plusieurs fois occasion d'observer la vérité de ce prognostic. Mais dans les maladies très-aiguës, comme la phrénésie, en même temps que les urines sont involontaires, il y a rétraction des parties génitales. Le scrotum est agité de rotation convulsive ; il se couvre de rides ; la vessie se vide par convulsions, ainsi que cela a lieu dans les accès d'épilepsie. Les urines très-âcres et très-ardentes enflamment les parties qu'elles touchent, y causent une sorte d'érythème ; quelquefois il y a excoriation. La sortie de l'urine par la paralysie de la vessie, ne me paroît pas un symptôme ordinaire aux maladies aiguës. Je préfère donc ἕλκονται à ἐκλύονται, parce que d'ailleurs l'aphorisme est beaucoup plus complet. Je termine ici toutes mes observations sur les manuscrits et les corrections qu'ils m'ont fournies.

OBSERVATIONS

SUR LES PROGNOSTICS DE COS.

Il n'est guères possible de faire l'analyse de ce livre sans se rappeler les prognostics d'Hippocrate, ses aphorismes, le premier livre des prorrhétiques, quelques fragments du 2ᵉ livre, et quantité de passages du traité des crises et des jours critiques. Je ne doute pas que le divin vieillard, n'ait beaucoup profité, comme nous le dirons bientôt, des travaux de la célèbre école, dont il fut le chef le plus illustre. Mais il ne dut qu'à lui seul cette admirable justesse de jugement perfectionné par la méthode d'observation, qui le rendit si supérieur à ses contemporains, et qui le mit en état d'élever un monument durable en l'honneur de la médecine. N'auroit-il que la gloire d'avoir su disposer habilement de matériaux épars pour fonder ce superbe édifice? ce seroit déjà un titre bien recommandable à notre reconnoissance et à notre admiration. Le titre de père et de fondateur de la science, donné à Hippocrate par ses contemporains et que vingt-deux siècles ont reconnu, justifie tous les éloges que l'on a faits de ce grand homme. Il réunit en un code didactique, une foule de sentences que l'on retrouve dans ses différents ouvrages, et desquels par un art admirable, les aphorismes ne sont en quelque sorte que les corollaires. Son plan consiste surtout à exposer méthodiquement les différents préceptes de l'art de guérir.

Ce caractère seul distingue les ouvrages légitimes du père de la médecine. C'est particulièrement sous ce dernier point de vue qu'Hippocrate me paroît avoir surpassé tous ses devanciers.

Dans les prognostics il trace de main de maître les chances les plus probables des maladies aiguës, et emprunte des prénotions de Cos ses diverses sentences, qu'il perfectionne; il en fait autant pour le 1e livre des prorrhétiques, où il paroît avoir rassemblé expressément les signes des fièvres aiguës épidémiques. Le 2e livre appartient à peu près tout entier à notre auteur. Ici, il porte son prognostic sur les fautes de régime; il prescrit les règles qu'il faut suivre, et dans un traité *ex professo* il en fait l'application aux maladies aiguës. Il trace un vaste plan d'observations dans le 1er et 3e livres des épidémies, dont le traité des airs, des eaux et des lieux n'est en quelque sorte

qu'un appendice. Il donne un précis de
la doctrine des crises, qu'il fait dépendre
de la coction. Enfin, le livre des jours
critiques est au moins destiné à appeler
notre attention sur ce sujet. Telle est
en abrégé l'énumération des principaux
ouvrages, où Hippocrate a immortalisé
les préceptes de la médecine. Le traité
des prognostics dont nous avons donné
l'analyse dans le volume précédent est
accompagné d'une préface extrêmement
sage. destinée à prévenir le médecin sur
la connoissance indispensable des signes
qui doivent assurer ses prédictions dans
les maladies aiguës. Il débute par cette
espèce d'éloge de la science du prognostic. « Ce qui doit intéresser plus particu-
» lièrement le médecin, c'est à mon avis
» l'étude du prognostic; car celui qui
» par une sorte de prévision peut an-
» noncer en présence des malades leur
» état présent, indiquer les causes pas-

» sées, suppléer à ce qui est omis, et
» prédire l'avenir, sera cité pour le plus
» habile, et obtiendra une confiance
» sans bornes. » Notre auteur termine
son traité par ces paroles remarquables :
« Tous les signes que j'ai décrits se mon-
» trent conformes à la vérité à Délos,
» en Lybie et en Scythie. » La modestie
qui caractérise notre philosophe ne nous
permet pas de penser qu'il eût donné ses
observations comme vraies pour toutes
les contrées de la terre, s'il ne se fût bien
assuré qu'elles avoient été vérifiées
depuis des siècles par ses devanciers.
Ceci suffiroit déjà pour prouver l'importance de mes remarqnes, qui, je crois,
auront au moins le mérite de la nou-
veauté, puisqu'il s'agit de démontrer
qu'Hippocrate, dans la composition de
ses œuvres, a puisé dans des sources con-
nues. Au reste, cela ne diminue en rien
sa gloire. L'objet essentiel qu'il se pro-

2

posoit, c'étoit de donner à la médecine
l'aspect imposant de la science; de la
débarrasser de l'échafaudage des sys-
tèmes et de toutes les subtilités des so-
phistes. C'est réellement ainsi qu'Hippocrate a séparé la médecine de la philosophie ; une classe de jongleurs ,
les circulateurs, les psylles , les devins,
les gymnosophistes obstruoient de toutes
parts le temple d'Esculape. Hippocrate saisit le fouet vengeur de la critique , et disperse tous ces apôtres du
mensonge et du charlatanisme. Dans
la préface du second livre des prédictions, il s'adresse particulièrement aux
devins et aux gymnosophistes dont il
fait voir les prétentions chimériques, en
révélant lui-même les secrets de l'art
de deviner, fondé sur la connoissance
des signes dans les maladies. Notre illustre maître prouve par des faits de
pratique, que l'observation est la bous-

sole du médecin, et il explique comment, même chez les personnes en santé, on peut prédire une mort subite, la
paralysie d'un membre, et l'aliénation
d'esprit. Il démasque ainsi la fourbe des
devins, qui prétendoient entretenir
commerce avec les dieux. Pour les prédictions des gymnases, il se contente
de mettre sous les yeux leur futilité :
« ainsi, dit notre auteur, l'on doit devi-
» ner si on s'est écarté tant soit peu du
» régime, » (les lutteurs et les athlètes
étoient astreints à des règles très-sé-
vères) « si on a mangé autre chose que
» ce qui est prescrit, si on boit au-delà de
» l'ordonnance, si on a manqué à l'exer-
» cice de la promenade, enfin, si on se
» livre aux plaisirs de Vénus, » (parce
qu'ils étoient absolument nuisibles aux
exercices du corps) « on nomme tout
» ceci des prédictions. »

_Hippocrate termine sa critique

2.

par ce passage remarquable : « Quant
» à moi, je ne devine point, mais
» je décrirai les signes d'après lesquels
» on peut conjecturer quels sont les
» malades qui doivent guérir et ceux
» qui mourront, ceux qui seront guéris
» dans peu ou dans un long-temps, ou
» qui succomberont. Mais je conseille
» d'être très-réservé dans les prédictions
» comme dans toute autre partie de
» notre art, car il faut bien savoir que
» quiconque parviendra à prédire avec
» justesse, excitera l'admiration des
» malades intelligents, mais que celui qui
» se trompe, outre qu'il sera haï, peut-
» être passera-t-il encore pour un insensé.
» C'est pourquoi, je recommande d'être
» très-réservé dans les prédictions, car
» je vois et j'entends tous les jours des
» gens qui ne savent ni juger ce qui est
» fait et écrit dans notre art, ni en ren-
« dre compte.» — J'ai fait remarquer

dans l'analyse de ce traité, avec quelle rare habileté Hippocrate a procédé dans la classification du sujet, en suivant la méthode didactique; je renvoie à mon analyse. Nous avons dit que le célèbre médecin de Cos a puisé dans les prénotions pour son traité des prognostics, et que d'ailleurs la même marche est observée dans les autres ouvrages aphoristiques.

Peut-on supposer qu'Hippocrate s'est copié lui-même dans les prénotions de Cos ? Pourquoi n'auroit-il pas commencé par les prognostics ? il avoit une carrière bien moins longue à fournir ? Le traité des prénotions de Cos, peut-il être considéré comme une ébauche imparfaite ? Quoique bien moins méthodique que les prognostics d'Hippocrate, néanmoins ce livre ne manque ni d'intérêt ni de clarté, encore que l'ordre didactique n'ait point présidé à sa rédaction. Cependant les sentences s'expli-

2..

quent mutuellement et sont à peu près.
toutes complètes ; beaucoup sont copiées
du livre *de Morbis*. On y trouve aussi
plusieurs aphorismes de la VIIe section, notamment la fin ; plus, le commencement de la VIe. Enfin une grande
partie de la Ve se trouve dans le traité
de l'usage des liquides. Le philosophe
de Cos, ne dit-il pas dans le premier
de ses aphorismes : « la vie est courte,
» l'art long, l'expérience trompeuse,
» le jugement difficile » ? Rien sans
doute n'annonce ici la ridicule prétention
d'avoir tout vu et tout observé dans les
maladies. Cependant c'est ce que l'on
voudroit faire entendre, en attri-
buant à Hippocrate tous les ouvrages
qui nous sont parvenus à la faveur
de ce nom célèbre. Ne voyons donc
que le maître habile qui polit la matière.
Les aphorismes suffiroient déjà pour
assurer à leur auteur l'immensité de sa

réputation. Quant aux prénotions de Cos,
est-il probable que le traité des prognostics dans les maladies aiguës , leur a
servi de texte? Si l'on admet que les prognostics de Cos soient une imitation de
ceux d'Hippocrate, pourquoi, dans le
premier ouvrage, trouve-t-on au moins
deux fois et plus de sentences que dans
le second ? Mais si l'on fait la comparaison dans un sens inverse, alors on
trouve la solution de la question. Car,
les sentences du prognostic et du premier livre des prorrhétiques se retrou-
vent à peu près toutes dans les prénotions; si ce n'est que l'exposition du
sujet est évidemment plus lucide dans
Hippocrate; donc il a puisé dans les
prognostics de Cos. Le second livre des
prédictions renferme aussi plusieurs
passages des prénotions sur les blessures
en général, notamment celles du cerveau
et la commotion. On reconnoît plusieurs

2...

des aphorismes, surtout de la quatrième
section ; comme quelques critiques ,
élèvent des doutes sur la légitimité
de cette section , nous sommes obli-
gés de nous étayer de la troisième,
dont on trouve les éléments dans les
prénotions, ainsi que dans le IIe livre
des épidémies ; elle est presque co-
piée mot pour mot dans le traité des
airs , des eaux et des lieux , et le
livre des humeurs. Ce dernier ouvrage faisoit-il aussi partie du code
didactique d'Hippocrate ? Cela est probable. Enfin le livre des crises n'est-il
pas évidemment copié des prognostics
et des aphorismes ? Le traité des jours
critiques, à l'exception de la préface, est
extrait en partie du livre des maladies
et des affections internes , mais suivant l'auteur il indique qu'il a déjà
traité ce sujet. Nous n'avons aucune
connoissance de ce livre ; toutefois on

doit croire qu'il s'agiroit ici des crises. En effet les jours y sont indiqués avec les événements des maladies ; il faut donc admettre nécessairement qu'Hippocrate, doué de très-grandes connoissances, a conçu le projet de puiser dans les écrits déjà existants pour en former un corps de doctrine, spécialement consacré à la pratique de la médecine. Néanmoins les ouvrages d'Hippocrate conservent un caractère d'originalité, même dans la copie, par les qualités brillantes du style. On a distingué de tout temps, à ce seul caractère, les ouvrages légitimes d'avec ceux que l'on regarde comme supposés. Mais je n'admets essentiellement d'Hippocrate, que les traités didactiques et ceux qui se rapprochent essentiellement de ce but.

D'après toutes ces remarques je crois avoir démontré que, si les prognostics

2.…

de Cos ne sont pas d'Hippocrate ,
du moins ils lui ont servi de texte. On
me pardonnera de m'être livré à une si
longue digression, parce qu'en raison
de son utilité, elle peut faire découvrir
la véritable origine des écrits légitimes
d'Hippocrate; maintenant je vais donner l'analyse des prénotions. Duret,
dont les commentaires sur ce traité
passent pour un chef-d'œuvre, me ser-
vira de guide. Malgré l'étonnante multiplicité des sentences qui se trouvent
dans l'ouvrage dont il vient d'être fait
mention, on peut les ranger sous plusieurs chefs principaux : au nombre
de cinq. La première partie jusqu'au
n° 160, a rapport aux fièvres aiguës,
epidémiques, et aux divers accidents,
dont celles - ci se compliquent : tels
que les frissons, les divers degrés de
froid et de refroidissement , l'hémorrhagie du nez , l'éruption des mens-

trues, les hémorrhoïdes, les vomissements et déjections de bile jaune ou
noire, les urines et les sueurs, les parotides et les abcès des articulations.
Ces différents genres de crises, soit en
bien, soit en mal, sont annoncés par
les insomnies; les soubresauts des tendons, la sputation fréquente, l'altération de la voix, l'aphonie, le délire, les
convulsions, et tout ce qui caractérise
les fièvres portées au plus violent degré.
Dans la seconde partie on reconnoît
qu'il s'agit de l'inflammation des organes
et différents viscères avec fièvre continue ; comme la céphalalgie aiguë, laquelle peut être suivie d'hémorrhagie
du nez, de phrénésie, de convulsions d'o-
pisthonos, de suppuration et sphacèle du
cerveau. Ceci peut arriver également
par une cause externe quand il y a
fracture du crane et commotion du cerveau. Le premier symptôme est le carus

2.....

et l'assoupissement, (cela fait partie du chap. III.) IV. De l'otite ou inflammation aiguë de l'oreille, et de la surdité dans les fièvres. V. Des parotides. VI. De la face, même description que dans les prognostics d'Hippocrate, moins correcte dans les prénotions. VII. Des yeux, même description que dans Hippocrate, plus correcte dans ses prognostics. VIII. De la langue et de la bouche, du sphacèle des dents, de l'abcès des gencives, du tremblement de la langue, de la salivation et sputation ; des crachats sanglants. IX. De la voix et des diverses intonations des sons, de l'aphonie, relativement à la phrénésie et à la phthisie. X. De la respiration ; quelques observations qui ne se trouvent point dans Hippocrate, mais il est facile de s'apercevoir qu'il s'est borné aux plus essentielles. Ainsi la respiration facile, rare et grande, petite et fréquente, sont seulement indiquées dans les mêmes termes par notre auteur. XI. Du cou et de la gorge, et principalement des douleurs dans les fièvres. XII. Des hypochondres, copié dans Hippocrate ; là, il y a plus de méthode ; ici, on trouve plus de sentences. Quelques aphorismes et deux ou trois passages du livre *de Morbis*. XIII. Des douleurs du dos et des lombes, symptômes de spasmes, d'hémorrhoïdes et d'hémorrhagie par les voies inférieures. XIV. Des signes dangereux ou funestes dans les hémorrhagies. XV. Des palpitations, des tremblements et convulsions. Dans cet article il est aussi fait mention des parotides. XVI. De l'angine et des diverses espèces d'esquinancie ; partie de ce paragraphe est copiée dans Hippocrate. Il n'a parlé que très-brièvement de l'inflammation de la gorge ; il rend cet article plus complet en indiquant les précautions qu'il faut

prendre pour retrancher la luette devenue très-volumineuse après plusieurs
inflammations de la gorge; ce qui, pour
le dire en passant, prouve sa méthode
didactique. Cette réflexion s'étend de
même au paragraphe suivant. XVII. De
la pleurésie et péripneumonie. Notre auteur s'est approprié en grande partie cet
article, notamment les n^s 390, et sui-
vants jusqu'à 400 et 402. Il cite l'opéra-
tion de l'empyème d'élection par cautérisation, et le prognostic que l'on peut
en tirer d'après les qualités du pus;
même observation pour l'angine et les
douleurs des lombes à la suite de métastase interne. Ceci ne se trouve point
dans les prénotions de Cos. L'ordre suivi
dans Hippocrate, distingue ainsi d'une
manière particulière son ouvrage. Il a né-
gligé de citer la pleurésie et la péripneumonie sèches, qui sont cependant des maladies très-graves et communément sui-

vies de suppuration ; ainsi que la péripneumonie inflammatoire bilieuse, indiquées dans les prénotions de Cos. Mais
notre auteur cite les maladies les plus
aiguës, et ne donne pour exemple que
l'espèce la plus connue. XVIII. Du vomissement de sang et de la phthisie ; le prognostic sur ces deux affections est indiqué d'une manière spéciale, et beaucoup
plus complète dans le deuxième livre
des prédictions. On trouve ici quelques
Aphorismes de la VIe section. XIX. De
l'affection du foie. XX. De l'hydropisie,
qui succède aux maladies aiguës ; imité
dans Hippocrate. XXI. De la dyssenterie.
XXII. De la lienterie, article plus complet dans le 2e livre des prédictions.
XXIII. Des douleurs aiguës de la ves-
sie, copié dans Hippocrate, prognostic.
XXIV. De l'apoplexie, paralysie et paraplégie ; à ce même paragraphe est ajou-
tée une description de l'hydropisie a la

suite des affections chroniques. XXV. De la mélancolie et de la manie. XXVI. Du froid des lombes; peut-être convenoit-il de placer ici le dernier paragraphe sur l'hydropisie. XXVII. Des tubercules et de la saignée; ceci doit être considéré comme un appendice du prognostic sur les maladies aiguës. Les cas dans lesquels la saignée est nuisible sont précisés dans cet article, et dans le premier livre des prédictions on trouve les contre-indications des purgatifs. Cette observation vient peut-être de la différence du genre de maladie. Il est probable que la saignée étoit nuisible dans les fièvres aiguës épidémiques, dont traite le premier livre des prédictions, c'est pourquoi l'auteur n'y a pas précisé l'emploi de la saignée. XXVIII. Du prognostic commun à toute l'habitude du corps; article copié dans Hippocrate, prognostic. — 3.° Tit. III. XXIX. Des lésions externes. XXX. Des blessures ; partie de ce paragraphe existe dans le second livre des prédictions; on trouve ici une récapitulation des différentes affections suivant les âges. Il semble que ce soit la fin du traité, mais bientôt on voit le contraire. IVe XXXI. Des maladies des femmes; on retrouve presque toutes les sentences que l'on a vues dans le premier livre des prédictions. Ainsi, il est question particulièrement des lochies, des écoulements à la suite des couches, de leur suppression et des accidents dont elle est suivie. XXXII. V^e partie: des excrétions, du vomissement; article copié en grande partie dans les prognostics d'Hippocrate. XXXIII. Des sueurs. XXXIV. Des urines. XXXV. Des déjections, fin de l'ouvrage. Les deux derniers paragraphes ont beaucoup fourni à Hippocrate pour ses prognostics et ses aphorismes. On ne peut se méprendre sur le but de

l'éditeur de ces diverses sentences.
Plusieurs passages assez longs sont extraits d'autres ouvrages, notamment du
livre *de Morbis*, qui certainement n'appartient point à Hippocrate. On ne reconnoît ici d'autre intention que celle de
former un recueil universel du prognostic sur les maladies. Il est facile de s'en
assurer par la fin même de ce livre, qui
est une récapitulation de toutes les varié-
tés des diverses excrétions, dont il est
fait mention dans les différentes parties
de ce traité. Point de doute que les prognostics de Cos, ne soient un ouvrage
très-estimable et très-essentiel pour la
pratique de la médecine, une espèce de
vade mecum ; mais la multiplicité des
sentences permet à peine de se les gra-
ver dans la mémoire. L'analyse des chapitres que l'on trouvera à la fin de ce
traité, est destinée à faire mieux sentir
les rapports des diverses sentences ,

dont on reconnoîtra ainsi l'étroite connexion. Une table étoit indispensable, on ne conçoit pas pourquoi, originairement, les ouvrages d'Hippocrate en sont dépourvus. Dans ce volume et le précédent, j'ai tâché de suppléer à cette lacune, et je m'estimerai heureux si par ce moyen j'ai réussi à faire mieux goûter les préceptes du Père de la médecine.

ΙΠΠΟΚΡΑΤΟΥΣ.

ΚΩΑΚΑΙ ΠΡΟΓΝΩΣΕΙΣ.

ΤΜΗΜΑ ΠΡΩΤΟΝ.

ά. Οἱ ἐκ ῥίγεος περιψυχόμενοι, κεφαλαλγέες, τράχηλον ὀδυνώδεες, ἄφωνοι, ἐφιδροῦντες, ἐπανενέγκαντες θνήσκουσι.

β'. Αἱ μετὰ καταψύξιος δυσφορίαι, κάκιςαι.

γ'. Κατάψυξις μετὰ σκληρυσμοῦ, ὀλέθριον.

δ'. Ἐκ καταψύξιος φόβος, καὶ ἀθυμίη ἄλογος, ἐς σπασμὸν ἀποτελευτᾷ.

έ. Αἱ ἐκ καταψύξιος οὔρων ἀπολήψιες, κάκιςον.

PROGNOSTICS DE COS D'HIPPOCRATE.

SECTION PREMIÈRE.

1. Ceux qui après un frisson violent sont pris de refroidissement, de douleurs de tête et du cou, d'aphonie et de petites sueurs, meurent au moment où ils semblent se trouver mieux.

2. Une agitation pénible accompagnée de refroidissement est très-funeste.

3. Le refroidissement avec roideur est mortel.

4. La crainte et le découragement sans sujet, à la suite du frisson, se terminent par des spasmes.

5. La suppression d'urine, après un refroidissement, est très-dangereuse.

6. La perte de connoissance après le frisson, est un signe funeste de même qu'un profond oubli.

7. Un violent frisson suivi d'assoupissement annonce du danger; l'ardeur du visage avec de petites sueurs est aussi de mauvais caractère. Le refroidissement des parties postérieures prélude alors aux convulsions. En géneral, le froid qui survient dans cette région est spasmodique.

8. Les frissons réitérés du dos, avec de fréquentes variations, sont très-pénibles : ils indiquent une suppression d'urine avec douleur. Les petites sueurs sont alors un très-mauvais signe.

9. Un frisson violent, dans une fièvre continue, lorsque les forces sont déjà très-affoiblies, est mortel.

10. Ceux qui éprouvent de petites sueurs réitérées et des frissons, sont dans un état funeste : à la fin se manifeste la suppuration interne, avec trouble d'entrailles.

11. Les frissons du dos sont les plus fâcheux; si on en est attaqué le dix-sept, avec

ϛ΄. Μετὰ ῥίγεος ἄγνοια, κακόν· κακὸν δὲ καὶ λήθη.

ζ΄. Τὰ κωματώδεα ῥίγεα ὑπολέθρια. καὶ τὸ φλογῶδες ἐν προσώπῳ μεθ' ἱδρῶτος ἐν τουτέοισι, κακόηθες. ἐπὶ τουτέοισι ψύξις τῶν ὄπισθεν, σπασμὸν ἐπικαλέεται. καὶ ὅλως δὲ ψύξις τῶν ὄπισθεν, σπασμῶδες.

η΄. Αἱ ἐκ νώτου φρῖκαι πυκναὶ, καὶ ὀξέως μεταπίπτουσαι, δύσφοροι. οὔρου γὰρ ἀπόληψιν καὶ ἐπώδυνον σημαίνουσι. τὸ ἐφιδροῦν τουτέοισι, κάκιστον.

θ΄. Ῥῖγος ἐν ξυνεχήῃ, τοῦ σώματος ἀσθενέος ἤδη ἐόντος, θανάσιμον.

ι΄. Οἱ πυκνὰ ἐφιδροῦντες καὶ ἐπιρριγέοντες, ὀλέθριον. καὶ ἐπὶ τῇσι τελευτῇσι ἀναφαίνονται ἐμπύημα ἔχοντες, καὶ κοιλίας ταραχώδεας.

ια΄. Τὰ ἐκ νώτου ῥίγεα δυσφορώτερα, ὃς δ' ἂν ἑπτακαιδεκάτῃ ῥιγώσας, τετάρτῃ καὶ εἰκοστῇ ἐπιῤῥιγοῖ, δύσκολον.

ιϛ΄. Οἱ φρικώδεες, κεφαλαλγικοὶ, ἐφιδροῦντες, κακοήθεες

ιζ΄. Οἱ φρικώδεες, ἐφιδροῦντες πολλῷ, δύσκολοι.

ιδ΄. Τὰ πολλὰ νωθρώδεα ῥίγεα, κακοήθεα.

ιέ. Οἷσιν ἑκταίοισι ῥίγεα γίνεται δύσκριτον.

ιϛ΄. Ὁκόσοισι φρῖκαι πυκναὶ ὑγιαίνουσι, οὗτοι ἐξ αἵματος ῥύσιος ἐκπυΐσκονται.

ιζ΄. Τὸ φρικῶδες καὶ τὸ δύσπνουν ἐν τοῖσι πόνοισι, σημήϊα φθινώδεα.

ιή. Ἐξ ἐμπυήσιος πλεύμονος, καὶ κατὰ κοιλίην ἐνίοτε ἀλγήματα, καὶ κληῗδα, καὶ τὸ ὑπορέγχειν ἀσώδεα, σημαίνει πτυέλου πλῆθος ἐν τῷ πλεύμονι.

ιθ΄. Οἱ φρικώδεες, ἀσώδεες, κοπιώδεες, ὀσφυαλγέες, κοιλίας καθυγραίνονται.

récidive le vingt-quatre, cela annonce un état difficultueux.

12. Lorsque des douleurs de tête et des petites sueurs accompagnent les frissons, ceux-ci sont de mauvais caractère.

13. Les frissons avec beaucoup de petites sueurs annoncent un état très-pénible.

14. Les frissons joints à de violents engourdissements sont de mauvais caractère.

15. Si le frisson se déclare le sixième jour, la crise est difficile.

16. Les frissons fréquents chez les personnes en santé attaquées d'hémorrhagie, annoncent la formation d'un empyème.

17. Les frissons avec difficulté de respirer pendant le travail de la maladie, sont un signe de phthisie.

18. Dans l'empyème, les douleurs de temps en temps au ventre et aux clavicules, avec un léger râle et des anxiétés, désignent une plénitude de crachats dans le poumon.

19. Les frisonnements accompagnés d'anxiétés, de lassitude pénible et douleurs des lombes, annoncent un cours de ventre.

20. Ceux qui ont des frissons et des paroxysmes, surtout vers la nuit, avec des anxiétés et du délire dans le sommeil, et qui
quelquefois rendent leur urine involontairement, finissent dans les convulsions.

21. Les frissons continuels sont funestes
dans les maladies aiguës.

22. La prostration avec douleurs de tête
à la suite du frisson, est funeste; l'urine
teinte de sang est aussi très-mauvaise.

23. Un violent frisson, accompagné de
spasmes des parties postérieures (opisthotonos) est mortel.

24. Des sueurs critiques et des frissons
qui se réitèrent le lendemain, sans cause,
seront probablement suivis d'hémorrhagie
du nez, surtout s'il y a insomnies et défaut
de coction.

25. La suppression d'urine après un frisson est dangereuse et menace de convul-
tions, particulièrement en cas d'assoupissement. Mais on peut s'attendre à des paro-
dites.

26. Si les frissons se déclarent avec le type

κ΄. Τὰ ἐπιῤῥιγεῦντα ἐς νύκτα μᾶλλόν τι παροξυνόμενα, ἄγρυπνα, φλεδονώδεα ἐν τοῖσι
ὕπνοισί ἐϛι, ὅτε οὖρον ὑπ᾽ ἑωϋτοὺς χαλῶντα,
ἐς σπασμὸν ἀποτελευτᾷ.

κά. Τὰ ξυνεχέα ῥίγεα ἐν ὀξέσι, πονηρόν.

κβ΄. Αἱ ἐκ ῥίγεος μετὰ κεφαλαλγίης ἐκλύσιες,
ὀλέθριον. τὰ αἱματώδεα οὖρα ἐν τουτέοισι,
πονηρόν.
κγ΄. Ῥῖγος ὀπισθοτονῶδες κτείνει.

κδ΄. Τὰ φρικώσαντα, καὶ ἅμ᾽ ἱδρώσαντα κρισίμως, ἐς δὲ τὴν αὔριον φρίξαντα, παραλόγως
ἀγρυπνεῦντα, μήτε πεπαινόμενα, αἱμοῤῥαγή-
σειν οἴομαι.

κέ. Τά μετὰ ῥίγεος ἐπισχόμενα οὖρα, πονηρὰ
καὶ σπασμώδεα, ἄλλως τε καὶ προκαρωθέντι.
ἐλπὶς δὲ ἐπὶ τουτέοισι, καὶ τὰ παρὰ τὰ ὦτα.

κϛ΄. Τριταιοφυέα ῥίγεα, ἢν ἐν μέσῳ παροξυνό-

μενα, πυρετῷ ἀτάκτῳ, πάνυ κακοήθεα. τάναν-
τία δὲ παροξυνόμενα τῶν σπώντων, τῶν μετὰ
ῥίγους καὶ πυρετοῦ, ὀλέθριον.

κζ΄. Αἱ ἐκ ῥίγεος ἀφωνίαι, τρόμῳ λύονται.
καὶ τοὺς ἐπιρῥιγέοντας τρομώδεα γινόμενα
κρίνει.

κή. Οἱ ἐκ ῥίγεος μετὰ κεφαλαλγίης ἐκλυό-
μενοι, σφαλεροί. τὸ αἱματῶδες οὖρον τουτέοισι, κακόν.

κθ΄. Οἷσι ῥῖγος, οὔρου ἐπίσασις.

λ΄. Σπασμὸς ἐν πυρετῷ, χειρέων καὶ ποδῶν
πόνοι, κακόηθες. κακόηθες δὲ καὶ ἐκ μικροῦ
ὁρμὴ ἀλγήματος, ἀλλ' οὐδὲ γουνάτων πόνος
κρήγυον. ἀτὰρ καὶ γαςροκνημιῶν πόνοι, κακοή-
θες· καὶ γνώμης παραφορὴ, ἄλλως τε καὶ οὖρον ἢν ἐνεωρεθῇ.

λά. Οἱ ἐξ ὑποχονδρίων ἀλγήματος πυρετοὶ,
κακοήθεες. τὸ καρῶδες ἐπὶ τουτέοισι, κάκιςον.

tierçaire , dans le cours des paroxysmes d'une fièvre irrégulière, ceux-ci sont de mauvais caractère : et les redoublements dans un ordre inverse, en cas de convulsions avec fièvre et frissons sont mortels.

27. La perte de la parole à la suite du frisson , cesse s'il survient un tremblement; et celui-ci devient la crise du frisson.

28. La prostration avec douleurs de tête à la suite du frisson, est funeste. L'urine teinte de sang est aussi très-mauvaise.

29. Avec un violent frisson survient la suppression d'urine.

30. Dans les fièvres, les spasmes et douleurs aux pieds et aux mains , sont de mauvais caractère; ainsi que les violentes douleurs qui se fixent aux cuisses et aux genoux: celles qui ont leur siège au gras des jambes, sont aussi très-redoutables et menacent de délire; surtout si l'urine contient des nuages ou énéorèmes.

31. Les fièvres provenant de douleurs aux hypochondres sont dangereuses. L'assoupissement est surtout très-mauvais.

3..

32. Les fièvres avec des petites sueurs réitérées et tention des hypochondres, sont le
plus souvent pernicieuses. Les douleurs qui
se fixent à l'acromion et à la clavicule, de
viennent alors très-funestes.

33. Les fièvres qui s'annoncent avec le
type de double tièrce, et des anxiétés, sont
de mauvais caractère.

34. Dans les fièvres, la perte de la parole
est un très-mauvais signe.

35. Les lassitudes pénibles avec obscurcissement de la vue, insomnies, assoupissement, et des petites sueurs suivies d'un
prompt retour de chaleur, sont de très-mauvais augure.

36. Dans les fièvres aiguës, les lassitudes
pénibles avec frissons après des sueurs critiques et un redoublement de chaleur, n'annoncent rien de bon; surtout, si l'on rend
quelques gouttes de sang du nez. En cas d'ictère parvenu à un haut degré de couleur, la
mort est certaine; ordinairement on rend
des déjections blanches.

57. Les fièvres tierces erratiques qui se
fixent aux jours pairs sont rebelles.

λϛʹ. Οἱ μὴ διαλείποντες ἐφιδροῦντες πυκινὰ μετὰ ὑποχονδρίου ἐντάσεως, ὡς ἐπιτοπουλὺ κακοήθεες. καὶ ἐς ἀκρώμιον καὶ κληῖδα στηρί-ζοντα ἀλγήματα, καὶ τουτέοισι πονηρά.

λγʹ. Οἱ τριταιοφυέες ἀσώδεες πυρετοί, κα-κοήθεες.

λδʹ. Αἱ ἐν πυρετῷ ἀναυδίαι, κακόν.

λέ. Κοπιώδεες, ἀχλυώδεες, ἄγρυπνοι, κω-ματώδεες, ἐφιδροῦντες ἀναθερμαινόμενοι, κα-κόν.

λϛʹ. Οἱ κοπιώδεες μετὰ φρίκης ἐφιδρώσαντες κρισίμως, ἀναθερμανθέντες ἐν ὀξεῖ, κακόν. ἄλλως τε κἢν ταῦτα ἐπιψάξωσι. περὶ ταῦ-τα ἰκτερώδεες κατακορέες θνήσκουσι· λευκὸν διαχώρημα τουτέοισι προσδιέρχεται.

λζʹ. Οἱ τριταιοφυέες πλανώδεες, ἐς ἀρτίας μεταπεσόντες, δύσκολοι.

3...

λή. Οἱ ἐν κρισίμοισι ἀλυσμοὶ ἀνιδροῦντες περιψυχόμενοι, καὶ ἅπαντες δὲ οἱ ἄνευ ἱδρῶτος περιψυχόμενοι ἀκρίτως, κακόν.

λθ΄. Καὶ οἱ ἐπιρρίγώσαντες, ἐκ τουτέων ἐμέσαντες ἄκρητα, ἀσώδεες, τρομώδεες ἐν πυρετῷ, κακόν. καὶ ἀφωνίη δὲ ἐκ ῥίγεος.

μ΄. Τὰ δὲ ἐκ ῥινέων σμικροῖσι ἱδρῶσι περιψύχοντα, κακόν.

μά. Οἱ ἐφιδροῦντες ἄγρυπνοι, ἀναθερμαινόμενοι, κακόν.

μβ΄. Οἱ ἐφιδροῦντες ἐν πυρετῷ, κακοήθεες.

μγ΄. Οἷσι χολώδεος διαχωρήσιος ἐούσης, περὶ ϛῆθος δῆξις καὶ πικρότης, κακόν.

μδ΄. Ἐν πυρετοῖσι κοιλίης ἐμφυσωμένης, πνεῦμα μὴ διεκπίπτον, κακόν.

38. Ceux qui ont beaucoup d'agitation et des sueurs avec froid les jours critiques, sont en danger ; de même que tous ceux qui éprouvent un refroidissement non critique sans sueur.

39. Dans la fièvre après des frissons réitérés, s'il survient un tremblement avec des anxiétés et un vomissement de matières sans mélange, il y a du danger : et aussi, quand la perte de la parole succède au frisson.

40. Le refroidissement avec des petites sueurs après une hémorrhagie du nez, est funeste.

41. Ceux qui ont des petites sueurs, et des insomnies, et qui ensuite redeviennent brûlants, sont affectés dangereusement.

42. Dans les fièvres, les petites sueurs réitérées sont de mauvais caractère.

43. Les selles bileuses avec pincements à l'estomac, et amertume de la bouche, ne sont pas de bon augure.

44. C'est un mauvais signe dans les fièvres, quand le ventre se gonfle, si les vents ne sortent pas librement.

3....

45. Les lassitudes pénibles, le hocquet et l'assoupissement sont de très-mauvais signes.

46. Les frissons réitérés du dos et les petites sueurs, sont dangereux; ils indiquent une suppression d'urine avec douleur : les petites sueurs sont alors très-mauvaises.

47. Agir d'une manière insolite, comme se proposer une chose inaccoutumée ou contraire à l'habitude qu'on a contractée est de mauvais augure, et le signe d'un délire imminent.

48. Un soulagement avec de mauvais signes, ou l'absence de celui-ci avec de bons signes, est également pernicieux.

49. Dans les maladies aiguës, les petites sueurs, surtout à la tête, accompagnées d'agitation, sont un mauvais signe, principalement avec des urines noires et trouble de la respiration.

50. Des changements rapides aux éxtrémités, sont d'un présage funêste ; il en est de même des alternatives de la soif.

51. La réponse brusque d'un malade qui

μέ. Κοπιώδεες, λυγγώδεες, κάτοχοι, κακοί.

μς'. Ἐκ νώτου πυκινῇσι καὶ λεπτῇσι φρίκῃσι
ἐφιδροῦντες, δύσφοροι. οὔρου ἀπόληψιν ἐπώδυνον σημαίνει. τὸ ἐφιδροῦν τουτέοισι, κακόν.

μζ'. τὸ παρὰ τὸ ἔθος ποιέειν τι, οἷον προ-
θυμέεσθαί τι πρότερον μὴ εἰθισμένον, ἢ τοὐ-
ναντίον, πονηρὸν καὶ πλησίον παρακοπῆς.

μή. Τὰ ἐν πονηροῖσι σημηίοισι κουφίζοντα,
καὶ τὰ ἐν χρηστοῖσι μὴ ἐνδιδόντα, δύσκολα.

μθ'. Οἱ ἐφιδροῦντες, καὶ μάλιστα κεφαλήν,
ἐν ὀξέσι ὑποδύσφοροι, κακόν· ἄλλως τε καὶ ἐπ'
οὔροισι μέλασι. καὶ τὸ θολερὸν ἐπὶ τουτέοισι
πνεῦμα, κακόν.

ν'. Ἄκρεα ταχὺ ἐπ' ἀμφότερα μεταπίπτοντα, καὶ δίψῃ δὲ τοιαύτῃ, πονηρόν.

νά. Ἐκ κοσμίου θρασεῖη ἀπόκρισις, φωνή
3.....

ὀξηΐη, κακόν. ὑποχόνδρια τουτέοισι εἴσω εἰρύαται.

νβʹ. Τὰ ἐκ καταψύξιος ἱδρῶδεος ταχὺ ἀνα-
θερμαινόμενα, κακόν.

νγʹ. Οἱ ἐν ὀξέσι ἐφιδροῦντες ὑποδύσφοροι,
κακόν.

νδʹ. Οἱ παραλόγως, κενεαγγηΐης μὴ ἐούσης,
ἀδύνατοι, κακόν.

νεʹ. Ἐν πυρετῷ ἕλξις, οἷον ἀπὸ ἐμέτου, ἐς
ἀνάχρεμψιν τελευτῶσα, κακόν.

νϛʹ. Νάρκη ἐς ἀμφότερα ταχὺ μεταπί-
πτουσα, κακόν.

νζʹ. Στάξιες αἱ ἐλάχισται, κακαί.

νηʹ. Κακὸν δὲ πάντως ἐν ὀξεῖ δίψη παραλόγως λυθείση.

νθʹ. Οἱ πρὸς χεῖρα ἀναΐσσοντες, κακοί.

ξʹ. Οἷσιν ἅμα πυρετῷ καυσώδεϊ, οἰδήμα-

a un caractère modéré, est de mauvais augure. Les hypochondres paroissent alors retirés en dedans.

52. Le retour subit de la chaleur, après un frisson avec sueur est un très-mauvais signe.

53. Dans les maladies aiguës, les petites sueurs réitérées avec des anxiétés, sont de mauvais caractère.

54. La prostration des forces, sans aucune cause d'inanition, est un signe pernicieux.

55. Dans les fièvres, les tiraillements comme pour vomir, tandis qu'on ne rend que de la salive, sont très-funestes.

56. Des alternatives réitérées de torpeur annoncent du danger.

57. Les saignements de nez, bornés à quelques gouttes, sont très-mauvais.

58. Dans les maladies aiguës, la cessation de la soif, sans cause manifeste, est un signe pernicieux.

59 Les soubresauts aux poignets, sont de mauvais augure.

60. Dans une fièvre ardente, lorsqu'il

paroît des tumeurs accompagnées d'assoupissement et de torpeur, si une douleur se
manifeste subitement au côté, elle est suivie de paralysie et de la mort.

61. La suffocation dans les maladies
aiguës, si la gorge paroît lisse, est funeste.

62. Dans les maladies mortelles déjà très-
avancées, les petits tremblements, un vomissement érugineux, le murmure des boissons qui tombent par leur propre poids
dans la gorge, dont la sécheresse produit
un son rauque; la déglutition difficile, accompagnée de toux en respirant, et un refroidissement général, annoncent une fin très-
prochaine.

63. Les taches rouges aux pieds et aux
mains, sont très-funestes.

64. Ceux qui attaqués d'ictère parvenu à
un haut degré de couleur, respirent difficilement, qui sont très-abattus, et dont les
yeux paroissent à moitié fermés dans le sommeil, périssent promptement après avoir
rendu des selles blanches.

τα ὑπνώδεα νενωδρευμένα, ἐς πλευρὸν ὀδύνη ἐπελθοῦσα, παραπληκτικῶς κτείνει.

ξά. Πνιγμὸς ἐν ὀξέσι ἐλθοῦσι ἰσχνοῖσι, ὀλέθριον.

ξβ΄. Ἐπὶ τοῖσι ἤδη ὀλεθρίοισι τὰ σμικρὰ τρομώδεα, καὶ ἰώδης ἔμετος, οἱ ἐν τοῖσι ποτοῖσι ὑποψοφέοντες, καὶ ὑποβορβορύζοντες ξηροῖσι, καὶ οἱ χαλεπῶς καταβρωχθίζοντες πνεύματι βηχώδεϊ, ὀλέθριοι ἐν ὀξέσι κατεψυγμένοισι.

ξγ΄. Τὰ ἐν χερσὶ καὶ ποσὶ ἐρυθήματα, ὀλέθρια.

ξδ΄. Οἱ ἐκφυσῶντες καὶ ἀνακεκλασμένοι ἐν τοῖσι ὕπνοισι ὑποβλέποντες, ἰκτερώδεες καταχορέες θνήσκουσι. Λευκὸν διαχώρημα τούτεοισι προέρχεται.

ξέ. Αἱ ἐν πυρετοῖσι ἐκςάσιες σιγῶσαι μὴ ἀφώνῳ, ὀλέθριαι.

ξϛ'. Τὰ πελιδνὰ γινόμενα ἐν πυρετῷ, ξύντομον θάνατον σημαίνει.

ξζ'. Οἶσιν ἐν πυρετῷ, ἀλγήματος πλευροῦ γενομένου, κοιλίης ὑδατόχολα πολλὰ διαδιδούσης, ῥηίζει· ἀσιτίαι δὲ παρακολουθέουσι, καὶ ἱδρῶτες, μετὰ προσώπου εὐχροίης, καὶ κοιλίης ὑγρῆς, καί τι καὶ καρδιαλγίης, οὗτοι μακροτέρως νουσήσαντες, περιπλευμονικῶς τελευτῶσι.

ξή. Πυρέσσοντι ἐν ἀρχῇ μέλαινη χολὴ ἄνω ἢ κάτω διελθοῦσα, θανάσιμον.

ξθ'. Οἱ μετὰ καταψύξιων οὐκ ἀπύρων ἐφιδροῦντες ἄνω δύσφοροι, φρενιτικοί τε καὶ ὀλέθριοι ἐν ὀξεῖ

ό. Τὰ ἐπ' ὀλίγον ὀξέα ἀλγήματα ἐς κληΐδα, καὶ τὰ ἄνω πίπτοντα, ὀλέθρια.

65. Dans les fièvres , le délire silencieux quand on n'a pas perdu la parole est un signe mortel.

66. Dans les fièvres , les taches livides annoncent une mort prochaine.

67. Ceux qui dans la fièvre sont attaqués d'une douleur au côté , éprouvent d'abord du soulagement en rendant des selles liqui-des , jaunâtres , très-abondantes ; mais en-suite, survient le dégout, les sueurs accom-pagnées de rougeur du visage , et lorsque le ventre est devenu trés-lâche avec cardialgie , ces sujets languissent quelque temps et meurent comme les peripneumoniques.

68. Les évacuations de bile noire par haut ou par bas , au commencement de la fièvre sont mortelles.

69. Ceux qui dans la fièvre sont pris de frissons avec anxiétés , et de petites sueurs aux parties supérieures , deviennent phréné-tiques et périssent promptement.

70. Les douleurs très-aiguës qui gagnent promptement les clavicules et les parties supérieures sont mortelles.

71. Dans les maladies longues et pour l'ordinaire funestes, les douleurs du siège ont une terminaison fatale.

72. Quand un malade déjà très-affoibli a perdu la vue et l'ouie, ou qu'il est affecté d'une distorsion convulsive de l'œil, de la lèvre ou du nez, sa mort est prochaine.

73. Dans les fièvres, les douleurs et tumeurs des glandes, indiquent que la maladie sera longue.

74. L'abcense des crises dans les fièvres en prolonge la durée, mais ne les rend pas toujours mortelles.

75. Les fièvres qui proviennent de vives douleurs sont longues.

76. Les délires avec tremblements et durant lesquels les malades palpent de côté et d'autre, tiennent de la phrénésie. Les douleurs au gras des jambes, indiquent le délire.

77. dans une fièvre continue, ceux qui gissent sans parole, les yeux férmés ou clignotants et qui après une hémorrhagie du nez, ou un vomissement, récupèrent la parole

οά. Ἐν μακροῖσι ὀλεθρίοισι, ἕδρης ἄλγημα θανάσιμον.

οβ. Τοῖσι ἀσθενέως ἤδη διακειμένοισι, μὴ βλέπειν, ἢ μὴ ἀκούειν, ἢ διατρέφεσθαι χεῖλος ἢ ὀφθαλμὸν, ἢ ῥῖνα, θανάσιμον.

ογ. Ἐν πυρετοῖσι βουβῶνος ἄλγημα, νοῦσον χρονίην σημαίνει.

οδ. Αἱ ἐν πυρετοῖσι ἀκρισίαι, χρόνους μὲν ἐμποιέουσι, ἀτὰρ οὐχὶ ὀλέθριαι.

οέ. Οἱ ἐξ ἀλγημάτων ἰσχυρῶν πυρετοὶ, πουλυχρόνιοι.

οϛ. Αἱ τρομώδεες, ψηλαφώδεες, παρακρούσιες, φρενιτικαί. καὶ οἱ κατὰ γραστροκνημίην πόνοι ἐν τουτέοισι, γνώμης παράφοροι.

οζ. Ὅσοι ἐν ξυνεχέϊ ἄφωνοι κείμενοι, μύοντες σκαρδαμύσσουσι, ἢν αἵματος ῥυέντος ἐκ ῥινέων ἐμέσαντες φθέγξωνται, καὶ παρ᾽ ἑωϋτοῖσι γένωνται, σώζονται· μὴ γενομένων δὲ τουτέων,

δύσπνοοι γενόμενοι, θνήσκουσι ξυντόμως.

οή. Οἱ λαβόντες ἐς τὴν αὔριον παροξυνθέντες, κακόν.

οθ'. Τρίτην ἐπισχόντες, τετάρτην παροξυνθέντες, κακόν. ἦράγε καὶ φρενιτικοὶ οἱ τοιοῦτοι παροξυσμοί;

π'. Ὁκόσοιτι ἐκλείπουσι οἱ πυρετοὶ, μὴ κατὰ κρισίμους, ὑποτροπικόν.

πά. Οἱ ἐν ἀρχῇ λεπτοὶ μετὰ κεφαλῆς σφυγμοῦ, καὶ οὔρου λεπτοῦ πρὸς κρίσιν παροξύνονται. θαῦμα δὲ οὐδὲν εἰ καὶ παρακοπὴ καὶ ἐπ' ἀγρυπνίῃ γίγνοιτο.

πβ'. Ἐν ὀξέσι κίνησις, ῥιπτασμὸς, ὕπνος ταραχώδης, σπασμὸν ἐνίοισι σημαίνει.

πγ'. Αἱ ταραχώδεες θρασύτητι ἐγέρσιες παράφοροι, πονηρὸν, καὶ σπασμώδεες, ἄλλως τε καὶ μὴ ἱδρώτων. σπασμώδεες δὲ καὶ τραχήλου καὶ μεταφρένου δοκέουσι ψύξιες, ἀτὰρ καὶ ὅλου

échappent au danger ; mais si cela n'a lieu, ils deviennent de plus en plus oppressés et meurent subitement.

78. C'est un mauvais signe lorsque la fièvre redouble dès le lendemain de son évasion.

79. Pareillement si la fièvre s'arrête le troisième jour, puis s'accroit au quatrième, c'est un signe fâcheux, peut-être de tels paronysmes tendent-ils à la phrénésie.

80. Les fièvres qui ne cessent pas les jours critiques sont sujettes à récidives.

81. Les fièvres d'abord légères en commençant, mais avec pulsation des veines de la tête, deviennent plus fortes vers la crise ; il n'y auroit même rien d'étonnant qu'il survint du délire et des insomnies.

82. Dans les maladies aiguës, les mouvements réitérés, l'agitation excessive, un sommeil turbulent indiquent quelquefois des convulsions.

83. Le réveil avec trouble l'air hagard et le délire, menace de convulsions, surtout s'il y a des petites sueurs. Le refroidissement du cou et du dos est un signe de spasmes,

principalement quand il se communique aux autres parties. Les urines sont alors comme furfuracées.

84. Le délire avec un assoupissement profond , est suivi de convulsions.

85. Le délire qui en peu de temps est farouche , tient de la fureur et indique des convulsions.

86. Dans les longues maladies, si le ventre se gonfle subitement , cet état est spasmodique.

87. Un trouble subit, avec des insomnies et quelques gouttes de sang du nez, annonce une hémorrhagie abondante , quand il y a soulagement , le sixième jour, que la nuit est fâcheuse jusqu'au lendemain avec des sueurs, assoupissement et délire; cette crise juge la maladie. Des urines aqueuses en seront le présage.

88. Avec les symptômes précédents, un délire très-violent et des tremblements, sont de mauvais caractère.

89. Le délire avec des petites sueurs et difficulté de respirer est mortel ; il l'est de même avec le hocquet.

τοῦ σώματος. ἐν τουτέοισι ὑμενώδεες οὐρήσιες.

πδ΄. Αἱ ἐν κώματι παρακρούσιες, σπασμώδεες.

πέ. Αἱ ἐπ᾽ ὀλίγον θρασήίαι παρακρούσιες, θηριώδεες, καὶ σπασμοὺς δὲ προσημαίνουσι.

πς΄. Ἐν τοῖσι μακροῖσι κοιλίης ἄλογοι ἐπάρσιες, σπασμώδεες.

πζ΄. Τὰ εὐθὺ ταραχώδεα ἄγρυπνα, ἐπιςάζοντα ἐκ ῥινέων, ἑκταῖα κουφισθέντα, νύκτα πονήσαντα, ἐς δὲ τὴν αὔριον ἐφιδρώσαντα, κατενεχθέντα, παρακρούσαντα, αἱμορροέει λαύρως, καὶ λύει τὰ πάθεα. τὸ ὑδατῶδες οὖρον τοιαῦτα σημαίνει.

πή. Μετὰ τῶν εἰρημένων, τῶν ἐξισαμένων μελαγχολικῶς, οἱ τρομώδεες γενόμενοι, κακοήθεες.

πθ΄. Παραφροσύνη ἐν πνεύματι καὶ ἱδρῶτι, θανατώδης. θανατώδης δὲ καὶ ἐν πνεύματι καὶ λυγμῷ.

ζ΄. Ἐνύπνια τὰ ἐν φρενίτιδι ἐναργῆ ἀγαθόν.

ζά. Ἐν φρενίτιδι διαχωρήσιες λευκαὶ, καὶ νωθρότης, κακόν. ῥῖγος τουτέοισι κάκιςον.

ζβ΄. Ἐν τοῖσι φρενιτικοῖσι ἐν ἀρχῆσι τὰ ἐπιεικέως ἴσχοντα, πυκινά τε μεταπίπτοντα, κακόν.

ζγ΄. Τῶν ἐξιςαμένων μελαγχολικῶς, οἷσι τρόμοι ἐπιγίνονται, κακόν.

ζδ΄. Οἱ ἐξιςάμενοι μελαγχολικῶς, τρομώδεες γινόμενοι καὶ πτυελίζοντες, ἦρά γε φρενιτικοί;

ζε.Οἱ ἐκςάντες ὀξέως ἐπιπυρέξαντες, φρενιτικοὶ γίνονται.

ζϛ΄. Οἱ φρενιτικοὶ βραχυπόται, ψόφου καθαπτόμενοι, τρομώδεες ἢ σπασμώδεες.

ζζ΄. Τὰ ἐν φρενιτικοῖσι νεανικῶς τρομώδεα, θανάσιμα.

ζή. Αἱ περὶ ἀναγκαῖα παραφρισύναι, κάκιςαι. Αἱ ἐκ τουτέων παροξυνόμεναι, ὀλέθριοι.

90. Les rêves très-apparents sont d'un bon augure dans la phrénésie.

91. Les selles blanches et l'assoupissement dans la phrénésie, sont d'un augure funeste. L'assoupissement est surtout très-mauvais.

92. C'est un mauvais signe dans la phrénésie lorsque tout paroît modéré au commencement, et qu'il survient de fréquents changements.

93. Les petits tremblements avec un délire aigu sont funestes.

94. Ceux qui dans un délire aigu ont des tremblements et rejettent fréquemment leur salive, sont probablement déjà atteints de phrénésie.

95. Ceux dont la fièvre redouble avec des sueurs deviennent phrénétiques.

96. Les phrénétiques boivent peu, tressaillent au moindre bruit, sont sujets aux tremblements et aux convulsions.

97. Dans une violente phrénésie, les petits tremblements sont très-funestes.

98. Le délire sur les choses les plus indispensables est très-pernicieux. S'il redouble

d'intensité, il devient promptement mortel.

99. Le délire avec voix aiguë, tremblement spasmodique de la langue, et la voix devenue tremblante est suivi de fureur. La roideur est un signe mortel.

100. Le délire avec prostration des forces est funeste.

101. De fréquentes variations dans le cours d'une phrénésie, sont un symptôme dangereux, et menacent de convulsions.

102. Dans la phrénésie, le refroidissement avec salivation, indique le vomissement de matières noires.

103. S'il y a beaucoup de variations dans la marche des symptomes, du délire et de fréquents assoupissements, dites que l'on doit s'attendre au vomissement de matières noires.

104. Les paroxysmes qui ont le caractère des spasmes, se terminent par l'assoupissement.

105. Dans les longues maladies, les petites parotides avec des hemorrhagies accompagnées de vertiges, sont funestes.

Ϟθ'. Αἱ παρακρούσιες, φωνῇ κλαγγώδεες, γλώσσῃ σπασμώδεες, καὶ αὐτοὶ τρομώδεες γινόμενοι, ἐξίςανται. σκληρυσμὸς ταύτῃσιν ὀλέθριον.

ρ'. Αἱ προεξαδυνατησάντων παραφροσύναι, κάκιςαι.

ρά. Τὰ ἐν φρενιτικοῖσι πυκνὰ μεταπίπτοντα, σπασμώδεα, πονηρά.

ρβ'. Οἱ ἐν φρενιτικοῖσι μετὰ καταψύξιος πτυαλίζοντες, μέλανα ἔμετον δηλοῦσι.

ργ'. Τοῖσι ποικίλως διανουσέουσι καὶ παρακρούουσι, πυκνὰ κωματώδεσι, προσδέχεσθαι λέγε μέλανα ἔμετον.

ρδ'. Τὰ παροξυνόμενα τρόπον σπασμώδεα κάτοχα.

ρε. Τὰ παρ' οὖς ἐπάρματα ἐν μακροῖσι σμικρά, αἱμορρώδεα, καὶ σκοτώδεα ἐπιφαινόμενα, ὀλέθρια.

4.

ρϛ′. Οἱ λυγγώδεες πυρετοὶ, καὶ ἄνευ ἰλέων καὶ μετὰ ἰλέων, ὀλέθριοι.

ρζ′. Τοῖσι πνευματίοισι ἐοῦσι, πυρετὸς ὕϛερον ὀξὺς, μετὰ ὑποχονδρίου ξυντόνου καταψυχθεῖσι, παρ' οὓς μέγα ἔπαρμα.

ρή. Οἷσιν ἂν ἐν πυρετῷ ὀδύναι γενόμεναι περὶ ὀσφῦν ἐς τὰ κάτω χωρία, φρενῶν ἅπτονται, ἐκλείπουσαι τὰ κάτω, ὀλέθρια, ἄλλως τε κἢν ἄλλο τι σημήϊον προσγένηται πονηρόν. ἢν δὲ τ' ἄλλα σημήϊα μὴ πονηρὰ γένηται, ἔμπυον γενήσεσθαι ἐλπίς.

ρθ′. Παιδίοισιν ὀξὺς πυρετός, καὶ κοιλίης ὑπόϛασις μετὰ ἀγρυπνίης, καὶ τὸ ἐκλακτίζειν, καὶ τὸ χρῶμα μεταβάλλειν, καὶ ἴσχειν ἔρευθος, σπασμῶδες.

ρί. Τὰ εὐθὺ ταραχώδεα ἄγρυπνα, μέλανα δὲ τὰ σύνθετα, αἱμορροέει ἔνια.

ριά. Τὰ ἀγρυπνήσαντα ἐξαπίνης ἀλυσμῷ, αἱμορροέει, ἄλλως τε καὶ ἢν τι προερρυήκει. Ἢ ράγε

106. Les fièvres accompagnées du hocquet avec ou sans l'ileus sont mortelles.

107. Il survient de larges parotides aux sujets qui ont la respiration génée, une fièvre aiguë, des frissons et tension de l'hypochondre.

108. Dans les fièvres, les douleurs qui abandonnent les lombes et les parties inférieures pour se porter au diaphragme, sont mortelles, surtout quand il se déclare quelque symptôme fâcheux. Mais si d'ailleurs il ne survient aucun mauvais signe, il y a tout lieu de s'attendre à un empyème.

109. Les convulsions surviennent aux enfants attaqués de fièvre aiguë, d'insomnies, de constipation du ventre, d'agitation violente, avec changement de couleur, surtout lorsque la rougeur domine.

110. Une grande agitation dès le commencement de la maladie, avec des insomnies et des selles noires compactes est un indice d'hémorrhagie.

111. Si l'on éprouve tout-à-coup des insomnies et des anxiétés, cela annonce une

hémorrhagie du nez , surtout si déjà le sang a paru ; peut-être sera-ce après des frissons précédés d'un léger refroidissement.

112. Les paroxysmes qui s'annoncent avec la toux et des petites sueurs sont de mauvais caractère.

113. La douleur de côté jointe à la suffocation , est un signe d'empyème.

114. Un éruption de pustules sur toute la peau , est un symptôme mortel, dans les fièvres continues, lorsqu'il ne survient pas quelque depot purulent. En pareil cas, il se manifeste le plus souvent des parotides.

115. Dans une fièvre aiguë, si on a les parties externes froides , et les internes brûlantes avec une grande soif, c'est un signe mortel.

116. Les fièvres continues qui redoublent le troisième jour, sont dangereuses.

117. Celles où il y a de l'intermission sont sans danger.

118. Dans les longues fièvres , il survient des douleurs ou des tumeurs aux articula-

μεταφρίξαντες οἱ ἐπ' ὀλίγον περιψύχοντες;

ριβ΄. Περὶ δὲ τοὺς παροξυσμοὺς βήσσοντες, καὶ ἐφιδροῦντες σμικρὸν, κακοήθεες.

ριγ΄. Ἐς πλευρὸν ὀδύνης καὶ πνιγμοῦ προσγενομένου, οὗτοι ἐμπυοῦνται.

ριδ΄. Οἷσιν ἐν ξυνεχέσι φλυζάκια κατὰ πᾶν τὸ σῶμα ἐκφύει, θανάσιμον, μὴ γινομένου πυώδεος ἀποστήματος. μάλιστα δὲ εἴθισται γίνεσθαι τουτέοισι παρ' οὖς.

ριέ. Ἐν ὀξέϊ τὰ μὲν ἔξωθεν περιψύχεσθαι, τὰ δὲ ἔσωθεν καίεσθαι, καὶ δίψῆν κακόν.

ριϛ΄. Οἱ ξυνεχέες διὰ τρίτης ἐπιτείνοντες, ἐπικίνδυνοι.

ριζ΄. Οἷσιν ἄν ποτε πυρετὸς διαλίπῃ, ἀκίνδυνον.

ριή. Ἐν μακροῖσι πυρετοῖσιν, ἢ φύματα, ἢ ἐς ἄρθρα πόνοι ἐγγίνονται, καὴ ν γένωντα οὐκ ἄχρηςοι.

ριθ΄. Κεφαλαλγίη ἐν ὀξέϊ, ὑποχόνδριον ἀνε-
σπασμένον, μὴ ῥυέντος αἵματος ἐκ ῥινέων, ἐς
φρενιτικὸν περιΐςαται.

ρπ΄. Τὰ λειπυρικὰ, μὴ χολέρης ἐπιγινομέ-
νης, οὐ λύεται.

ρκά. Ἴκτηρος πρὸ μὲν τῆς ἑβδόμης ἡμέρης
ἐπιγενόμενος, κακόν. Ἑβδόμῃ δὲ καὶ ἐννάτῃ,
καὶ ἑνδεκάτῃ, καὶ τεσσαρεσκαιδεκάτῃ, κρίσιμον. μὴ σκληρύνων ὑποχόνδρια. ἢν δὲ μὴ,
ἐνδοιαςόν.

ρκβ΄. Αἱ πυκναὶ διὰ τῶν αὐτῶν ὑποςροφαὶ,
περὶ κρίσιν αἱματώδεες, μελάνων ἔμετον ποιέουσι. γίνονται δὲ καὶ τρομώδεες.

ρκγ΄. Τὰ ἐν τριταίοισι πυρετοῖσι ἀλγήματα
παροξυνόμενα τριταιογενῆ ποιέεται, καὶ θρομβώδεα αἵματα διαχωρέει.

ρκδ΄. Ἐν πυρετοῖσι κατὰ φλέβα τὴν ἐν τῷ
τραχήλῳ σφυγμὸς καὶ πόνος, ἐς δυσεντερίην
ἀποτελευτᾷ.

tions; celles-ci sont quelquefois utiles.

119. La douleur de tête, avec rétraction de l'hypochondre, tend à la phrénésie quand il ne survient pas d'hémorrhagie du nez.

120. La fièvre lipyrique, ne se termine pas s'il ne survient un cholera.

121. L'ictere, qui paroît avant le septième jour est mauvais; mais à cette époque, ou au neuvième, onzième ou quatorzième jour, il est critique, à moins qu'il n'y ait dureté de l'hypochondre; alors ce signe est douteux.

122. De fréquentes rechûtes sans un changement bien remarquable, avec des hémorrhagies vers la crise, sont suivies de vomissement de matières noires, et il survient des tremblements.

123. Les douleurs dans les fièvres tierces en prennent le type et font rendre des grumeaux de sang avec les selles.

124. Dans les fièvres, lorsque les veines du cou battent fortement, si on éprouve de vives douleurs, cela finit quelque fois par la dysenterie.

4....

125. Un prompt changement de chaleur et de couleur est de bon augure.

126. Les petites selles bilieuses, la respiration grande et la fièvre aiguë avec tension de l'hypochondre, annoncent l'éruption des parotides.

127. Ceux qui après de longues maladies ne reprennent pas de forces, quoiqu'en mangeant avec appétit, sont menacés de rechûtes graves.

128. Les fièvres avec de forts battements des tempes, rougeur du visage et tension de l'hypochondre, sont longues et opiniâtres, et ne se terminent pas sans une abondante hémorrhagie du nez, le hocquet, les convulsions ou des douleurs de sciatique.

129. Dans la fièvre ardente si l'on est pris tout-à-coup d'un violent cours de ventre, il devient funeste.

130. Une fièvre ardente, à la suite d'une douleur très-pénible du ventre, est mortelle.

151. Dans les fièvres ardentes, le tintement d'oreille avec trouble de la vue, et pesanteur des narines annonce un violent dé-

ρκέ. Τὸ μεταβάλλον πολλάκις χρῶμα καὶ θερματίην, χρήσιμον.

ρκϛ′. Τοῖσι χολώδεσι πνεῦμα μέγα, καὶ πυρετὸς ὀξὺς μετὰ ὑποχονδρίου ἐντάσεως παρ' οὓς ἀπίςησι.

ρκζ′. Οἱ ἐκ μακρῶν ἀναλαμβάνοντες εὔσιτοι, μηδὲν ἐπιδιδόντες, ἐπιςρέφουσι κακοηθέως.

ρκή. Οἷσιν ἐν πυρετοῖσι φλέβες αἱ ἐν κροτάφοισι σφυγματώδεες, καὶ πρόσωπον ἐῤῥωμένον, καὶ ὑποχόνδριον μὴ λαπαρὸν, χρόνιον. καὶ οὐ παύονται χωρὶς αἵματος ῥύσιος ἐκ ῥινέων πολλῆς, ἢ λυγγὸς, ἢ σπασμοῦ, ἢ ὀδύνης ἰσχίων.

ρκθ′. Ἐν καύσῳ κοιλίη καταῤῥαγεῖσα, θανάσιμον.

ρλ′. Ἐκ κοιλίης ἀλγήματος ἐπιπόνου πυρετὸς καυσώδης, ὀλέθριον.

ρλά. Ἐν τοῖσι καυσώδεσιν ἦχων προσγενομένων μετὰ ἀμβλυωγμοῦ, καὶ κατὰ ῥίνας βάρους, ἐξίςανται μελαγχολικῶς ἢ αἱμοῤῥαγή-

4.....

σαντες.

ρλβ΄. Τοὺς ἐν καύσεσι τρόμους, παρακοπὴ λύει.

ρλγ΄. Ἐν καύσῳ ῥύσις ἐκ μυκτήρων τεταρταίῳ, κακόν, ἢν μή τι ἄλλο ἀγαθὸν ξυμπέσῃ. πεμπταίῳ δὲ ἧσσον κινδυνῶδες.

ρλδ΄. Οἱ ἐν τοῖσι καυσώδεσι ὑποπεριψύχουσι, συχνοῖσι ὀφθαλμοῖσι, κακόν, ἄλλως τε κ' ἢν κάτοχοι γένωνται.

ρλέ. Καῦσος ῥίγεος ἐπιγενομένου λύεται.

ρλϛ΄. Καῦσοι ὑποτροπιάζειν εἰώθασι, καὶ ἡμέρας τέσσαρας ἐπισημήναντες, ἔπειτα ἐφιδροῦσι. εἰ δὲ μὴ, τῇ ἑβδόμῃ καὶ δεκάτῃ.

ρλζ΄. Τοὺς καυσώδεας διακρίνουσι αἱ τεσσαρεσκαίδεκα ἡμέραι, κουφίζουσαι ἢ ἀναιρῦσαι.

ρλή. Ἐκ καύσου μὴ γενομένου πυώδους παρ'

lire s'il n'y a pas d'hémorrhagie du nez.

132. Dans la fièvre ardente, le délire fait cesser les tremblements.

133. L'hémorrhagie du nez dans la fièvre ardente est mauvaise le quatrième jour, si elle ne s'accompagne de quelque signe favorable ; mais au cinquième 'our il y a moins de danger.

134. Dans les fièvres ardentes, les déjections aqueuses bilieuses avec des frissons, et une violente agitation des yeux sont très-funestes surtout, quand il leur succède un profond assoupissement qu'on nomme *catochus*.

135. Le rigor fait cesser la fièvre ardente.

136. Les fièvres ardentes sujettes aux récidives, en présentent ordinairement les signes, dans les quatre premiers jours; il y a des petites sueurs, autrement ceci arrive le sept ou le dix.

137. Les fièvres ardentes se jugent en quatorze jours, soit qu'elles se terminent par la santé ou par la mort.

138. On échappe difficilement des fièvres

ardentes, avec des parotides sans la suppuration.

139. Les léthargiques tremblent des mains sont assoupis et enflés, ont mauvaise couleur, le pouls lent, le dessous des yeux gonflé; le ventre enfle, se lâche abondamment, les matières en sont bilieuses, et quelquefois il paroît fort sec; les excréments et l'urine sortent involontairement; cette dernière ressemble à celle des bêtes de somme; enfin ces malades ne desirent ni boire, ni quoi que ce soit; revenus à eux ils se plaignent de douleurs au cou et de bourdonnements d'oreille.

140. Les léthargiques qui échappent à la mort sont le plus souvent attaqués d'empyème.

141. Dans les fièvres, les tremblements qui cessent sans crise, deviennent ensuite cause d'abcès douloureux aux articulations, ou de douleurs à la vessie.

142. Dans les fièvres, l'hémorrhagie du nez s'annonce ordinairement par des rougeurs au visage, avec de vives douleurs de

οὖς ἀποςήματος, οὐ πάνυ σώζονται.

ρλθ΄. Οἱ ληθαργικοὶ τρομώδεες ἀπὸ χειρέων, ὑπνώδεες, δύσχρωτες, οἰδηματώδεες, σφυγμοῖσι νωθροῖσι, καὶ μετάρσια τὰ ὑποφθάλμια, καὶ ἱδρῶτες ἐπιγίνονται, καὶ κοιλίας ὑποιδέουσι χολώδεας καὶ ἀκρατέας ἢν καταξήρους ἴσχωσιν, οὖρα καὶ διαχωρήματα προϊόντα λαθραίως τὸ οὖρον ὑποζυγίου, πιεῖν τε οὐκ αἰτέουσιν, οὐδὲ θάτερον οὐδέν. ἔμφρονες δὲ γενόμενοι, τράχηλον ἐπώδυνον φησὶ ἔχειν, καὶ διὰ τῶν οὐάτων ἤχους διαΐσσειν.

ρμ΄. Ὁκόσοι δὲ σώζονται τῶν ληθαργικῶν, ἔμπυοι ὡς ἐπιτοπουλὺ γίνονται.

ρμά. Ὁκόσοισι ἐν πυρετοῖσι ἀκρίτως τὰ τρομώδεα παύεται, τουτέοισι χρόνῳ ἐς ἄρθρα ἀπόςασις ὀδυνώδης ἐκπύουσα, καὶ κύςις ἐπώδυνος.

ρμβ΄. Τῶν πυρεσσόντων οἷσι μὲν ἐρυθήματα ἐπὶ προσώπων, καὶ πόνος κεφαλῆς ἰσχυρὸς, καὶ σφυγμὸς φλεβῶν, αἵματος ῥύσις τὰ πολλὰ γίνε-

ται. Οἷσι δὲ ἆσαι, καὶ καρδιωγμοὶ, καὶ πτυα-
λισμοὶ, ἔμετος. Οἷσι δὲ ἐρευγμοὶ, φῦσαι, ψόφοι
κοιλίης, καὶ ἐπάρσιες, καὶ ἐκτάραξιες κοιλίης.

ρμγ΄. Τοῖσι χρονίζουσι ἀσφαλέως ἐν πυρετῷ ξυνεχέι, χωρὶς πόνου ἢ φλεγμονῆς, ἢ ἄλλης προφάσιος, ἀπόςασιν προσδέχεσθαι, μετὰ
πόνου καὶ οἰδήματος, καὶ μᾶλλον ἐς τὰ κάτω
χωρία. προσδέχεσθαι δὲ τὰς ἀποςάσιας, τοῖσιν
ὑπὲρ τριήκοντα ἔτεα μᾶλλον. ὑπόσκεπτεσθαι δὲ
τουτέοισι τὰς ἀποςάσιας, ἢν τὰς εἴκοσιν ἡμέρας
πυρετὸς ὑπερβάλλῃ. τοῖσι δὲ πρεσβυτέροισιν ἧσσον γίνονται, καὶ πολλῷ χρόνῳ γενομένων τῶν
πυρετῶν. Οἱ δὲ διαλείποντες, καὶ λαμβάνοντες
πεπλανημένως, φθινοπώρου μάλιςα ἐς τεταρταῖον ἐπιεικέως μεθίςανται, καὶ μᾶλλον τοῖσι
ὑπὲρ τὰ τριήκοντα ἔτεα γεγονόσι. Αἱ δὲ ἀποςάσιες τοῦ χειμῶνος γίνονταί τε μᾶλλον, καὶ παύονται βραδύτερον, καὶ ἧσσον παλινδρομέουσι.

tête, et pulsation des veines ; le vomissement par le dégoût, les pincements de l'estomac, et la salivation ; le flux de ventre
par les rapports, les ventosités avec bruit et
gonflement du ventre.

143. *a.* Quand une fièvre continue non
dangereuse se prolonge, sans douleur, ni inflammation, ni sans cause apparente, on
doit s'attendre à quelque dépôt avec douleur
et tumeur aux parties inférieures, principalement chez les sujets qui ont plus de trente
ans.

b. On doit craindre la suppuration dès
que la fièvre continue passe le vingtième
jour; les vieillards y sont moins exposés,
même après une longue durée de la fièvre.

c. Si on en est attaqué à différents intervalles et sans aucun type régulier, particulièrement vers l'automne, elle se change facilement en fièvre quarte, surtout chez les
sujets âgés de plus de trente ans.

d. Quant aux dépôts ils surviennent plus
communément en hyver, sont plus longs à
guérir, et moins sujets à rentrer.

144. Ceux qui éprouvent des récidives fréquentes à la suite de dépots, passé six mois, sont attaqués de phthisie sciatique.

145. Tout ce qui s'oppose à la fièvre sans aucun signe d'apostase, annonce de la malignité.

146. Les fièvres qui cessent dans des jours non critiques, et sans aucun signe decrétoire sont sujettes à récidives. .

147. les maladies aiguës sont jugées en quatorze jours.

148. La fièvre tierce vraie se juge en cinq ou six périodes au plus.

149. Dans le commencement de la fièvre, si l'on rend quelques gouttes de sang du nez après un éternuement et des urines avec un dépot blanchâtre le quatrième jour, cela indique la guérison pour le septième.

150. Les maladies aiguës se jugent les jours critiques par l'hémorrhagie du nez, ou des sueurs abondantes, des urines purulentes qui deviennent claires formant un dépôt louable, et qui fluent abondamment; ou

ρμδ'. Τοῖσι δὲ πολλάκις ὑποτροπιασθεῖσι, ἢν ἑξάμηνον ὑπερβάλλωσιν, ἰσχιαδικὴ φθίσις ἐπιεικέως γίνεται.

ρπέ. Ὁκόσα πυρετῷ ἀντιδίδοται, καὶ μὴ ἀποσηματώδεα σημήϊα, κακοήθεα.

ρμϛ'. Τῶν πυρετῶν, οἱ μή τε ἐν ἡμέρῃσι κρισίμῃσι, μή τε μετὰ σημήϊον λυτήριον ἀφιέντες, ὑποτροπιάζουσι.

ρμζ'. Τὰ ὀξέα τῶν νουσημάτων ἐν ἡμέρῃσι κρίνεται τεσσαρεσκαίδεκα.

ρμή. Τριταῖος ἀκριβὴς ἐν πέντε, ἢ ἐν ἑπτὰ περιόδοισι, ἢ τὸ μακρότατον ἐν ἐννέα, κρίνεται.

ρμθ'. Οἷσι ἀρχομένοισι πυρέσσειν αἵματος ϛάξιες ἐκ ῥινέων πταρμοῦ γενομένου, λευκὴν ὑπόϛασιν τὸ οὖρον ἴσχειἐν τῇ τετάρτῃ, λύσιν ἐν τῇ ἑβδόμῃ σημαίνει

ον. Τὰ δὲ ὀξέα κρίνεται αἵματος ἐκ ῥινέων ῥυέντος ἐν κρισίμῳ, καὶ ἱδρῶτος πολλοῦ γενομένου, καὶ οὔρου πυώδεος καὶ ὑαλώδεος γενομένου, ὑπόϛασιν χρηϛὴν ἔχοντος, καὶ ἀθρόου γενομένου. καὶ ἀποϛήματος ἀξιολόγου, καὶ κοιλίης μυξώδεος καὶ αἱματώδεος, καὶ ἐξαπίνης καταρραγείσης, καὶ ἐμέτων οὐ μοχθηρῶν κατὰ κρίσιν.

ρνά. Ὕπνοι βαθέες μὴ ταραχώδεες βεβαῖαν κρίσιν σημαίνουσι. οἱ δὲ ταραχώδεες μετὰ ἀλγήματος σώματος, ἀβέβαιοι.

ρνβ'. Ἑβδομαίοισι, ἢ ἐνναταίοισι, ἢ τεσσαρεσκαιδεκαταίοισι, ῥύσιες ἐκ ῥινέων λύουσιν ὡς ἐπιτοπουλὺ τοὺς πυρετούς. ὁμοίως δὲ καὶ κοιλίης ῥύσις χολώδης, καὶ δυσεντεριώδης, καὶ πόνος γουνάτων, ἢ ἰσχίων, καὶ οὖρον πεπανθὲν πρὸς τὴν κρίσιν. ἐν γυναικὶ δὲ καὶ ἐπιμηνίων ῥύσις.

ρνγ'. Οἱ ἐν πυρετοῖσι αἱμορραγήσαντες ἱκανῶς ὁκοθενοῦν, ἐν τῆσι ἀναλήψεσι κοιλίαι καθυγραίνονται.

ρνδ'. Οἱ ἐν πυρετοῖσι ἐφιδρώοντες, κεφαλαλγέες, κοιλίην ἀπολελαμμένοι, σπασμώδεες.

ρνέ. Αἱ ἐπ' ὀλίγον θρασέως παρακρούσιες, καὶ θηριώδη, καὶ σπασμὸν σημαίνουσι.

avec des abcès convenables, des selles mu-
queuses, sanguinolentes précipitées , et des
vomissements non dangereux vers le temps
de la crise.

151. Un sommeil profond et tranquille est
le signe d'une bonne crise ; celui qui est in-
terrompu par des douleurs , ne mérite aucune confiance.

152. Communément les fièvres se jugent
le septième, neuvième ou quatorzième jour,
par l'hémorrhagie du nez , des selles bilieuses dysenteriques, des douleurs qui se fixent
aux cuisses et aux genoux ; des urines cuites à l'époque de la crise ; et le flux menstruel chez les femmes.

153. Dans les fièvres, les hémorrhagies
abondantes , de quelque partie que ce soit ,
lâchent le ventre dans la convalescence.

154. Dans les fièvres, les douleurs de tête
avec suppression des selles et des petites
sueurs font craindre des convulsions.

155. Les délires qui deviennent promptement fiers et hagards indiquent la fureur
et des convulsions.

156. Dans les fièvres, la convulsion qui cesse le même jour est utile.

157. Les convulsions arrêtent la fièvre le jour même où elles paroissent, le lendemain ou le troisième jour ; passé ce temps, si elles reprennent à la même heure sans faire cesser la fièvre, elles sont funestes.

158. *a* Ceux qui dans l'intermission de la fièvre éprouvent une chaleur douce mais irrégulière, et dont le ventre gonflé par des vents, rend très-peu de matières, sont sujets à des douleurs de reins après la crise, et au flux de ventre.

159. *b.* Ceux dont la peau est brûlante au toucher, qui ont de l'assoupissement avec soif et des anxiétés, sont ensuite attaqués de suppression des selles et périssent ayant le ventre rempli d'excréments. Quelquefois cela est indiqué par des rougeurs inflammatoires qui paroissent aux pieds.

160. Les fièvres quartes d'hiver deviennent facilement des maladies aiguës.

161. *a.* une violente douleur de tête avec une fièvre aiguë, s'il y a quelque autre

ρνς΄. Σπασμὸς ἐν πυρετῷ γενόμενος, καὶ παυόμενος αὐθημερὸν, ἀγαθόν.

ρνζ΄. Σπασμὸς ἐν πυρετῷ γενόμενος, παύει
τὸν πυρετὸν αὐθημερὸν, ἢ τῇ ὑςεραίῃ, ἢ τῇ
τρίτῃ. ὑπερβάλλων δὲ τὴν ὥρην ἐν ᾗ ἤρξατο,
καὶ μὴ παυόμενος, κακόν.

ρνή. α. Οἱ διαλείποντες, ἀνομάλως δὲ χλι-
αινόμενοι, κοιλίης ἐμφυσωμένης, σμικρὰ διαδιδούσης, ὀσφυαλγήσασι μετὰ κρίσιν, τουτέςισι
κοιλίαι καταρρήγνυνται.

ρνθ΄ β. Οἱ δὲ περικαέες πρὸς χεῖρα, νωθροὶ,
διψώδεες, ἀσώδεες, κοιλίης ἀπειλημμένης, βα-
ρυνόμενοι ἐκλύονται. ἔςι δὲ ὅτε καὶ τὰ ἐξέρυθρα ἐν ποσὶ κατακαύματα, τὰ αὐτὰ σημαίνει.

ρξ΄ Οἱ χειμερινοὶ τεταρταῖοι πυρετοὶ, ἐπιεικέως μεθίςανται ἐς τὰς ὀξέας νούσους

ρξά. α. Κεφαλῆς πόνος ξύντονος μετ᾽ ὀξέος
πυρετοῦ, καὶ ἄλλου σημηίου τῶν δυσκόλων, θα-

νάσιμον. ἄνευ δὲ σημηίου φαύλου, ὑπερβάλλων τὰς εἴκοσιν ἡμέρας, αἵματος ῥύσιν, ἢ πύου ἐκ ῥινὸς, ἢ ἀποςάσιας ἐς τὰ κάτω σημαίνει.

β. Μάλιςα μὲν νεωτέροισι τῶν τριήκοντα πέντε τὰς ῥύσιας· τοῖσι δὲ πρεσβυτέροισι, τὰς ἀποςάσιας προσδέχεσθαι.

γ. Περὶ μέτωπον δὲ καὶ κροτάφους ἐόντος τοῦ πόνου, καὶ ξυντόμου, τὰς ῥύσιας.

ρξϛ΄. Οἷσι κεφαλαλγίαι καὶ ἦχοι ἀπυρέτοισι καὶ σκοτοδινίη καὶ φωνῆς βραδυτὴς, καὶ νάρκη χειρέων, ἢ ἀποπλήκτους, ἢ ἐπιληπτικοὺς προσδέχου τουτέους ἔσεσθαι, ἢ καὶ ἐπιλήσμονας.

ρξγ. Οἱ κεφαλαλγέες, κατόχως παρακρούοντες, κοιλίης ἀποληφθείσης, ὄμμα θρασυνθέντες ἀνθηροὶ, ὀπισθοτονώδεες γένονται.

ρξδ΄. Τὰ ὑποσείοντα κεφαλὴν, ὄμματα ἐξέ-

signe fâcheux est mortelle : néanmoins passé le vingtième jour, s'il ne survient aucun mauvais signe, elle annonce un écoulement de pus ou de sang du nez, ou un abcès vers les parties inférieures.

b. L'hémorrhagie arrive de préférence aux sujets qui n'ont pas encore trente-cinq ans révolus, et les abcès à ceux qui sont plus âgés.

c. On doit surtout s'attendre à l'hémorrhagie quand la douleur est récente, et qu'elle a son siége aux tempes et au front.

162. Lorsque sans fièvre on éprouve souvent des douleurs de tête, des bourdonnements d'oreille, des vertiges, de l'embarras dans la parole, de l'engourdissement aux mains il faut s'attend. e à l'apoplexie, à l'épilepsie ou à la perte de mémoire.

163. Ceux qui ont une douleur de tête avec délire, stupeur profonde, suppression des selles, dont l'œil est hagard, et le visage haut en couleur, sont pris bientôt après d'*opisthonos.*

164. Une agitation pénible dans toute la
5

tête , avec rougeur des yeux , et un délire manifeste , est un état dangereux , sans être mortel ; mais il surviendra des parotides.

164. Les douleurs du siége et des parties génitales , sont suivies de torpeur avec perte de la parole , néanmoins sans danger de la vie ; une sorte de somnolence et des attaques de hocquet , se succèdent par intervalles pendant neuf mois , et on récupère la parole.

165. La céphalalgie avec surdité, et assoupissement , annonce l'eruption des parotides et quelquefois des vers ascarides.

166. La douleur de tête avec rougeur des yeux et un assoupissement pénible est suivie d'hémorrhagie du nez.

167. Une agitation pénible dans toute la tête avec tintement d'oreille est un signe d'hémorrhagie du nez , ou du flux menstruel, peut-être encore de dysenterie.

168. Ceux qui éprouvent des vives douleurs au sommet de la tête , et qui ne dorment pas , auront une hémorrhagie, surtout s'il y a tension au cou.

ρυθρα, παρακρούοντα σαφῶς, ὀλέθρια. οὐ ξυναποθνήσκει τοῦτο, ἀλλὰ παρ οὖς οἴδημα ποιέει.

ρξδ΄. Κεφαλαλγίαι μεθ᾽ ἕδρης καὶ αἰδοίων ἀλγήματος, καὶ νωθρότητα καὶ ἀκρησίην παρέχει, καὶ φωνὴν παραλύει. ταῦτα οὐ χαλεπὰ, ὑπνώδεες δὲ καὶ λυγγώδεες γίνονται ἐννάτῳ μηνὶ ἐκ τουτέων. φωνῆς λυθείσης ἐς τ᾽ ωὖτο καθίζανται.

ρξέ. Ἀσκαριδώδεες δὲ γενόμενοι ἐν κεφαλαλγίῃ, κώφωσις καὶ κῶμα παρακολουθοῦντα, τὰ παρ οὖς ἐπαίρει.

ρξϛ΄ οἱ κεφαλαλγέες, κατόχως ὀδυνώδεες, ὄμμα ἐξέρυθρον, αἱμορροέει.

ρξζ΄. Τὰ σείοντα κεφαλὴν, καὶ τὰ ἠχώδεα αἱμορροέει, ἢ γυναικὶ τὰ γυναικήϊα καταβιβάζει, ἄλλως τε καὶ ἢν κατὰ ῥάχιν καῦμα παρακολουθέῃ. ἴσως δὲ καὶ δυσεντερικά.

ρξή. Οἱ καρηβαρικοὶ, κατὰ βρέγμα ὀδυνώδεες, ἄγρυπνοι, αἱμορραγέουσιν, ἄλλως τε καὶ ἢν τι ἐς τράχηλον ξυντείνῃ.

.5

ρξθ΄. Τὰ ἐν κεφαλαλγίησιν ἰώδεα ἐμέσματα μετὰ κωφώσιος, ἀγρυπνοῖσι ταχὺ ἐκμαίνει.

ρο. Οἷσι κεφαλῆς καὶ τραχήλου πόνος, καὶ ὅλου δέ τις ἀκρατίη τρομώδης, αἱμορραγίη λύει. ἀτὰρ καὶ οὗτοι χρόνῳ λύονται· αἱ δὲ κύσιες ἐν τουτέῳ ἀπολαμβάνονται.

ροα΄. Ἐν τέῃσι ὀξέῃσι κεφαλαλγίησι, καὶ τέῃσι ναρκώδεσι μετὰ βάρεος, ἐθέλει σπασμώδεα γίνεσθαι.

ροβ΄. Κεφαλαλγίην λύει πῦον διὰ ῥινέων, ἢ πτύελα παχέα καὶ ἄνοσμα. λύει δὲ καὶ ἑλκέων ἔκθυσις, ποτὲ δὲ καὶ ὕπνος, καὶ κοιλίης ῥύσις.

ρογ΄. Κεφαλῆς ἄλγημα μέτριον μετὰ δίψης νηδυούσης, ἢ μετὰ ἱδρῶτος μὴ λύοντος τὸν πυρετὸν, ἀποστάσιας ἐν οὔλοισιν, ἢ παρ' οὖς σημαίνει, μὴ κοιλίης ἐκταραχθείσης.

ροδ΄. Κεφαλαλγίη καρώδης μετὰ βάρεος, ποιέει τι σπασμῶδες.

169. Dans les violentes douleurs de tête, les vomissements érugineux avec surdité et insomnies, annoncent un délire très-prochain.

170. Ceux qui ont des douleurs à la tête et au cou avec une foiblesse générale et des tremblements, guérissent par l'hémorrhagie du nez, mais le temps seul suffit aussi pour les guérir; quelquefois il y a suppression d'urine.

171. Dans une céphalalgie aiguë avec engourdissement et pesanteur, les convulsions se déclarent facilement.

172. Les violents maux de tête se terminent par un écoulement de pus du nez, des crachats épais inodores, une éruption d'ulcères, et quelquefois par le sommeil et le flux de ventre.

173. Une douleur modérée de la tête avec une soif intense et des sueurs qui ne terminent pas la fièvre, fait présager des dépôts aux gencives ou aux oreilles, s'il ne survient pas des selles très-copieuses.

174. La douleur de tête avec assoupissement et pesanteur, menace de convulsions.

5..

175. Ceux qui après des selles liquides, sont très-abattus, ont de l'altération, des insomnies, de la foiblesse, et ne peuvent articuler, sont probablement à la veille du délire.

176. Ceux qui éprouvent une céphalalgie avec dureté d'ouie, tremblement des mains, douleurs au cou, et rendent des urines noires épaisses, vomissent ensuite des matières noires et meurent.

177. Dans les fièvres, les petites sueurs avec douleurs de tête et suppression des selles, sont un présage de convulsions.

178. Un profond assoupissement est toujours de mauvais augure.

179. Ceux qui au début des maladies, sont dans un assoupissement comateux avec insomnies, douleurs aux lombes, au cou, à la tête et aux hypochondres, ne sont-ils pas déjà phrénétiques ? l'écoulement de quelques gouttes de sang du nez, est funeste, surtout dès le commencement ou le quatrième jour.

180. Ceux qui d'abord ont de petites sueurs

ροέ. Οἱ κεφαλαλγικοὶ, διψώδεες, ὑπάγρυπνοι, ἀσαφέες, ἀδύνατοι ἐπὶ κοιλίῃ ὑγρῇ κοπιώδεες, ἤρά γε ἐξίςανταί;

ροϛ´ Κεφαλαλγέες ὑπόκωφοι, χεῖρας τρομώδεες, τράχηλον ὀδυνώδεες, οὐρέοντες μέλανα
διδασυμένα, ἐμέοντες μέλανα, ὀλέθριοι.

ροζ´. Οἱ κεφαλαλγέες, ἐφιδροῦντες, κοιλίην
ἀπειλημμένοι, σπασμώδεες.

ροή. Τὸ καρῶδες πανταχοῦ κακόν.

ροθ´. Οἱ κωματώδεες ἐν ἀρχῇσι γενόμενοι,
μετὰ κεφαλῆς, ὀσφύος, τραχήλου, ὑποχονδρίου
ὀδύνης, ἀγρυπνέοντες, ἤράγε φρενιτικοί; μυκτὴρ ἐν τουτέοισι ἀποςάζων, ὀλέθριον, ἄλλως
τε καὶ τεταρταίοισι ἐοῦσι, ἢ ἀρχομένοισι. Κακὸν δὲ καὶ κοιλίης περίπλευσις ἐξέρυθρος.

ρπ. Οἱ κωματώδεες ἐξ ἀρχῆς, ἐφιδρώταντες,
5...

οὔροισι πέποσι, καυςικοί, ἀκρίτως δὲ περιψύχοντες, διὰ ταχέων περικαέες. νωθροὶ, κωματώδεες, σπασμώδεες, ὀλέθριοι.

ρπά. Οἱ κωματώδεες ὕπνοι, καὶ αἱ καταψύ-
ξιες, ὀλέθριον.

ρπϐ'. Κωματώδεας, κοπιώδεας, κεκωφωμέ-
νους, κοιλίης κατ:ρρωγυίης, ἐρυθρὰ διελθόντα
περὶ κρίσιν, ὠφελέει.

ρπγ'. Κωματώδεες, ἀσώδεες, ὑποχόνδριον
ὀδυνώδεες, σμικρὰ ἐμετώδεες, τὰ παρ' οὖς ἴσχουσι, πρόσθεν δὲ περὶ τὸ προσώπον ἐπάρματα
μετὰ κώματος.

ρπδ' Τὰ ἐξαπίνης παρακρούσαντα ἀλυσμῷ,
αἱμορραγικά.

ρπέ. Τὰ κωματώδεα. ἀσώδεα, ὀδυνώδεα ὑποχόνδρια, θαμινὰ σμικρὰ πτύοντα, τὰ παρ' οὖς
ἐπάρματα. κωματώδεες, ἦρά τι ἔχει σπασμῶδες;

ρπϝ'. Κωματώδεα, μεμωρωμένα, κάτοχα,

avec une violente ardeur et des urines cuites, et auxquels il survient sans cause manifeste, des frissons suivis d'alternatives de chaleur, de stupeur, d'assoupissement et de spasmes, sont affectés mortellement.

181. Un sommeil comateux avec refroidissement est mortel.

182. L'assoupissement avec lassitude pénible et surdité se dissipe par des selles abondantes rougeâtres, vers le temps de la crise.

183. Ceux qui éprouvent des anxiétés avec assoupissement, douleurs aux hypochondres et des petits vomissements, auront des parotides ; auparavant il survient du gonflement au visage, et de l'assoupissement.

184. Un délire subit et des anxiétés sont des signes d'hémorrhagie du nez.

185. Lorsqu'on est menacé de parotides, l'assoupissement avec anxiétés et un ptyalisme fréquent, annoncent l'éruption de ces tumeurs. L'assoupissement fait craindre jusqu'à certain point les convulsions.

186. Ceux qui sont assoupis avec délire,

stupeur profonde dont les hypochondres varient et le ventre reste élevé, sont-ils menacés d'oppression? l'urine blanche semblable au sperme annonce-t-elle le hocquet, ou des selles bilieuses? des urines limpides sont alors suivies de soulagement, et le ventre se relâche avec trouble.

187. Le sphacèle du cerveau est mortel le troisième jour ou le septième, passé ce temps on peut échapper. Les sujets chez lesquels après l'incision on trouve un écartement de l'os, périssent.

188. Quand il y a fracture de la partie postérieure du crâne, s'il survient de violentes douleurs de tête, et qu'on rende par le nez un sang noir très-épais, c'est un signe fâcheux, surtout s'il a été précédé de douleurs des yeux ou de frissons. Quant à la fracture des os temporaux, elle se manifestera probablement par les spasmes.

189. *a.* une douleur très intense d'oreille avec une fièvre aiguë et quelque autre signe fâcheux, fait périr les jeunes gens le septième jour ou même plutôt dans le délire, à moins

πεικίλλοντα ὑποχόνδρια, καὶ κοιλίην ἐπηρμέ-
νοι, ἀπόσιτοι, ἀπολελημμένοι, ἐφιδρώοντες. ἦρα
τουτέοισι τὸ θολερὸν πνεῦμα, καὶ τὸ γονοειδὲς
διελθὸν, λύγγα σημαίνει; κοιλίη δὲ ἦρα χολώδης προσδιέρχεται; τὸ λαμπῶδες ἐν τουτέοισι
οὐρηθὲν ὠφελέει. καὶ κοιλίαι δὲ τουτέοισιν ἐπι-
ταράσσονται.

ρπζ. Ἐγκεφάλου σφακελίσαντος, οἱ μὲν ἐν
τῆσι τρίτησι ἡμέρησι, οἱ δὲ ἐν τῆσι ἑβδόμησι τελευτῶσι. ταύτας δὲ διαφεύγοντες, σώζονται.
οἷσι δὲ ἀνατμηθεῖσι τῶν τοιουτέων διεστηκὸς εὑ-
ρεθῇ τὸ ὀστέον, ἀπόλλυνται.

ρπή. Τοῖσι κεφαλαλγικοῖσιν ὀξέα ῥαγεῖσι ἐκ
τῶν ὄπισθεν, ῥύσις ἐκ μυκτῆρος λαῦρος, παχηῒη,
κακόν. ὀφθαλμὸν προαλγήσαντες οὗτοι, ῥιγέου-
σιν. ἦρα αἱ κατὰ κρόταφον ὀστέων διαῤῥαγαὶ,
σπασμώδεες;

ρπθ΄. Ὠτὸς πόνος ξύντονος, μετὰ πυρετοῦ
ὀξέος, καὶ ἄλλου τοῦ σημηΐου τῶν ὑποδυσκό-
λων, τοὺς μὲν νέους ἑβδομαίους κτείνει, καὶ ξυντομώτερον παραφρονήσαντας, μὴ ῥυέντος πολ-
5.....

λοῦ πύου ἐκ τοῦ ὠτὸς, ἢ ἐκ ῥινέων αἵματος, μηδὲ ἄλλου τοῦ σημηΐου χρηςοῦ γενομένου.

β. Τοὺς δὲ πρεσβυτέρους βραδύτερον καὶ ἧσσον ἀναιρεῖ. τά τε γὰρ ὦτα φθάνει ἐκπυέειν, καὶ παραφρονέουσιν ἧσσον. ὑποςρέφρουσι δὲ οἱ πουλλοὶ τουτέων, καὶ οὕτως ἀπόλλυνται.

ρζ'. Κώφωσις ἐν ὀξέσι καὶ ταραχώδεσι παρακολουθοῦσα, κακόν. κακὸν δὲ καὶ ἐν τοῖσι μακροῖσι. ἄγει δὲ τουτέοισι καὶ ἐς ἰσχία πόνους.

ρζά. Ἐν πυρετοῖσι κώφωσις, κοιλίην ἐπίςησι.

ρζ6'. Ὦτα ψυχρὰ, καὶ διαφανέα, καὶ ξυνεςαλμένα, ὀλέθριον.

ρζγ'. Βόμβος ἐν ὀξέσι, καὶ ἦχος ἐν ὠσὶ, θανάσιμον.

ρζδ'. Ἦχοι μετὰ ἀμβλυωσμοῦ, καὶ κατὰ ῥῖνας βαρέος, παρακρουςικόν, καὶ αἱμορραγέει.

qu'il ne survienne quelque signe favorable, ou que le pus ne coule abondamment de l'oreille, ou le sang du nez.

6. Chez les vieillards ce terme est beaucoup plus long et bien moins redoutable, parce qu'ils sont rarement sujets à la suppuration et au délire. Mais les rechûtes sont fréquentes et communément mortelles.

190. La surdité dans les maladies aiguës accompagnées d'un grand trouble, est un très-mauvais signe ; et notamment dans les maladies longues, où cette dernière annonnce une sciatique.

191. Dans les fièvres la surdité fait cesser le cours de ventre.

192. Les oreilles froides diaphanes et retirées sont un signe de mort.

193. Les tintements et bourdonnements d'oreille, sont un présage de mort dans les maladies aiguës.

194. Le tintement d'oreille et l'obscurcissement de la vue avec délire et pesanteur des narines annoncent une hémorrhagie du nez.

195 Lorsque la surdité se joint à la douleur de tête avec tension des hypochondres,
si les yeux ne peuvent supporter le grand
jour, l'hémorrhagie est imminente.

196. Dans une fièvre très-aiguë, la surdité annonce un délire très-prochain.

197. Ceux dont l'ouie devient dure, qui
tremblent des mains au moment de saisir ce
qu'on leur présente, sans pouvoir articuler,
et dans un état de stupeur, sont en très-grand
danger.

198. La surdité dans le cours d'une maladie aiguë, et l'urine très-rouge sans dépôt
avec énéorèmes, sont des indices de délire.
L'ictère est alors très-mauvais, surtout
s'il est suivi de fatuité; les malades sont
pris de suffocation, avec perte de la parole,
mais sans lésion des autres sens. Peut-être
y a-t-il aussi un état maladif du ventre.

199. Dans les fièvres les parotides très-
douloureuses, sont mortelles.

200. Dans les fièvres, les parotides qui
surviennent avec gonflement et rougeur aux

ρٿέ. Οἶσι κώφωσις μετὰ καρηβαρίης, καὶ ὑποχονδρίου ἐντάσεως, καὶ πρὸς αὐγὰς ἐνοχλέειν αἱμορροέει.

ρٿϛ'. Ἐν ὀξέϊ πυρετῷ ὦτα κωφοῦσθαι, μανικόν.

ρٿζ'. Οἱ δύσκωφοι, ἐν τῷ λαμϐάνειν τρομώδεες, γλώσσην παραλελυμένοι, νωθροί, κακόν.

ρٿή. Προηκούσης ἀῤῥωϛίης κώφωσις, καὶ οὖρον ὑπέρυθρον, ἀκατάϛατον, ἐνεωρεύμενον, παρακρουϛικόν. τὸ ἰκτεροῦσθαι ἐν τουτέοισι, κακόν. κακὸν δὲ καὶ ἐπὶ ἰκτέρου μώρωσις. τουτέους ἀφώνους αἰσθανομένους ξυμϐαίνει πνίγεσθαι. τάχα δὲ καὶ κοιλίη πονηρεύεται τουτέοισι.

ρٿθ'. Τὰ δὲ ὀδυνηρῶς παρ' οὖς ἀνιϛάμενα, ὀλέθρια.

σ'. Τὰ παρ οὖς ἐκ τοῦ ἔμπροσθεν ἀλγήματος ἐρυθήματα ἐν πυρετοῖσι γινόμενα, σημήϊον μὲν ἐρυσιπέλατος ἐπὶ προσώπου ἐσομένου. ἀτὰρ καὶ σπασμοὶ ἐκ τῶν τοιουτέων γένονται, μετὰ ἀφωνίης καὶ ἐκλύσεως.

σά. Τὰ παρ οὖς ἐπὶ πλείϛοισι δυσώδεσι, πυρετῷ ὀξέϊ, ὑποχονδρίῳ ξυντόνῳ, χρονιωτέρως ἀρθέντα, κτείνει.

σβ'. Τὰ παρ' οὖς φαῦλα τοῖσι παραπληκτικοῖσι.

σγ'. Τὰ παρ' οὖς ἐν μακροῖσι μὴ ἐκπυεῦντα, θανάσιμον. κοιλίαι δὲ τοῖσι τουτέοισι τάχα φέρονται. ἦρά γε οἷσι τὰ παρ' ὦτα κεφαλαλγικοῖσιν; ἦρά τι ἐφιδροῦσι τὰ ἄνω; ἦρά τι καὶ ἐπιῤῥιγέουσιν; ἦρά γε αἱ κοιλίαι καταρρήγνυνται, καί τοι καὶ κωματώδεες, ἦρα καὶ τὸ ὑδατῶδες οὖρον, ἐνεωρεύμενον λευκοῖσι, καὶ τὰ ὑποίκιλα, ἔκλευκα, δυσώδεα.

σδ'. Τὰ παρ' οὖς λαπάσσει βήχια μετὰ πτυαλισμῶν ἰόντα:

environs de l'oreille, lorsqu'il y a des douleurs très-intenses, annoncent l'éruption
prochaine d'un érysipèle du visage; les spasmes, l'aphonie et la prostration des forces,
paroissent successivement.

201. Dans une fièvre aiguë, les parotides
tardives accompagnées de déjections très-fétides et de tension de l'hypochondre, sont
mortelles.

202. Les parotides sont funestes quand
il y a paraplégie.

203. Dans les longues maladies les parotides qui ne suppurent pas sont mortelles;
mais peut-être le ventre se relâchera-t-il
très-abondamment. Observez si ceux qui
doivent avoir des parotides n'éprouvent pas
des douleurs de tête, de petites sueurs aux
parties supérieures et des frissons, ou un
flux de ventre et de l'assoupissement : ne
rendent-ils pas des urines aqueuses avec des
énorèmes fétides variés et mélangés de
floccons blanchâtres ?

204. Une petite toux avec salivation, dissipe les tumeurs qui surviennent près des
oreilles.

205. Avec des parotides, l'urine cuite prématurément et en peu de temps est très-mauvaise, les frissons sont également mauvais.

206. Dans les maladies longues, les parotides dont la suppuration ne fournit pas un pus très-blanc, et sans odeur fétide, sont funestes surtout aux femmes.

207. Les parotides surviennent dans les maladies aiguës, notamment dans les fièvres ardentes : si donc ces tumeurs ne sont pas critiques et ne suppurent pas ; s'il n'y a pas d'hémorrhagie du nez ; si l'urine ne forme pas un dépôt épais ; la mort doit en être la suite. Ordinairement elle est précédée d'affaissement des tumeurs. On observera donc si la fièvre augmente ou diminue, et on en tirera les éclaircissements convenables.

208. Une légère surdité avec engourdissement et quelques gouttes de sang du nez, annonce un état difficultueux. Le vomissement et le flux de ventre ne sont pas alors défavorables.

209. On voit s'élever des parotides après une légère surdité, surtout s'il y a des anxié-

σέ. Οὖρα τοῖσι παρ' ὦτα ταχὺ καὶ ἐπ' ὀλίγον πεπαινόμενα, φλαῦρα. καὶ τὸ καταψύχεσθαι ὧδε, πονηρόν.

ϛʹ. Τὰ παρ' οὖς ἐν τοῖσι χρονίοισι ἐκπυεύμενα, μὴ λευκῷ σφόδρα, καὶ ἀνόδμῳ, κτείνει, καὶ μάλιϛα γυναῖκας.

σζʹ. Τὰ παρ' οὖς μάλιϛα ἐκ τῶν ὀξέων ἐν τοῖσι καυσώδεσι γίνεται κἢν μὴ κρίσιν ποιήσῃ, καὶ ἐκπεπαίνηται, ἢ ἐκ ῥινέων αἷμα ῥυέῃ, ἢ οὖρα ὑπόϛασιν παχηῒην λάβῃ, ἀπόλλυνται. τὰ πολλὰ δὲ τῶν τοιουτέων οἰδημάτων προκποκαθίϛανται. προσεπιθεωρέειν δὲ καὶ τοὺς πυρετοὺς ἤν τε ἐπιτείνωσιν, ἤν τε ἀνιῶσι, καὶ οὕτως ἀποφαίνεσθαι.

σήʹ. Ἐπὶ κωφώσεϊ καὶ νωθρίῃ ἐκ ῥινέων ὑποϛάζειν, ἔχει τι δύσκολον. ἔμετος τουτέοισι ἁρμόσει, καὶ κοιλίης ταραχή.

σθʹ. Ἐκ κωφώσιος ἐπιεικέως τὰ παρ' ὦτα, ἄλλως τε καὶ ἢν ἀσῶδές τι γίνηται. ἀτὰρ καὶ

τοῖσι κωματώδεσιν ἐπὶ τουτέοισι καὶ μᾶλλόν τι
τὰ παρ' ὦτα.

σί. Κώφωσιν ἐκ πυρετῶν ῥύσις ἡ ῥινέων λύει,
καὶ κοιλίης ταραχή.

σιά. Πρόσωπον ἐκ μετεώρου ταπεινούμενον,
καὶ φωνὴ λειοτέρη, καὶ ἀσθενεστέρη γινομένη,
καὶ πνεῦμα μανώτερον, ἄνεσιν ἐς τὴν ἐπιοῦσαν
σημαίνει.

σι.'. Προσώπου διαφθορὴ, θανάσιμον. Ἧσσον δ' εἰ δι' ἀγρυπνίην, ἢ λιμὸν, ἢ κοιλίης ἐκ-
τάραξιν γένηται. καθίσταται δὲ ἐν ἡμέρῃ καὶ
νυκτὶ, τὸ διὰ ταῦτα διαφθαρέν. Γένοιτο δ' ἂν
τοιοῦτον. Ὀφθαλμοὶ κοῖλοι, ῥὶς ὀξεῖη, κρόταφοι
ξυμπεπτωκότες, ὦτα ψυχρὰ καὶ ξυνεσταλμένα,
δέρμα σκληρὸν, χρῶμα ὠχρὸν ἢ μέλαν. Πελιαινόμενον δὲ ἐπὶ τουτέοισι βλέφαρον, ἢ χεῖλος,
ἢ ῥὶς, ξυντόμως θανάσιμον.

σιγ΄. Προσώπου εὐχροίη καὶ σκυθρωπότης
ἐν ὀξεῖ κακόν. μετώπου ξυναγωγὴ ἐπὶ τουτέοισι,

tés et de l'assoupissement, mais particulièrement avec le dernier symptôme.

210. Dans les fièvres l'hemorrhagie du
nez et le flux de ventre, dissipent la surdité.

211. Le visage d'abord tuméfié puis af-
faisée, la voix plus douce, la respiration
plus aisée, indiquent une remission pour
le lendemain.

212. *a.* La décomposition de la face est un
signe de mort; il y a moins à craindre,
quand cela provient d'insomnies; ou d'une
diète très-rigoureuse, ou d'un cours de
ventre. Car, si les traits paraissent ainsi
altérés, en raison de ces causes, ils se
rétabliront dans les vingt-quatre heures;
autrement, la face aura l'aspect que voici:
yeux creux, nez aigu, tempes affaisées,
oreilles froides et retirées, peau sèche
verdâtre ou noirâtre.

b. Si en outre la paupière est livide, ou
la lèvre, ou le nez; la mort est prochaine.

213. Le visage haut en couleur et l'air
farouche, sont un sinistre présage dans

les maladies aiguës. La contraction du
front, indique alors la phrénésie.

214. Chez les sujets qui n'ont pas de
fièvre, la couleur rouge du visage avec
des sueurs, annonce une constipation ancienne ou des écarts de régime.

215. Des rougeurs aux ailes du nez,
sont des indices de selles liquides.

216. L'empyème qui est la suite de
douleurs à l'hypochondre ou au poumon,
est funeste.

217. Quand le brillant des yeux paroît
bien net, ou que le blanc en est pur,
déchargé de toute veine noire ou livide,
c'est un signe de crise ; elle sera prompte
si les yeux s'éclaircissent promptement,
et lente, si cela arrive lentement.

218. *a*. Si les yeux paroissent couverts
d'un nuage, ou si le blanc est rouge,
livide, rempli de veines noirâtres, cela
n'est pas de bon augure.

b. Il n'est pas bon non plus que les yeux
fuyent la lumière, larmoient involontaire-

φρενιτικόν.

σιδ'. Περὶ πρόσωπον εὐχροίη, καὶ ἱδρῶτες
ἀπυρέτοισι, κόπρανα παλαιὰ ὑπέοντα οἱ σημαίνει, ἢ διαίτης ἀταξίην.

σιέ. Τὰ κατὰ ῥῖνας ἐρυθήματα, κοιλίης ὑγ-
ραινομένης σημήϊα.

σις'. Τοῖσι κατὰ τὰ ὑποχόνδρια, ἢ τὸν
πλεύμονα πόνοισι ἐμπυομένοισι, κακόν.

σιζ' Ὀφθαλμῶν καθαρότης, καὶ τὰ λευκὰ αὐτέων ἐκ μελάνων ἢ πελίων καθαρὰ γίνεσθαι,
κρίσιμον. ταχέως μὲν οὖν καθαιρομένων, ταχηίην σημαίνει κρίσιν, βραδέως δὲ, βραδυτέρην.

σιή. α. Τὸ ἀχλυῶδες τῶν ὀφθαλμῶν, ἢ τὸ
λευκὸν ἐρυθραινόμενον, ἢ πελιαινόμενον, ἢ φλεβῶν μελάνων πληρούμενον, οὐκ ἀσηίον.

β. Φλαῦρον δὲ καὶ τὸ τὴν αὐγὴν φεύγειν, ἢ
δακρύειν, ἢ διαστρέφεσθαι. καὶ τὸν ἕτερον ἐλάσσω

γίνεσθαι, πονηρόν.

γ. Καὶ τὸ τὰς ὄψεας πυκνὰ διαῤῥίπτειν, ἢ ληψίας μικρὰ περὶ αὐτάς, ἢ αἰγίδα λεπτὴν ἴσχειν, ἢ τὸ λευκὸν μέζω γένεσθαι, τὸ δὲ μέλαν ἐλάσσω· ἢ κρύπτεσθαι τὸ μέλαν ὑπὸ τὸ ἄνω βλέφαρον.

δ. Πονηρὸν δὲ καὶ κοιλότης ὀμμάτων, καὶ ἔκθλιψις ἔξω σφοδρά, καὶ λαμπηδόνος ἔκθλιψις, ὥςτε μὴ δύνασθαι τὴν κόρην ἐκτείνεσθαι. καὶ βλεφαρίδων καμπυλότης, καὶ πῆξις ὀμμάτων, ξυνεχέως τε μύειν, καὶ χρώματα μεταβάλλειν, καὶ βλέφαρα μὴ ξυμβάλλειν ἐν τῷ καθεύδειν, ὀλέθριον. Καὶ ἰλλαίνων ὀφθαλμός.

σιθ΄. Ὀφθαλμῶν ἔρευθος ἐν πυρετῷ γενόμενον, κοιλίης πονηρίην χρονίην σημαίνει.

σκ΄. Αἱ παρ᾽ ὀφθαλμῶν ἐπαναςάσιες ἐν τῇσιν ἀνακομιδῇσι, κοιλίην καταῤῥηγνύουσιν.

ment ou soient renversés ; ni que l'un paroisse plus petit que l'autre.

c. Il est également mauvais de les voir très-agités ; d'y remarquer de la chassie ou une petite concrétion blanchâtre sur la pupille ; ou si le blanc paroît prendre plus de dimension et le noir moins, de sorte qu'il soit en partie caché sous la paupière supérieure.

d. C'est aussi un mal, lorsque les yeux s'enfoncent, qu'ils deviennent proéminents, et brillants au point de ne pouvoir plus dilater la pupille : de même, si les paupières se recourbent, si les yeux sont fixes, clignotants, s'ils changent de couleur, ou sont à moitié fermés dans le sommeil, tous ces signes sont des présages de mort.

219. Le strabisme est pareillement un signe mortel. Dans les fièvres la rougeur des yeux annonce de longues indispositions du ventre.

220. Un gonflement autour des yeux chez les convalescents, est l'indice d'un cours de ventre.

6

221. Dans les fièvres , accompagnées de lassitude pénible , les yeux étant affectés de strabisme , le rigor qui survient est mortel ; un profond assoupissement est aussi un signe funeste.

222. La fièvre dans l'ophthalmie la guérit ; si cela n'a lieu , on doit craindre la cécité ou la mort ; peut-être l'un et l'autre.

223. Une violente douleur de tête qui se joint à l'ophthalmie , si elle est de longue durée , menace de cécité.

224. Le flux de ventre spontané est critique dans l'ophthalmie.

225. L'amaurose, le regard fixe, et l'obscurcissement de la vue , sont de très-mauvais signes.

226. L'amaurose et la défaillance annoncent des convulsions très-prochaines.

227. Les yeux fixes ou très-agités, un sommeil turbulent , des insomnies et quelques gouttes de sang du nez , ne sont rien moins que favorables dans les maladies aiguës.

228. En pareille circonstance , quoique

σκά. Ἐπὶ ὀμμάτων διαστροφῇ κοπιώδεϊ, πυρετώδεϊ, ῥῖγος, ὀλέθριον. καὶ οἱ κωματώδεες ἐν τουτέοισι, κακόν.

σκϐʹ Ὀφθαλμῶντι ἀνδρὶ πυρετοῦ ἐπιγενομένου, λύσις. εἰ δὲ μὴ, κίνδυνος τυφλωθῆναι, ἢ ἀπολέσθαι, ἢ ἀμφότερα.

σκγʹ. Οἷσιν ὀφθαλμιῶσι κεφαλαλγίη προσγίνεται, καὶ παρακολουθεῖ χρόνον πουλὺν, κίνδυνως τυφλωθῆναι.

σκδʹ. Ὀφθαλμῶντι διαῤῥοίη ἀπὸ ταυτομάτου, κρίσιμον.

σκέ. Ὀμμάτων ἀμαύρωσις, καὶ τὸ πεπηγὸς, ἀχλυῶδες, κακόν.

σκϛʹ. Ὀμμάτων ἀμαύρωσις ἅμα ἀψυχίῃ, σπασμῶδες ξυντόμως.

σκζ. Ὀμμάτων ὀρθότης ἐν ὀξέϊ, καὶ κίνησις ὀξηΐη, καὶ ὕπνος ταραχώδης, ἀγρυπνίη, ποτὲ δὲ καὶ σάξιες ἐκ ῥινέων, οὐδὲν ἀγαθόν.

σκή. Πρὸς τὴν ἀφὴν μὴ περικκέες, φρενιτι-

κοὶ γίνονται, καὶ μᾶλλον ἢν αἷμα ῥυέη.

σκθ΄. Γλῶσσα δὲ κατ᾽ ἀρχὰς μὲν πεφρικῦια, τῷ δὲ χρώματι διαμένουσα, προϊόντος δὲ τοῦ χρόνου τρηχυνομένη, καὶ πελιαινομένη, καὶ ῥηγνυμένη, θανάσιμον. σφόδρα δὲ μελαινομένη, ἐν τεσσαρεσκαιδεκάτῃ κρίσιν γενέσθαι δηλοῖ. χαλεπωτάτη δέ ἐςιν ἡ μέλαινα καὶ χλωρή.

σλ΄. Γλώσση παρὰ τὸ δικροῦν ὥσπερ σιέλῳ λευκῷ καταλείφεσθαι, σημήϊον ἀνέσεως πυρετοῦ, παχέος μὲν ἐόντος τοῦ ἐπιγενήματος, αὐθήμερον. ἔτι λεπτοτέρου, τριταίην. τὰ δὲ αὐτὰ σημαίνει καὶ ἐπ᾽ ἄκρην τὴν γλώσσην γινόμενα, ἧσσον δέ.

σλά. Γλώσση τρομώδης μετὰ ἐρυθήματος κατὰ ῥῖνας, καὶ κοιλίης ὑγρῆς, τὰ δὲ ἄλλα ἀσήμως ἔχοντα κατὰ πλεύμονα, πονηρὰ, καὶ ὀξείας

les malades ne paroissent pas brûlants au toucher ; ils sont pris de phrénésie ; surtout s'il y a des indices d'hémorrhagie du nez.

229. Dès le commencement, la langue ridée sans changement de couleur , ensuite gercée , fendillée et devenue livide , est un signe mortel. Si elle noircit beaucoup , cela indique la crise dans les quatorze premiers jours. La couleur noire ou livide est en général la plus mauvaise.

230. Lorsque la langue paroît enduite vers son milieu d'une salive blanchâtre , c'est un signe de rémission de la fièvre : ceci arrive le jour même, si cette matière est épaisse ; si elle l'est moins, c'est pour le lendemain ; moins encore , c'est pour le troisième jour. La pointe de la langue présente les mêmes signes , mais moins certains.

231. Le tremblement de la langue avec rougeur des ailes du nez et relâchement du ventre, s'il n'y a aucun indice d'affection

6..

du poumon , annonce des selles précipitées
et funestes.

232. Le ramollissement de la langue sans
cause avec nausées, sueurs froides et des
selles liquides , fait présager un vomissement de matières noires. S'il est suivi de
lassitude pénible, il devient funeste.

233. La langue tremblante annonce quelquefois un cours de ventre ; si elle noircit
beaucoup, c'est un signe de mort prochaine.
Le tremblement de la langue ne désigne-
t-il pas aussi une aliénation d'esprit ?

234. Le tremblement et l'aridité de la
langue sont des indices de phrénésie.

235. Le craquement ou le grincement de
dents , non habituel dès l'enfance , est un
signe de délire et de mort; si déjà le délire
existe , la fin est très-prochaine. Il n'est pas
moins funeste d'avoir les dents entièrement
desséchées.

236. Le sphacèle des dents termine les
abcès des gencives.

237. Dans le sphacèle des dents une fièvre
très-intense avec le délire , peut causer

καθάρσιας ὀλεθρίους σημαίνει.

σλβ'. Γλῶσση παρὰ λόγον ἀπαλυνομένη, καὶ ἀσώδης, μεθ' ἱδρῶτος ψυχροῦ, ἐπὶ κοιλίῃ ὑγρῇ, μελάνων ἐμέτων ἐςὶ σημήϊον. τὸ κοπιῶδες ἐν τουτέοισι, κακόν.

σλγ'. Αἱ τρομώδεες γλῶσσαί τισι καὶ κοιλίην ὑγρήν ποτε ποιέουσι. μελανθεῖσαι δὲ ἐν τουτέοισι, ταχὺν θάνατον σημαίνουσιν. ἦρά γε τρομώδης γλῶσσα σημαίνει οὐχ ἱδρυμένην γνώμην;

σλδ'. Αἱ δασῆίαι κατάξηροι, φρενιτικαί.

σλέ. Ὀδόντας ξυνερίζειν, ἢ πρίειν, ᾧ μὴ ξύνηθες ἐκ παιδίου, μανικὸν καὶ θανάσιμον. ἤδη δὲ παραφρονέων ἢν ποιέῃ τοῦτο, παντελῶς ὀλέθριον. ὀλέθριον δὲ καὶ ξηραίνεσθαι τοὺς ὀδόντας.

σλϛ'. Ὀδόντος σφακελισμὸς ἀπόςημα παρὰ οὖλον γενόμενον λύει.

σλζ'. Ἐπ' ὀδόντος σφακελισμῷ πυρετὸς ἐπιγενόμενος σφοδρὸς, καὶ παραφροσύνη, θανά-

σιμον. ἢν δὲ σώζωνται, ἕλκεα ἐκπυήση, καὶ
ὀςέα ἀπίςαται.

σλή. Οἶσι περὶ τὴν ὑπερώην ὑγροῦ ξύςασις
γένηται, ὡς τὰ πουλλὰ πυοῦται.

σλθ'. Τὰ περὶ γένυας ἀλγήματα σφοδρὰ, κίνδυνος ἐς ὀςέου ἀνάπλευσιν ἐλθεῖν.

σμ'. Χεῖλος ξυσπώμενον σημαίνει κοιλίης χολώδεος κατάρρηξιν.

σμά. Τὰ ἀπὸ οὔλων αἵματα ἐπὶ κοιλίη ὑγρῇ,
ὀλέθρια.

σμβ'. Πτυέλου ἀναχρέμψιες ἐν πυρετῷ πε-
λιδναὶ, μέλαιναι, χολώδεες, ἐπιςᾶσαι μὲν κακόν. ἀποχωρέουσαι δὲ κατὰ λόγον, χρήσιμον.

σμγ'. Οἶσιν ἁλμώδεα πτύελα, καὶ βὴξ ὑπίς-
ςαται, τουτέοισι χρὼς ἐρυθραίνεται, οἷον ἐξανθίσματα. πρὸ δὲ τῆς τελευτῆς τρηχύνεται.

σμδ'. Ἀνάχρεμψις πυκνὴ, ἢν δή τι καὶ ἄλλο

la mort ; si on échappe , les abcès suppu-
reront , et seront suivis d'exfoliation.

258. Quand il se fait un amas d'humeur
au palais , ordinairement il se résout par
suppuration.

259. Les douleurs très-violentes des mâchoires , menacent d'exfoliation.

240. La contraction de la lèvre inférieure
indique quelquefois un flux de ventre bilieux.

241. Dans le relâchement du ventre , le
sang qui sort des gencives , est un signe
fatal.

242. Dans la fièvre , il est très-mauvais
que les crachats livides noirs bilieux s'arrêtent ; au contraire , il est très-avantageux
qu'ils soient expectorés facilement.

245. Quand on rend des crachats salés ,
si la toux se supprime , la peau se couvre d'élevures rouges pareilles à des exanthèmes ; ceux-ci se sèchent quelques instants avant la mort.

244. La sputation fréquente , s'il s'y joint

6...

quelqu'autre signe , est un indice de phrénésie.

245. L'aphonie , avec prostration des
forces est funeste.

246. Un délire, promptement farouche,
est très-pernicieux , il tend à la fureur.

247. Ceux qui , dans les fièvres, perdent
la parole sans avoir de crise , meurent dans
les tremblements.

248. Dans les fièvres , la perte de la parole comme dans les convulsions , avec délire taciturne , est un signe mortel.

249. La perte de la parole , après un état
très-pénible , annonce une fin très-douloureuse.

250. L'aphonie , avec prostration des
forces , et une extrême stupeur , est mortelle.

251. La voix très-altérée , à la suite d'une
purgation , est un présage funeste ; ordinairement il y a beaucoup de petites sueurs
et des selles très-abondantes.

252. Avec l'aphonie , la respiration pé-

σημήϊον προσῇ, φρενιτικόν.

σμέ. Αἱ μετ᾽ ἐκλύσεως ἀφωνίαι, κάκισται.

σμς᾽. Αἱ ἐπ᾽ ὀλίγον θρασέες παρακρούσεες, πονηρὸν καὶ θηριῶδες.

σμζ᾽. Οἷσι φωνὴ ἅμα πυρετῷ ἐκλείπει μετ᾽ ἀκρισίης, τρομώδιες θνήσκουσι.

σμή. Αἱ ἐν πυρετῷ ἀφωνίαι σπασμώδεα τρόπον, ἐκςᾶσαι σιγῇ, ὀλέθριον.

σμθ᾽. Αἱ ἐκ πόνου ἀφωνίαι, δυσθάνατοι.

σν᾽. Αἱ μετ᾽ ἐκλύσεως κατόχως ἀφωνίαι, ὀλέθριοι.

σνά. Αἱ κατακλώμεναι φωναὶ μετὰ φαρμακίην, ἦρα πονηρόν; τουτέων οἱ πλεῖςοι ἐφιδροῦσι, καὶ κοιλίας καθυγραίνονται.

σνβ᾽. Ἐν ἀφωνίη πνεῦμα οἷον τοῖσι πνιγομέ-
6....

νοισι πρόχειρον, πονηρόν. ἦράγε καὶ παρακρουςικόν;

σνγ'. Αἱ ἐκ κεφαλαλγίης ἀφωνίαι ἅμα ἱδρῶτι
πυρετώδεες, χαλῶντα ὑπ' ἑωϋτοὺς, ἀνιέντα
χρονιώτερα. ἐπιρρίγεῦντα τουτέοισιν, οὐ πονηρόν.

σνδ'. Αἱ μετ' ἀφωνίης ἐκςάσιες, ὀλέθριαι.

σνέ. Αἱ τοῖσιν ἐπιρρίγέουσιν ἀφωνίαι, θανάσιμον. εἰσὶ δὲ κεφαλαλγέες οἱ τοιοῦτοι ἐπιεικέως.

σνϛ'. Αἱ μετ' ἐκλύτεως ἀφωνίαι, ἐν πυρετῷ
ὀξέϊ ἀνιδρῶτι, εἰσὶ μὲν θανάσιμοι, ἦσσον δὲ τῷ
ἐφιδρόοντι, χρόνον δὲ σημαίνει. ἴσως δὲ καὶ
οἱ ἐξ ἐπιςροφῆς παθόντες τοιοῦτον, ἀσφαλέςα-
τοι. ὀλεθριώτατοι δὲ τῶν τοιουτέων, οἷσι τὰ
ἐκ ῥινέων, καὶ οἷσι κοιλίαι καθυγραίνονται.

σνζ'. Ἡ ὀξυφωνίη κλαυθμώδης, καὶ ὀμμάτων

nible, comme dans la suffocation, est un état dangereux ; probablement on est à la veille du délire.

253. Dans la fièvre, si l'aphonie survient, après une violente douleur de tête, avec des sueurs et des déjections involontaires, mais qu'il y ait du soulagement, la maladie se prolonge ; ce n'est pas un mal, si le frisson vient alors à se déclarer.

254. Le délire exstatique, joint à l'aphonie, est mortel.

255. La perte de la parole, dans le frisson, est un signe funeste ; assez ordinairement s'y joint la douleur de tête.

256. Dans une fièvre aiguë, l'aphonie, avec prostration, tandis qu'il y a absence de sueurs, est mortelle ; le danger est moindre avec de petites sueurs ; celles-ci indiquent seulement une prolongation. Ceux donc qui, après une rechûte ont des sueurs, ont le plus d'espoir ; ceux au contraire qui sont attaqués d'hémorrhagies et d'un flux de ventre, sont désespérés.

257. La voix aiguë, plaintive et l'amau-

rose indiquent des convulsions prochaines; les douleurs aux parties inférieures sont alors favorables.

258. La voix tremblante et le relâchement du ventre, sans cause, s'ils continuent quelque temps, annoncent la mort.

259. De fréquents assoupissements, et la perte entière de la voix, sont des signes de phthisie.

260. *a*. La respiration petite et fréquente, indique des douleurs et l'inflammation des parties essentielles. Celle qui est rare et grande, annonce le délire ou des convulsions.

b. La respiration froide est mortelle; et aussi celle qui est brûlante et fuligineuse, mais moins que la froide.

c. Lorsque l'expiration est grande et l'inspiration petite; l'expiration petite et l'inspiration grande, la respiration est très-mauvaise; elle indique une mort prochaine. Il en est de même, si l'inspiration est lente et l'expiration précipitée ou très-obscure; et si l'inspiration se fait en deux fois,

ἀμαύρωσις, σπασμῶδες. οἱ ἐς τὰ κάτω πόνοι τουτέοισιν, εὔφοροι.

σνή. Ἅμα φωνῇ τρομώδει, λύσις κοιλίης παράλογος, ἐν τουτέοισι διεςηκότι χρονίοισι, ὀλέθριον.

σνθ'. Αἱ πυκναὶ ὑποχαρώδεες ἀφωνίαι ξυςᾶσαι, φθινώδεα προσημαίνουσι.

σξ'. α. Πνεῦμα πυκνὸν μὲν καὶ σμικρὸν ἐὸν, φλεγμονὴν καὶ πόνον ἐν τοῖσι καιρίοισι τόποισι σημαίνει. μέγα δὲ καὶ διὰ πολλοῦ, παραφροσύνην ἢ σπασμόν.

β. Ψυχρὸν μὲν θανάσιμον. θανάσιμον δὲ καὶ πυρετῶδες, καὶ λιγνυῶδες πνεῦμα. ἧσσον δὲ τοῦ ψυχροῦ.

γ. Καὶ τὸ μέγα ἔξω πνεύμενον, σμικρὸν δὲ εἴσω. καὶ τὸ σμικρὸν ἔξω, μέγα δὲ εἴσω. κάκιςον δὴ, καὶ πλησίον θανάτου. καὶ τὸ ἐκτεῖνον καὶ κατεπεῖγον, καὶ ἀμαυρὸν. καὶ διπλῆ ἔσω ἐπανάκλησις ὁποῖον ἐπεισπνέουσιν.

δ. Εὐπνοίη δὲ ἐν πᾶσι, ὁκόσα ἐν πυρετῷ ὀξέϊ, κὴν ἐν τεσσαράκοντα ἡμέρῃσι κρίνεται, μεγάλην ἔχει ῥοπὴν ἐς σωτηρίην.

σξά. Τράχηλος σκληρὸς καὶ ἐπώδυνος, καὶ γενύων ξύνδεσις, καὶ φλεβῶν σφαγιτίδων παλμὸς ἰσχυρὸς, καὶ τενόντων ξύντασις, ὀλέθριον.

σξϐʹ. Τὰ ἐν φάρυγγι ἰσχνῷ ἀλγήματα πνιγώδεα, ἀπὸ κεφαλῆς ἀλγηδόνος ὁρμώμενα, σπασμώδεα.

σξγʹ. Αἱ τραχήλου καὶ μεταφρένου ψύξιες δοκέονται, καὶ ὅλου δὲ τοῦ σώματος, σπασμώδεες. ἐν τουτέοισι κριμνώδεες οὐρήσιες.

σξδʹ. Οἷσι κατὰ φάρυγγα ἐρεθισμοὶ, ἐπιεικέως τὰ παρ' οὖς ἐπάρματα.

σξέ. Φάρυγξ ἐπώδυνος, ἰσχνὴ, μετὰ δυσφορίης ὀλέθριον ὀξέως.

comme lorsqu'on attire l'air à plusieures reprises.

d. La respiration facile dans toutes les maladies et fièvres aiguës, qui se jugent en quarante jours est d'un grand avantage pour la guérison.

261. Le cou dur douloureux, avec serrement des mâchoires, pulsation violente des veines et distension des tendons, est un état mortel.

262. Les douleurs de gorge sans gonflement et avec suffocation, font craindre des convulsions, surtout si ces douleurs sont violentes, et viennent de la tête.

263. Le refroidissement du cou et du dos, et successivement des autres parties, annonce des spasmes. Les urines paroissent alors comme furfuracées.

264. Chez les sujets qui éprouvent de l'égères irritations de la gorge, les parotides sont supportables.

265. Si, tout-à-coup, la gorge devenue douloureuse paroît lisse, avec anxiétés, c'est un état promptement mortel.

266. Ceux qui ne tirent leur respiration qu'avec peine, dont la voix paroît étouffée, et ne peuvent fléchir le cou, ont à la fin une respiration convulsive, comme dans la strangulation.

267. Lorsque la gorge paroît subitement gonflée, qu'il survient des envies inutiles de rendre les excréments, de la douleur au front, que les malades palpent de côté et d'autre avec une sensation très-pénible; si ces symptômes s'aggravent, ils deviennent très-fâcheux

268. Les violentes douleurs de gorge, précèdent l'éruption des parotides et les convulsions ; ainsi que la douleur du cou et du dos.

269. Les convulsions avec une fièvre aiguë sont mortelles.

270. Les douleurs au cou et au coude sont des indices de spasmes : ceux-ci commencent d'abord au visage, puis se portent à la gorge.

271. Les sujets pâles, minces, attaqués de salivation, se trouvent bien des sueurs

ρξϛ´. Οἷσι πνεῦμα ἀνέλκεται, καὶ φωνὴ πνι-
γμώδης, σπόνδυλός τε ἐγκάθηται, τουτέοισι
ἐπὶ τέῃσι τελευτέῃσι οἷον συσπῶντός τινος τὸ
πνεῦμα γίγνεται.

σξζ´. Φάρυγξ τρηχυνθεῖσα ἐπ᾽ ὀλίγον, καὶ
κοιλίη κενέῃσι ἀναςάτεσι, μετώπῳ ἀλγήματα,
ψηλαφώδεες, ὀδυνώδεες. τὰ ἐκ τουτέων αὐξα-
νόμενα, δύσκολα.

σξή. Τὰ κατὰ φάρυγγα ἰσχυρὰ ἀλγήματα, τὸ
παρ᾽ οὖς ἔπαρμα, καὶ σπασμοὺς ἐργάζεται,
τραχήλου καὶ νώτου ἀλγήματα.

σξθ´. Μετὰ πυρετοῦ ὀξέος, σπασμοὶ ὀλέθριον.

σο. Τραχήλου καὶ πηχέων ἀλγήματα, σπασμώδεα. ἀπὸ προσώπου δὲ ταῦτα, καὶ κατὰ
φάρυγγα.

σοά. Ὠχροὶ, ἰσχνοὶ, πτυελίζοντες, ἐν τουτέοισι ἐν ὕπνοισι ἱδρῶτες, ἀγαθοί. ἦρά γε καὶ

τῷ ἱδρῶτι κουφίζεσθαι, τοῖσι πλείςοισι οὐ πονηρόν; οἱ ἐς τὰ κάτω πόνοι τουτέοισι εὔφοροι.

σοβ΄. Ἐν ἀλγήματι νώτου, καὶ ςήθεος, αἱματώδης οὔρησις ἐπιςᾶσα, ὀλέθριος ἐπιπόνως.

σογ΄. Τραχήλου πόνος, κακὸν μὲν ἐπὶ πυρετῷ παντί. κάκιςον δὲ ἐν οἷσι καὶ ἐκμανῆναι
ἐλπίς.

σοδ΄. Ἐπὶ ςήθεος ἀλγήματι πυρετώδεϊ, καὶ
κοιλίη ταραχώδης, ναρκώδης, σημήϊα μελα-
νῶν ὑποχωρητίων.

σοέ. Τὰ ἐν ὀξέσι κατὰ φάρυγγα ἰςχνὴν, σμικρά, ὀδυνώδεα, ὅτε χάνοι μὴ ῥηϊδίως ξυνά-
γοντι ἰςχυῇ, παρακρουςικά. Ἐκ τουτέων φρενιτικοί, ὀλέθριον.

σος΄. Φάρυγξ ἑλκουμένη ἐν πυρετῷ, μετ᾽ ἄλλου σημηΐου τῶν δυσκόλων, κινδυνῶδες.

dans le sommeil. Mais est-il avantageux, au plus grand nombre, d'avoir des sueurs? Les douleurs aux parties inférieures, sont surtout suivies de soulagement.

272. Quand on éprouve des douleurs dans le dos et la poitrine, si l'on rend des urines sanguinolentes, leur suppression est suivie d'une mort très-douloureuse.

273. La douleur du cou est de mauvais augure dans toutes les fièvres, particulièrement quand on est menacé de délire.

274. Dans les fièvres les douleurs à l'hypochondre avec trouble d'entrailles et un état de stupeur, indiquent des selles noires.

275. Dans les maladies aiguës, si la gorge devenue douloureuse paroît lisse et rétrécie au point de faire craindre la suffocation et que la bouche ne puisse s'ouvrir et se fermer qu'avec difficulté, ce sont de signes précurseurs du délire ; il en résulte la phrénésie et la mort.

276. L'ulcération de la gorge est dangereuse, si elle est accompagnée de quelque signe fâcheux.

277. Las trangulation qui survient tout-à-coup dans la fièvre, avec l'impossibilité d'avaler, et sans aucune tumeur à la gorge, est de mauvais augure.

278. Ne pouvoir ni tourner le cou, ni avaler, est un état le plus souvent mortel.

279. L'hypochondre doit être mollet, égal des deux côtés et sans douleur ; s'il est enflammé, douloureux ou inégalement tendu, cela dénote une maladie grave.

280. *a*. Les tumeurs douloureuses avec dureté des hypochondres, sont un symptôme des plus pernicieux, surtout si elles occupent toute la région de l'hypochondre, mais si elles n'affectent qu'un côté, il y a moins de danger pour le gauche.

b. De semblables tumeurs dans le commencement de la maladie, annoncent une mort très-prochaine ; si elles passent le vingtième jour, tandis que la fièvre est continue, il en résulte la suppuration.

c. L'hémorrhagie du nez arrive, surtout dans la première période du mal : et elle devient très-utile : on doit s'y attendre par-

σοζ'. Ἐν πυρετοῖσι ἐξαπίνης πνίγεσθαι, καὶ καταπίνειν μὴ δύνασθαι, χωρὶς οἰδήματος, κακόν.

σοη'. Τράχηλον ἐπιστραφῆναι μὴ δύνασθαι, μηδὲ καταπίνειν, θανάσιμον ὡς τὰ πουλλά.

σοθ'. Ὑποχόνδριον δὲ χρὴ μαλθακὸν εἶναι, καὶ ἄπονον, καὶ ὁμαλές. φλεγμῆνον δὲ, ἢ ἀνομάλως ἔχον, ἢ ἀλγεύμενον, σημήϊον ἀρρωστίης ἐστὶν οὐκ εὐήθεος.

σπ'. α. Οἴδημα δὲ ἐν ὑποχονδρίοισι σκληρόν τε ἐὸν καὶ ἐπώδυνον, κάκιστον μὲν, εἰ παρὰ πάντων εἴη τῶν μερέων. τῶν δὲ ἐκ τοῦ ἑνὸς μέρεος, ἀκινδυνώτερον τὸ ἐκ τῶν ἀριστερέων.

β. Σημαίνει δὲ ἐν ἀρχῇ μὲν τὰ τοιαῦτα θάνατον ξύντομον. Ὑπερβάλλοντα δὲ τὰς εἴκοσι, τοῦ πυρετοῦ μένοντος, ἐμπύησιν.

γ. Γίνεται δὲ τουτέοισιν ἐν τῇ πρώτῃ περιόδῳ ῥῆξις αἵματος διὰ ῥινέων, καὶ κάρτα ὠφελέει. τὰ γὰρ πολλὰ κεφαλὴν οὗτοι πονέουσι

καὶ ὄψις ἀμαυροῦται. καὶ μᾶλλον ἐς ταῦτα
προγίνεσθαι προσδέχου τὴν ῥῆξιν. ἡλικίῃσι δὲ
πέντε καὶ τριήκοντα ἐτέων. τοῖσι δὲ πρεσβυτέροισι ἧσσον.

σπά. α. Τὰ μαλθακὰ δὲ, καὶ ἀνώδυνα τῶν
οἰδημάτων, χρονιώτερας δὲ τὰς κρίσιας ποιέεται, καὶ ἧσσόν ἐςιν ἐπικίνδυνα. τὰς δὲ ἑξήκοντα καὶ ταῦτα ὑπερβάλλοντα, τοῦ πυρετοῦ μένοντος, ἐμπυοῦται.

β. Παραπλήσια δὲ σημαίνει τοῖσιν ἐν ὑποχονδρίοισι, καὶ τὰ περὶ κοιλίην, πλὴν ἧσσον
ἐκπυοῦται ταῦτα ἐκείνων. ἥκιςα δὲ ὑπ' ὀμφα-
λόν. καὶ γίνεται δὲ ταῦτα μὲν ἐν χιτῶνι, τὰ
δ' ἄνω κεχυμένα. θανάσιμα δ' ἐςὶν αὐτέων,
ὅσα ἂν εἴσω ῥαγέῃ.

γ. Τῶν δὲ λοιπῶν ἐμπυημάτων, τὰ μὲν ἔξω
ῥηγνύμενα, βέλτιςον μὲν ὡς ἐς ἐλάχιςον, καὶ
ὀξύτατον ξυλλέγεσθαι. τὰ δὲ εἴσω, μήτε ὄγκῳ,
μήτε πόνῳ, μήτε χρώματι διάδηλον ἔξω ποιέει.

ticulièrement quand il y a de fortes douleurs de tête et trouble de la vue, surtout chez les sujets qui n'ont pas encore trente ans révolus, mais moins, quand on est plus âgé.

281. *a*. Les tumeurs molles et indolentes sont plus lentes à se résoudre et moins dangereuses que les précédentes. Cependant si elles continuent avec la fièvre au-delà du soixantième jour, il en résulte la suppuration.

b. Les tumeurs du bas-ventre ont ici les mêmes résultats que celles des hypochondres, mais sont moins sujettes à suppurer. Celles qui ont leur siége au-dessus de l'ombilic, n'aboutissent presque jamais ; elles sont enkistées : les autres aucontraire s'épanchent en haut. Or celles qui s'ouvrent intérieurement sont les plus mortelles.

c. Quant aux dépôts qui percent au dehors, le plus avantageux est qu'ils soient très-petits et ramassés en pointe. Ceux qui s'ouvrent intérieurement sont le moins dangereux possible, lorsqu'ils ne font rien paroître au dehors, et s'il n'y a pas de douleur, ni de tumeur, ni changement de couleur à la surface externe. Le contraire est très-mauvais. Quelques-uns de ces abcès ne se font pas d'abord remarquer à cause de l'épaisseur du pus.

d. Les tumeurs récentes des hypochondres, sans inflammation, se dissipent ainsi que la douleur, par l'éruption d'un vent ou borborygme survenu dans l'hypochondre, surtout s'il s'échappe avec les excréments et l'urine ; ne feroit-il même que se frayer un passage, il est suivi de soulagement, particulièrement quand il se porte en bas vers le siége.

282. Un violent battement ou pulsation dans l'hypochondre, avec un grand trouble, est un signe de délire, surtout si les yeux paroissent très-agités.

283. Si le battement de l'hypochondre s'accompagne de cardialgie, avec fièvre et refroidissement, c'est un très-mauvais signe, surtout avec de petites sueurs.

284. Les douleurs qui se portent à l'hy-

τὸ δὲ ἐναντίον, κάκιϛον. τινὰ δὲ τουτέων διὰ
πάχος πύου, οὐ διασημαίνει.

δ. Τὰ δὲ πρόσφατα τῶν ἐν τοῖσι ὑποχονδρίοισι ἐπαρμάτων, ἢν μὴ ξὺν φλεγμονῇ ἔη,
καὶ τοὺς ἀπ’ αὐτέων πόνους λύει βορβορυγμὸς
γενόμενος ἐν ὑποχονδρίῳ, καὶ μάλιϛα μὲν διεκ-
πεσὼν δι’ οὔρων, καὶ διαχωρημάτων. εἰ δὲ μὴ
καὶ αὐτὸς διαπεραιωθείς. ὠφελέει δὲ καὶ ὑποκα-
ταβὰς ἐς τὰ κάτω χωρία.

σπβ΄. Σφυγμὸς ἐν ὑποχονδρίῳ μετὰ θορύβου,
παρακρουϛικὸν, καὶ μᾶλλον, ἢν ὄψιες πυκνὰ
κινέωνται.

σπγ΄. Καρδίης πόνος, καὶ σφυγμὸς ὑποχονδρίων, πυρετοῦ περιψυχθέντος, κακὸν, ἄλλως
τε κἢν ἐφιδρῶσιν.

σπδ΄. Ἐς ὑποχόνδριον ἐμπίπτοντα ἀλγήμα-

7.

τα, ἄλλως τε πονηρὸν, καὶ ἢν κοιλίας καθυγραίνῃ. κακίω δὲ ἐν ὀλίγῳ γινόμενα. καὶ τὰ
παρ' οὖς τε ἀνιςάμενα ἐκ τουτέων, κακοήθεα,
καὶ τὰ ἄλλα ἐκπυήματα

σπέ. Καρδιαλγικὰ καὶ μετὰ ςρόφου, κοιλίης
θηρία καταρρήγνυται.

σπς'. Καρδίης ἄλγημα πρεσβυτέρῳ πυκινὰ
ἐπιφοιτέον, θάνατον ἐξαπίναιον σημαίνει.

σπζ'. Οἶσι ὑποχόνδρια μετεωρίζεται, κοιλίης ἐπιςάσης, κακόν. μάλιςα δὲ φθινώδεσι
τῶν μακρῶν, καὶ οἶσι κοιλίαι ὑγραίνονται.

σπή. Ἐν ὑποχονδρίῳ φλεγμονὴ ἀποπυητικὴ
ἐςιν, οἶσι πρὸ τῶν θανάτων μέλανα διαχωρέει.

σπθ'. Ὑποχονδρίων ξύντασις μετὰ κώματος
ἀσώδεος, κεφαλαλγικῷ, τὰ παρ' οὖς ἐπαίρει.

pochondre, deviennent fatales, particulièrement quand elles sont accompagnées d'un
cours de ventre : le mal est d'autant plus
grand, si cela a lieu subitement. Les parotides, de même que toute autre suppuration, sont funestes.

285. La cardialgie avec de violentes tranchées annonce la présence de vers et des
selles liquides.

286. Des récidives fréquentes de cardialgie chez un homme âgé, menacent de mort
subite.

287. La suppression des selles, suivie de
météorisme de l'hypochondre est de mauvais
augure, surtout dans la consomption lente
et le cours de ventre.

288. Les sujets attaqués d'inflammation
de l'hypochondre avec suppuration, quelques instants avant la mort, rendent des
selles noires.

289. La tension de l'hypochondre, et
l'assoupissement, joints aux anxiétés et à la
douleur de tête, annoncent l'éruption des
parotides.

7..

290. Avec la respiration grande , une fièvre aiguë, météorisme de l'hypochondre et des selles bilieuses , survient l'éruption des parotides.

291. Dans les fièvres , les douleurs avec murmure des hypochondres , et dans les lombes , annoncent ordinairement le relâchement du ventre, la sortie des vents, ou un flux d'urines.

292. Dans les douleurs anciennes des hypochondres, avec des déjections très-fétides , les parotides qui surviennent sont mortelles.

293. Les douleurs des hypochondres , tandis qu'on rend à peine quelques matières visqueuses et beaucoup de petits excréments ronds , sont des indices d'hémorrhagie.

294. Lorsque sans fièvre , on éprouve tout-à-coup des douleurs à l'hypochondre , au cardia, aux jambes et aux parties inférieures , et qu'il y a météorisme du ventre , la saignée guérit ainsi que la purgation. Il y auroit du danger d'être pris de fièvre ,

σι'. Μετὰ ὑποχονδρίων ἔπαρσιν, τοῖσι χολώδεσι πνεῦμα μέγα, καὶ πυρετὸς ὀξὺς, τὰ παρ'
οὖς ἐπαίρει.

σιά. Ἐν ὑποχονδρίων ἀλγήματι ὑποβορβορύ-
ζοντι, ὀσφύος ἄλγημα ἐπιγενόμενον ἐν πυρετοῖσι, κοιλίας ἐπιπουλὺ καθυγραίνει, ἢν μὴ
φύση καταῤῥαγέη, ἢ οὔρου πλῆθος ἔλθη.

σιβ'. Ἐπὶ ὑποχονδρίῳ χρονίῳ, καὶ κοιλίῃ
δυσώδεϊ, παρ' οὖς ἀπόστημα κτείνει.

σιγ'. Τοῖσι ἀπὸ ὑποχονδρίων ἀλγήματι
κοιλίη κατὰ σμικρὸν ὑπόγλισχρα διαδιδοῦτα,
βραχέα κοπριώδεα ἐκχέοι, ἦρα καὶ αἱμοῤῥα-
γέει.

σιδ'. Οἷσι ἐξαπίνης ἀπυρέτοισι ἐοῦσι,
ὑποχονδρίου καὶ καρδίης πόνος, καὶ περὶ σκέλεα καὶ κάτω μέρεα, καὶ κοιλίη ἐπῆρται, λύει
φλεβοτομίη, καὶ κοιλίης ῥύσις. πυρέξαι βλα-
βερὸν τουτέοισι. μακροὶ καὶ οἱ πυρετοὶ, καὶ
ἰσχυροὶ γένονται, καὶ βῆχες, καὶ πνεῦμα, καὶ

λυγμοὶ. λύεσθαι δὲ μελλόντων τουτέων, πόνος
ἰσχυρὸς, ἰσχίων, ἢ σκελέων, ἢ πύου πτύσις, ἢ
ὀφθαλμῶν ϛέρησις ἐπιγίγνεται.

σϟέ. Οἷσι πόνοι ὑποχονδρίων, καρδίης,
ἥπατος, τῶν περὶ ὀμφαλὸν μερέων, αἵματος
διαχωρήσαντος, σώζονται· μὴ διαχωρήσαντος
δὲ, θνήσκουσι.

σρϛ΄. Οἷσι ὑποχόνδρια μὴ λαπαρὰ, πρόσωπον ἐρρωμένον, οὐ λύονται χωρὶς αἵματος
ῥύσιος ἐκ ῥινέων πολλοῦ, ἢ σπασμοῦ, ἢ ὀδύνης ἰσχίων.

σϟζ΄. Αἱ πρὸς ὑποχόνδρια ἐν πυρετῷ ὀδύναι
ἀναύδῳ, ἀνιδρωτὶ λυόμεναι, κακόν. τουττέοισι
ἐς ἰσχία ἀλγήματα.

σϟή· Οἱ κατὰ κοιλίην ἐν πυρετῷ παλμοὶ, ἐκϛά-
σιας ποιέουσιν. αἱμορροίη δὲ φρικώδης.

car elle seroit longue et violente accompagnée de la toux, de respiration difficile, et du hocquet. En cas de guérison, il survient une sciatique très-violente, des douleurs aux jambes, un crachement de pus ou la cécité.

295. Quand on est attaqué de douleurs à l'hypochondre, au cardia, au foie et aux environs de l'ombilic, on échappe si l'on rend des selles sanguinolentes; si cela n'a lieu on meurt.

296. Ceux dont l'hypochondre n'est pas mollet, et le visage est haut en couleur, ne se délivrent pas sans une abondante hémorrhagie du nez, ou des spasmes, ou des douleurs sciatiques.

297. Dans les fièvres les douleurs à l'hypochondre, qui privent de la parole et qui cessent sans sueurs, sont de mauvais caractère : elles se fixent à l'ischion.

298. Les battements ou pulsations de l'abdomen, avec fièvre, font présager le délire : et les frissons, l'hémorrhagie du nez.

299. Dans les fièvres, lorsque les douleurs après s'être violemment portées aux hypochondres, cessent tout-à-coup sans sueurs, elles sont de mauvais caractère. Ces douleurs se fixent aux hanches, s'accompagnent d'une fièvre ardente; il survient des selles copieuses et la mort.

300. Les douleurs avec palpitation aux environs de l'ombilic, indiquent jusqu'à certain point le délire; mais au moment de la crise, peut-être rendra-t-on par bas beaucoup de phlegme avec douleur.

301 La suppression des selles suivie de météorisme de l'hypochondre est de mauvais augure, surtout dans la consomption lente et le cours de ventre.

302. Dans les douleurs des hypochondres avec de grandes anxiétés, s'il survient des parotides, elles sont funestes.

303. Quand le ventre est dur douloureux, qu'il y a fièvre, frissons et dégoût avec des déjections liquides par intervalles, s'il n'en résulte pas une purgation complettes, le mal dégénère en suppuration.

σϟθ΄. Αἱ ἐς ὑποχόνδρια ἐν πυρετῷ ὀδύναι ἀναΐσσουσαι, ἀνιδρωτὶ λυόμεναι, κακοήθεες, τουτέοισι ἐς ἰσχία ἀλγήματα ἅμα πυρετῷ καυσώδεϊ, κοιλίη καταῤῥαγεῖσα, ὀλέθριον.

τ΄. Οἱ περὶ ὀμφαλὸν πόνοι παλμώδεες, ἔχουσι μέν τι καὶ γνώμης παράφορον. περὶ κρίσιν δ᾽ οὖν τουτέοισι φλέγμα ἅλες συχνὸν ξὺν πόνῳ διέρχεται.

τά. Μετὰ κοιλίης ὑπόστασιν ὑποχόνδρια μετέωρα, κακόν. μάλιστα δὲ τοῖσι φθινώδεσι τῶν μακρῶν, καὶ οἶσι κοιλίαι ὑγραίνονται.

τϐ΄. Τοῖσι ἀλυσμώδεσι ἐν ὑποχονδρίῳ τὰ παρ᾽ οὖς ἐπαρθέντα, κτείνει.

τγ΄. Τὰ κατὰ κοιλίην σκληρύσματα μετὰ πόνου πυρετοῖσι φρικώδεσι, ἀποσίτοισι, σμικρὰ ἐφυγραινομένης, κάθαρσιν οὐ διδόντα, ἐς ἐμπύησιν ἥξει.

τγ΄. Ὑπὲρ ὀμφαλὸν πόνος, καὶ ὀσφύος ἄλγημα, φαρμακηίη μὴ λυομένη, ἐς ὑδρωπιῶδες ξηρὸν ἀποτελευτᾷ.

τέ. Τὰ ἐξ ὀσφύος ἀλγήματα χρονιώτερα, πυρετῷ παροξυνόμενα τριταιογενῶς, ποιέει τὰ θρομβώδεα αἵματα διαχωρέειν.

τϛ΄. Τὰ ἐν ὀσφύϊ ἀλγήματα, αἱμορροϊκά.

τζ΄. Αἱ ἐξ ὀσφύος ἀλγήματος αἱμόρροιαι, λαῦραι.

τή. Οἷσιν ἐξ ὀσφύος ἀλγήματος ἀναδρομὴ ἐς κεφαλὴν, καὶ χεῖρες ναρκώδεες, καὶ καρδιαλγικὰ, καὶ ἠχώδεα, αἱμορραγικὰ λάβρως, καὶ κοιλίαι καταρρήγνυνται τουτέοισι, καὶ γνῶμαι ταραχώδεες ἐπιπουλύ.

τθ΄. Αἱ ἐκ νώτου ἀλγήματος ἀρρωστίης ἀρχαὶ, δύσκολοι.

τί. Ἐν ὀσφύος ἀλγήματι ξυντόνῳ, καὶ ὑποφορῇ πλέονι, ἀπ’ ἐλλεβόρου ἐμέσαι ἀφρώδεα, συχνὰ, ὠφελέει.

304. Les douleurs au-dessus de l'ombilic et aux lombes, qui ne cèdent pas aux purgatifs, se terminent par l'hydropisie sèche.

305. Les douleurs anciennes des lombes avec fièvre dont les paroxysmes ont le type de tierce font rendre du sang en grumeaux avec les selles.

306. Les douleurs des lombes précèdent les hémorrhagies.

307. Les douleurs lombaires accompagnent les hémorrhagies très-abondantes.

308. Ceux dont les douleurs des lombes se portent à la tête et aux mains avec engourdissement, cardialgie et tintement d'oreille, sont à la veille d'une grande hémorrhagie. Le ventre se lâche abondamment, et presque toujours cela est suivi du délire.

309. Les douleurs de dos, dès le début de la maladie, annoncent une solution difficile.

310. Dans les douleurs des lombes avec tension et relâchement successifs du ventre, le vomissement assez copieux de matières écumeuses, à la suite de l'ellebore est utile

311. Quand on éprouve une distorsion à l'épine du dos, avec difficulté de respirer, la saignée guérit.

312. La cardialgie avec de vives douleurs des lombes est un signe d'hémorhoïdes actuelles ou imminentes.

313. Lorsque les douleurs des lombes se portent au cou et à la tête, et sont suivies de la perte des mouvements, comme dans la paraplégie, il en résulte des spasmes et l'aliénation d'esprit. Mais peut-être les spasmes feront-ils cesser cet état? ou bien le ventre deviendra-t-il malade, sans aucun changement dans les symptômes.

314. Si les douleurs des lombes se portent aux parties supérieures, et qu'il en résulte le strabisme, c'est un signe mortel.

315. Les douleurs qui se fixent à la poitrine avec fièvre et engourdissement, sont de mauvais caractère et deviennent promptement mortelles.

316 Quand la cardialgie succède aux douleurs des lombes, qu'il y a fièvre, frissons, éjection par le haut de quelques ma-

τιά. Ῥάχιος διαςροφὴν καὶ δυσπνοίην, αἵματος ῥύσις λύει.

τιβ'. Ἐν ὀσφύϊ ἐπωδύνῳ καρδιαλγικὰ προελθόντα, σημήϊα αἱμοῤῥοώδεα, ἢ καὶ προγεγενημένα.

τιγ. Τὰ ἐξ ὀσφύος ἐς τράχηλον, καὶ κεφαλὴν ἀναδιδόντα, παραλύοντα παραπληκτικὸν τρόπον, σπατμώδεα, παρακρουςικά. ἦρα καὶ λύεται τὰ τοιαῦτα σπασμοῖσι; ἢ τῶν τοιουέτων κοιλίαι νουσέουσι διὰ τῶν αὐτέων ἰόντων.

τιδ'. Ἐξ ὀσφύος ἀναδρομῆς πόνου, ὀφθαλμῶν ἴλλωσις, κακόν.

τιέ. Πόνος ἐς ςῆθος ἱδρυνθεὶς νωθρώτητι, κακὸν ἐπὶ πυρετῷ. οὗτοι ὀξέως ἀπόλλυνται.

τιϛ'. Ἐξ ὀσφύος ἀλγήματος ἀναδρομαὶ ἐς καρδίην, πυρετώδεες, φρικώδεες, ἀνεμέοντες λεπτὰ, ὑδατώδεα, παρενεχθέντες, ἄφωνοι, ἐμέσαντες μέλανα τελευτῶσι.

τιζ΄. Τὰ κατ᾽ ὀσφὺν, καὶ τὸ λεπτὸν χρόνια ἀλγήματα, καὶ πρὸς ὑποχόνδρια πόνοι, ἀπόσιτοι ἅμα πυρετῷ. τουτέοισι ἐς κεφαλὴν ἄλγημα ξύντονον ἐλθὸν, κτείνει ὀξέως τρόπον σπασμώδεα.

τιή. Οἷσι ὀσφύος ἄλγημα, οὗτοι κακοί. ἦρα τουτέοισι τρομώδεα γίνεται, καὶ φωΐδες ἐν ῥίγεϊ;
τιθ΄. Ἦρα τοῖσι ὀσφυαλγέσι ἀσώδεσι, ἀνεμέτοισι, ὀλίγα θρασέως παρακρούσασι, ἐλπὶς μέλανα διελθεῖν;

τκ΄. Ὀσφύος πόνος καρδιαλγικῷ, μετ᾽ ἀναχρέμψιος βιαίης, ἔχει τι σπασμῶδες.

τκά. Ὕπαφωνον ἅμα κρίσει ῥῖγος.

τκβ΄. Ὀσφύος ἄλγημα, ἄνευ προφάσιος πυκνὰ ἐπιφοιτέον, κακοήθιος ἀῤῥωςίης σημήιον.

tières délayées et crues , délire , perte de la parole , les malades vomissent ensuite des matières noires et meurent.

317. Les douleurs fixées insensiblement dans les lombes, et à l'intestin grêle , surtout à l'hypochondre avec fièvre, dégoût, et qui ensuite se portent à la tête , en y occasionnant une tension , sont suivies d'une mort aiguë comme dans les convulsions.

318. Les douleurs des lombes annoncent un état dangereux. Examinez s'il n'y a pas des taches rouges après des frissons?

319. Lorsqu'il y a douleurs aux lombes avec des anxiétés sans vomissement et un délire , qui tient de la fureur , ne faut il pas s'attendre au vomissement de matières noires ?

320. La douleur des lombes, jointe à la cardialgie , et à une sputation violente indique jusqu'à certain point des convulsions.

321. Un frisson violent avec la crise, est un signe dangereux.

322. Si la douleur des lombes récidive souvent sans cause, dans une maladie, celle-ci est de mauvais caractère.

323. Les douleurs lombaires, accompagnées de chaleur brûlante et d'anxiétés sont très-pernicieuses.

324. La tension des lombes avec des pertes de sang très-fréquentes chez les femmes est un signe de suppuration ; ainsi que les écoulements variés visqueux avec des suffocations. Peut-être même comme cela est probable, celles qui en sont attaquées, auront du délire.

325. Ceux qui sans cause manifeste, sont pris de douleurs dans les lombes et aux côtés, deviennent ictériques.

326. Le réfroidissement violent après une hémorrhagie, les jours critiques, est funeste.

327 Les hémorrhagies du côté opposé à l'endroit affecté, sont défavorables ; par exemple, si le sang vient de la narine droite, tandis qu'il y a gonflement de la rate ; il en est de même pour l'hypochondre droit.

328. Les plaies qui donnent lieu aux hémorrhagies avec de petites sueurs, sont de mauvais caractère. Les malades meurent sans qu'on s'y attende et en parlant.

329. Si une forte hémorrhagie survient

τκγ΄. Ὀσφύος ἄλγημα μετὰ καύματος ἀσώδεος, πονηρόν.

τκδ΄. Ὀσφύος ξύντασις ἐκ γυναικηίων πλή-
θεος, ἐκπυητικόν. καὶ τὰ ποικίλως ἰόντα,
γλίσχρα, δυσώδεα, πνιγώδεα, ἐπὶ τοῖσι προει-
ρημένοισι, ἐκπυητικόν. οἶμαι δὲ καὶ παρα-
κρούειν τι τὰς τοιαύτας.

τκέ. Οἶσι ὀσφύος ἄλγημα καὶ πλευροῦ ἄνευ
προφάσιος, ἰκτεριώδεες γίνονται.

τκϛ΄. Αἱ ἐν κρισίμοισι ἐκ τῶν αἱμοῤῥαγιῶν
περιψύξιες νεανικαὶ, κάκιϛαι.

τκζ΄. Τὸ ἀνάπαλιν αἱμοῤῥαγέειν, πονηρὸν,
οἷον ἐπὶ σπληνὶ μεγάλῳ ἐκ τῶν δεξιῶν. κατὰ
ὑποχόνδρια ὡσαύτως.

τκή. Τὰ αἱμοῤῥαγεῦντα, ἐπιῤῥιγεῦντα τρώ-
ματα, κακοήθεα. διαλεγόμενοι λαθραίως τελευτῶσι.

τκθ΄. Τὰ πεμπταῖα αἱμοῤῥαγεῦντα λάβρως,

ἕκτῃ ἐπιρριγώσαντα, ἑβδόμῃ περιψυχθέντα, ὀξέως, τουτέοισι κοιλίαι πονηρεύονται.

τλ΄. Μεθ᾽ αἱμορραγίην μελάνων διαχώρησις, κακόν. πονηρὸν δὲ καὶ τὰ ἐξέρυθρα ἰώδεα. τεταρταίοισι αἱ τοιαῦται αἱμορραγίαι. κωματώδεες ἐκ τοιουτέων σπασθέντες θνήσκουσι, μελάνων προδιελθόντων, καὶ κοιλίης ἐπαρθείσης.

τλά. Μεθ᾽ αἱμορροίας καὶ μελάνων διαχωρήσιας ἐν ὀξεῖ κώφωσις, κακόν. αἵματος διαχώρησις τουτέοισι ὀλέθριον. κώφωσις δὲ λύει.

τλβ΄. Οἷσι αἱμορραγίαι πλείους, προϊόντος χρόνου κοιλίαι πονηρεύονται, ἢν μὴ οὖρον πέπον ἔλθῃ. ἦρά γε τὸ ὑδατῶδες οὖρον τοιοῦτόν τι σημαίνει;
τλγ΄.. Οἷσι ἐπ᾽ αἱμορραγίῃ λάβρῃˮ πυκνὴ μετὰ μελάνων συχνὴ διαχώρησις, ἐπιστάτης δὲ αἱμόρροαι, οὗτοι κοιλίης ὀδυνώδεες, ἅμα

le cinquième jour, puis le sixième, un frisson violent, et le septième, des frissonnements avec un prompt retour de chaleur,
cela vient du mauvais état des entrailles.

330. Les selles noires après une hémorrhagie, sont dangereuses, de même que les
déjections très-rouges et erugineuses, surtout si cette hémorrhagie arrive le quatrième jour. Il en résulte un profond assoupissement, suivi de convulsions, précédées de selles noires et de météorisme
du ventre.

531. Dans les maladies aiguës, la surdité
après une hémorrhagie du nez est de mauvais augure ; les déjections de sang sont
mortelles; mais la surdité peut les faire
cesser.

332. Les hémorrhagies très-abondantes
donnent lieu ensuite à des maladies du
ventre. L'urine aqueuse n'en est-elle pas le
présage?

333. Ceux, qui après des hémorrhagies
abondantes rendent fréquemment des selles
noires, si l'hémorrhagie se supprime,

ont des hémorhoïdes et des douleurs de ventre: mais celles-ci diminuent par la sortie des vents, survient-il beaucoup de petites sueurs froides? l'urine trouble n'est pas mauvaise ni même le sediment semblable au sperme. ordinairement on rend une urine aqueuse.

534. La surdité avec engourdissement et quelques gouttes de sang du nez, indique un état difficultueux : le vomissement devient alors utile ainsi que le flux de ventre.

535. Les hémorrhagies abondantes dès le commencement de la maladie, sont suivies de relâchement du ventre dans la convalescence.

536. Une violente hémorrhagie du nez arrêtée subitement, peut occasionner des convulsions ; alors la saignée guérit.

537. Si l'on rend quelques gouttes de sang du nez, le onzième jour, c'est un signe fâcheux, surtout si cela se reitère deux fois et plus.

538. Le hocquet ou les convulsions dans une violente hémorrhagie, sont de mauvais augure.

δέ τισι φύσησι εὔφοροι. ἦρα οἱ τοιοῦτοι ἐφι-
δρόουσι πολλοῖσι ψυχροῖσι; τὸ ἀνατεταραγμένον οὖρον ἐν τουτέοισι οὐ πονηρὸν, οὐδὲ
τὸ ἐπιςάμενον γονοειδές. ἐπιπουλὺ δὲ οὗτοι
ὑδατώδεα οὐρέουσι.

τλδ´. Οἷσι ἐκ ῥινέων ἐπὶ κωφώσει καὶ νω-
δρώτητι σμικρὰ ἀποςάζει, ἔχει τι δύσκολον.
ἔμετος τουτέοισι ξυμφέρει, καὶ κοιλίης ταραχή.

τλέ. Αἱ ἐν ἀρχῆσι μεγάλαι αἱμορραγίαι,
περὶ ἀνακομιδὴν κοιλίας καθυγραίνουσι.

τλϛ´. Τὰ ἐκ ῥινέων λάβρα βίῃ ἀποληφθέντα, ἔςι ὅτε σπασμὸν ἐπικαλέεται, φλεβοτο-
μίῃ λύει.
τλζ´. Αἱ ἑνδεκαταῖαι ςάξιες, δύσκολοι, ἄλλως τε κἢν δὶς ἐπιςάξῃ, καὶ ἢν ἐπιςάξῃ.

τλή. Ἐπὶ αἵματος ῥύσει πολλῇ, ἢ λυγμὸς,
ἢ σπασμὸς, κακόν.

τλθ´. Τοῖσιν ἕως ἐτέων ἑβδόμων δύναμιν μετὰ ἀχροίης, καὶ πνεῦμα ἀλιζόμενον ἐν τῇσι ὁδοῖσι, καὶ γῆς ἐπιθυμίη, αἵματος φθορὴν καὶ ἔκλυσιν σημαίνει.

τμ´. Ἐν τοῖσι μακροῖσι τὰ σμικρὰ ἐπιφαινόμενα αἱμορροώδεα, ὀλέθρια.

τμά. Τὰ σκοτώδεα ἐξ ἀρχῆς, αἱμορροίη ῥινὸς λύει.

τμϐ´. Τὰ ἐκ ῥινέων σμικροῖσι ἱδρῶσι περιψυχόμενα, κακοήθεα.

τμγ´. Αἵματος ἀφαίρεσις ἐν καταψύξει νενωδρευμένη κακόν.

τμδ´. Ὅσοι κοιλίης ἐπιστάσης αἱμορροέουσι, καὶ ἐπιρριγέουσι ἅμα τῷ αἱμορροέειν, τουτέοισι κοιλίην λειεντεριώδεα ποιέει, καὶ ἐπίσκληρον, καὶ ἀσκαρίδας, ἢ ἀμφότερα.

τμέ. Τὰ τεταγμένοισι χρόνοισι αἱμορροώδεα, διψώδεα, μὴ αἱμαρραγήσαντα, ἐπιληπτικῶς θνήσκει.

τλμ´. Ἐξ αἱμορροΐδος ὅσον ἐπιφανείσης σκο-

339. Chez les sujets les plus forts jusqu'à l'âge de sept ans, la mauvaise couleur, la respiration courte en marchant, et le désir de manger de la terre, sont des indices de foiblesse et de décomposition du sang.

340. Dans les maladies longues les hémorrhagies qui ne paroissent qu'en petite quantité sont d'un augure mortel.

341. Les vertiges dès le début de la maladie se dissipent par l'hémorrhagie.

342. Le réfroidissement avec de petites sueurs, après une hémorrhagie du nez, est très-funeste.

343. Lorsqu'il y a réfroidissement avec torpeur, la saignée est dangereuse.

344. Ceux dont les hémorrhagies se suppriment ont des hémorrhoïdes et des frissons, sont attaqués de lienterie et de duretés du ventre ; rendent des ascarides, ou peut-être ont-ils l'un et l'autre.

345. Les hémorrhagies périodiques avec soif, si elles sont supprimées, peuvent produire une épilepsie mortelle.

6. Des hémorrhoïdes qui ont à peine

8

paru, avec des vertiges, menacent de para-
plegie ; alors la saignée guérit : en général,
tout ce qui paroît ainsi en petite quantité
est d'un présage assez mauvais.

347. Ceux qui ont des palpitations uni-
verselles, ne meurent-ils pas après avoir
perdu la parole ?

348. Les tremblements suivis de spasmes,
sont sujets aux récidives, le rigor qui survient sert de crise. Celui-ci est provoqué
par une chaleur ardente des entrailles. Un
sommeil prolongé indique alors des convulsions, ainsi que la pesanteur au front et la
difficulté d'uriner.

349. Dans les affections hystériques, les
convulsions se déclarent facilement.

350. La salivation à défaut de sueurs,
chez un malade qui a la fièvre et des spasmes est suivie de soulagement. Peut-être le
ventre se relâchera-t-il un peu ; ou y aura-
t-il quelque abcès aux articulations ?

351. Ceux qui dans les spasmes ont les
yeux étincelants et le regard fixe, n'ont plus

τώδεα ἐλθόντα, παραπληγικὸν σμικρὸν καὶ ἐπ'
ὀλίγον σημαίνει. λύει φλεβοτομίη. καὶ ἅπαν τὸ
οὕτως ἐπιφαινόμενον, κακόν τι σημαίνει.

τμζ'. Οἱ παλμώδεες δι' ὅλου, ἦρα καὶ ἄφωνοι
τελευτῶσι;

τμή. Τὰ τρομώδεα σπασμώδεα γενόμενα
ἐφιδροῦσι, φιλυπόστροφα. τουτέοισι κρίσις. ἐπιρ-
ριγώσασιν. ἐπιρριγέουσι δ' οὗτοι ἐπὶ κοιλίην καύ-
ματι προσκληθέντες. ὕπνος πουλὺς ἐν τουτέοισι
σπασμώδες, καὶ τὰ ἐς μέτωπον βαρέα, καὶ
οὔρησις δυσκολαίνουσα.

τμθ'. Οἱ ἐν ὑστερικοῖσιν ἄπειροι σπασμοί,
εὐχερέες.

τν'. Τὰ σπασμώδεα ἀνιδρῶντι πτύελα παρὰρ-
ρέοντα πυρετώδεϊ ἐόντι, εὐήθεα. τουτέοισιν ὅτι
κοιλίαι τε καθυγραίνονται. τάχα δέ τι καὶ ἐς
ἄρθρα ἀποστήσεται.

τνά. Οἷσι ἐν σπασμώδεσι ὀφθαλμοὶ ἐκλά-
μπουσι ἀτενέες, οὔτε παρ' ἑωυτοῖσί εἰσι, δια-

8.

νουσέουσί τε μακροτέρως.

τνϛ΄. Τὰ σπασμώδεα τρόπον παροξυνόμενα κατόχως, τὰ παρ' οὖς ἐπαίρει.

τνγ΄. Τρομώδεσι, ἀσώδεσι, σμικρὰ τὰ παρ' οὖς ἐπάρματα, σπασμὸν σημαίνει, κοιλίης πονηρευομένης.

τνδ΄. Τὰ σπασμώδεα, καὶ τετανώδεα, πυρετὸς ἐπιγενόμενος λύει.

τνέ. Σπασμὸς ἐπὶ τρώματι, θανάσιμον.

τνϛ΄. Σπασμὸς ἐπὶ πυρετῷ γενόμενος, ὀλέθριον. ἥκιστα δὲ παιδίοισι.

τνζ΄. Οἱ πρεσβύτεροι ἑπτὰ ἐτέων ἐν πυρετῷ οὐχ ἁλίσκονται ὑπὸ σπασμοῦ, εἰ δὲ μὴ, ὀλέθριον.

τνή. Σπασμοῦ λυτικὸν πυρετὸς ἐπιγενόμενος ὀξὺς, μὴ πρότερον γεγονώς. εἰ δὲ εἴη πρότερον γεγονώς, παροξυνθείς. ὠφελέει δὲ καὶ οὔρου διέξοδος ὑαλοειδὴς πολλὴ, καὶ ῥύσις κοι-

l'esprit présent ; alors, le mal devient plus violent et plus long.

352. Les paroxysmes qui s'annoncent avec les caractères de spasme, et un profond assoupissement annoncent l'éruption des parotides.

353. L'éruption de petites parotides, avec tremblements et anxiétes, si l'état du ventre est mauvais, indique des convulsions.

354. La fièvre qui survient dans les spasmes et le tétanos, les fait cesser.

355. La convulsion à la suite d'une blessure est mortelle.

356. Dans les fièvres, les convulsions sont mortelles, excepté chez les enfants.

357. Ceux qui ont passé l'âge de sept ans ne sont point pris de convulsions dans les fièvres, autrement elles leur deviennent fatales.

358. Les convulsions se dissipent par la fièvre, si toutefois, celle-ci n'existoit pas auparavant ; mais si elle a déjà paru, le redoublement les fait cesser. Des urines abon-

dantes visqueuses et les évacuations alvines sont alors très-utiles ; ainsi que le sommeil ; mais surtout la fièvre et le flux de ventre , délivrent des convulsions spontanées.

359. La perte de la parole dans les spasmes lorsqu'elle persévère long-temps est un état funeste; mais si elle dure peu, elle annonce, une paralysie de la langue , ou du bras, ou de tout le côté droit. Des urines copieuses et qui viennent subitement à grand flot, sont la guérison.

360. Les sueurs modérées sont utiles ; elles sont nuisibles si elles deviennent excessives , de même que les grandes pertes de sang.

361. Dans les tétanos et l'opisthotonos , la paralysie de la machoire est un signe funeste; être pris de sueurs dans l'opisthotonos est également mortel. De même la paralysie universelle , le reflux des aliments qui se font passage par le nez , les cris aigus précédés d'aphonie et l'imbécillité, annoncent la mort dès le lendemain.

362. Les urines blanches semblables au

λίης, καὶ ὕπνοι. τῶν δὲ ἐξαπίνης σπασμῶν λυτικὸν, πυρετὸς, κοιλίης ῥύσις.

τνθ΄. Ἐν τοῖσι σπασμοῖσι ἀναυδίη ἐπὶ πουλὺ, κακόν. τὸ δὲ ἐπὶ σμικρὸν, ἤτοι γλώτσης
ἀποπληξίην, ἢ βραχίονος, καὶ τῶν ἐπὶ δεξιὰ
σημαίνει. λύεται δὲ οὔροισιν ἐξαπίνης ἐλθοῦσι,
πολλοῖσι, ἀθρόοισι.

τξ΄. Ἱδρῶτες δὲ, οἱ μὲν κατὰ σμικρὸν, ὠφελέουσι. οἱ δὲ ἀθρόοι, καὶ αἱ τῶν αἱμάτων ἀφαι-
ρέσιες αἱ ἀθρόοι, βλάπτουσι.

τξά. Ἐν τοῖσι τετάνοισι καὶ ὀπισθοτόνοισι
γένυες λυόμεναι, θανάσιμον. θανάσιμον δὲ καὶ
ἱδροῦν ἐν ὀπισθοτόνῳ, καὶ τὸ σῶμα διαλύεσθαι,
καὶ ἀνεμέειν ὀπισθοτόνῳ διὰ ῥινέων, ἢ ἐξ ἀρχῆς ἄφωνον ἐόντα βοὴν, ἢ φλυηρέειν. ἐς γὰρ
τὴν ὑστεραίην θάνατον σημαίνει.

τξδ΄. Πυρετώδεα ὀπισθοτονώδεα, γονοειδέες
3...

οὐρήσιες λύουσι.

τξγ΄. Τὰ κυναγχικὰ τὰ μήτε ἐν τῷ τραχή·
λῳ, μήτε ἐν τῇ φάρυγγι, μηδὲν εὔδηλον ποιέ·
οντα, πνιγμὸν δὲ νεηνικὸν, καὶ δύσπνοιαν παρέ·
χοντα, αὐθημέρους καὶ τριταίους κτείνει.

τξδ΄. Τὰ δὲ ἐπάρματα, καὶ ἔρευθος ἐν τῷ
τραχήλῳ λαμβάνοντα, τὰ μὲν λοιπὰ παραπλή·
σια, χρονιώτερα δέ.

τξέ. α. Ὅσοισι δὲ ξυνεξερευθείη ἥ τε φά·
ρυγξ, καὶ ὁ αὐχὴν, καὶ τὸ ςῆθος, χρονιώτερα.
καὶ μάλιςα ἐξ αὐτέων σώζονται, ἢν μὴ παλιν·
δρομέῃ τὰ ἐρυθήματα.

β. Ἢν δὲ ἀφανίζηται μήτε φύματος ξυςρα·
φέντος ἔξω, μήτε πύου ἀναχρεμπτομένου
πρηέως καὶ ἀπόνως, ἐν ἡμέρῃσι κρισίμῃσι,
ὀλέθρια γίγνεται. ἦρά γε ἔμπυοι γίγνονται;

γ. Ἀσφαλέςατον δὲ τὸ ἔρευθος καὶ τὰς ἀπο·
ςάσιας ὅτι μάλιςα ἔξω τρέπεσθαι.

sperme terminent les fièvres accompagnées de spasme des parties postérieures ou opisthotonos.

363. L'angine qui ne fait rien paroître dans la gorge, ni au cou, et qui est avec difficulté de respirer, donne la mort le jour de son invasion, ou le troisième.

364. Celle qui est accompagnée d'enflure et de rougeur au cou, est à-peu-près aussi dangereuse, mais elle accorde un peu plus de temps.

365. *a*. Lorsque la rougeur s'étend en même temps à la gorge, au cou et à la poitrine, la maladie est encore plus longue à se juger ; mais on échappe, pourvu que la rougeur ne rentre pas.

b. Si elle disparoît, et que la matière ne se rassemble pas en un abcès externe, si le pus n'est pas expectoré facilement et sans douleur, les jours critiques, la mort est imminente ; peut-être y aura-t-il un empyème ?

c. Le plus sur est que la rougeur et la tumeur se portent à la surface externe.

8...

366. Il est très-avantageux que l'érysipèle gagne les parties externes, et très-
dangereux au contraire, qu'il se porte sur
les parties internes. Or, cela a lieu, aussitôt
que la rougeur vient à disparoître, et qu'on
éprouve un poids à la poitrine, avec difficulté de respirer.

367. Ceux dont l'esquinancie, se déplace
pour se jeter sur le poumon, périssent au
plus tard le septième jour ; s'ils échappent,
ils sont attaqués d'empyème, à moins qu'ils
n'expectorent beaucoup de phlegme.

368. Dans l'esquinancie, la sortie subite
des excréments, par la violente pulsation
des veines du cou, est un signe mortel.

369. Quand on est attaqué d'esquinancie,
les crachats lisses presque secs sont funestes.

370. Dans l'esquinancie, l'enflure de la
langue cessant subitement, est un signe
pernicieux. Si les douleurs disparoissent
tout-à-coup sans cause apparente, cela est
également mortel.

371. L'esquinancie, qui ne produit pas
promptement des crachats cuits est mortelle.

τξϛ. Ἐρυσίπελας δὲ ἔξωθεν μὲν ἐπιγίγνεσθαι, χρήσιμον. εἴσω δὲ τρέπεσθαι, θανάσιμον. τρέπεται δὲ, ὅταν ἀφανιζομένου τοῦ ἐρυθήματος βαρύνηται τὸ ςῆθος, καὶ δυσπνοώτερος γίγνεται.

τξζ΄. Οἷσι δὲ κυνάγχη ἐς τὸν πλεύμονα τρέπεται, οἱ μὲν ἐν τῇσι ἑπτὰ ἡμέρῃσι ἀπόλλυνται. οἱ δὲ διαφυγόντες, ἔμπυοι γίνονται, μὴ γινομένης αὐτοῖσι ἀναγωγῆς φλεγματώδεος.

τξή. Οἷσι διὰ σφοδρότητος σφυγμοῦ, κόπριον ἐξαπίνης διαχωρέει, θανάσιμον.

τξθ΄. Ἐν τοῖσι κυναγχικοῖσι τὰ ὑπόξηρα πτύσματα ἰσχνῶν, κακόν.

το. Τὰ κυναγχικὰ ἐν γλώσσῃσι οἰδήματα, ἀσήμως ἀφανιζόμενα, ὀλέθρια. καὶ τὰ ἀλγήματα ἀφανιζόμενα χωρὶς προφάσιος, ὀλέθρια.

τοά. Ἐν τοῖσι κυναγχικοῖσι οἱ μὴ ταχὺ ἀναπτύοντες πέπονα, ὀλέθριοι.

8.....

τοβ'. Ἐν κυνάγχῃ ἀσήμως ἐς κεφαλὴν ἀλγήματα μετὰ πυρετοῦ, ὀλέθρια.

τογ'. Ἐν κυνάγχῃ ἀσήμως ἐς σκέλεα ἀλγήματα μετὰ πυρετοῦ, ὀλέθρια.

τοδ'. Ἐκ κυναγχικῶν ἀκρίτως ὑποχονδρίου
ἄλγημα, μετὰ ἀκρασίης καὶ νωθρότητος γενόμενον, κτείνει λαθραίως, εἰ καὶ πάνυ δοκοῖεν
ἐπιεικέως ἔχειν.

τοέ. Ἐκ κυναγχικῶν ἀσήμως ἰσχνανθέντων ἐς
ϛῆθος ἄλγημα καὶ ἐς κοιλίην ἐλθὸν ξύντονον,
ποιέει πυῶδες διαχωρέειν, ἄλλως καὶ λυόμενον
τὸ τοιοῦτον.

τοϛ'. Ἐκ κυναγχικῶν ἅπαντα ὀλέθρια, ὅσα
μὴ ἔκδηλον ἐποίησε ἄλγημα. ἀτὰρ καὶ ἐς σκέλεα ἀλγήματα χρόνια φοιτᾷ, καὶ ἐκπυοῦται
δυσκόλως.

τοζ'. Τὰ ἐκ κυνάγχης πτύελα γλίσχρα, πα-

372. Dans l'esquinancie les douleurs qui, sans cause apparente se portent à la tête avec fièvre, sont mortelles.

373. Dans une esquinancie, les douleurs qui sans cause manifeste, se fixent aux jambes, deviennent très-funestes.

374. Les douleurs à l'hypochondre avec prostration et torpeur à la suite d'esquinancie, sont suivies d'une mort inattendue, au moment même où les malades semblent se trouver mieux.

375. Dans une esquinancie, lorsque la tumeur de la gorge s'affaisse subitement sans crise, avec des douleurs intenses à la poitrine et tension du ventre, cela est suivi d'excrétion de pus par les selles. D'ailleurs c'est une voye de solution.

376. Les esquinancies les plus mortelles sont celles qui ne se manifestent pas extérieurement par des douleurs ; qui sont suivies de melastase aux jambes, avec des douleurs chroniques qui se terminent difficilement par suppuration.

377. Dans l'esquinancie les crachats glu-

tineux épais , très-blancs , arrachés avec peine, sont très-mauvais. Toute coction pareille est très-funeste. Si les malades rendent beaucoup de selles liquides , ils périssent comme en paraplégie.

378. Dans l'esquinancie, les crachats petits et fréquents , avec toux et douleur au côté, sont très-funestes. C'est aussi un très-mauvais signe, quand la déglutition devient excessivement gênée, et que les boissons sont rejettées par la toux.

379. Les pleurétiques qui dès le commencement rendent des crachats entièrement purulents, périssent le troisième ou cinquième jour ; passé ce terme , sans un soulagement remarquable , la suppuration commence dès le septième jour, le neuvième ou quatorzième.

380. Les pleuretiques qui ont des rougeurs au dos, de la chaleur aux épaules , dont le ventre se relâche avec trouble et rend des matières bilieuses fétides, sont dans le plus grand danger le vingt-et-unième jour. S'ils passent ce terme ils guérissent.

χέα, ἔκλευκα, βιαίως ἀνκγόμενα, κακόν. καὶ
ἅπας ὁ τοιοῦτος πεπασμὸς, κακόν. κάθαρσις
πολλὴ κάτω τοὺς τοιούτους παραπληκτικῶς
ἀπόλλυσι.

τοή. Ἐκ κυνάγχης ὑπόξηρα πυκνὰ πτύελα,
βηχώδεα, πλευροῦ ὀδυνώδεα, ὀλέθρια. καὶ
τὰ ἐν τοῖσι ποτοῖσι ὑποβήσσοντα, καὶ κατά-
ποσις βιαία, πονηρόν.

τοθ'. Τῶν πλευριτικῶν, οἷσι ἐν ἀρχῇ πάμπυοι αἱ πτύσιες, τριταῖοι θνήσκουσι, ἢ πεμ-
πταῖοι. φυγόντες δὲ ταύτας μὴ πουλὺ ῥήιον
ἴσχοντες, τῇ ἑβδόμῃ, ἢ ἐννάτῃ, ἢ ἑνδεκάτῃ,
ἄρχονται ἐμπυοῦσθαι.

τπ. Οἷσι δὲ ἐν νώτῳ ἔρευθος τῶν πλευριτικῶν, καὶ ὤμους θερμαίνονται, καὶ κοιλίη
ταράσσεται χολώδεα καὶ δυσώδεα, εἰκοστῇ
καὶ μιῇ κινδυνεύουσι. φυγόντες δὲ ταύτας,
σώζονται.

τπά. Αἱ ξηραὶ τῶν πλευριτίδων καὶ ἄπτυσοι, χαλεπώταται φοδεραὶ δὲ ἐν οἶσιν ἄνω τὰ ἀλγήματα.

τπβ΄. Αἱ ἄνευ σπασμάτων πλευρίτιδες, χαλεπώτεραι τῶν μετὰ σπασμάτων.

τπγ΄. Τῶν πλευριτικῶν οἶσι ἐν ἀρχῇ γλῶσσα χολώδης γίνεται, ἑβδομαῖοι κρίνονται. οἶσι δὲ τρίτῃ ἢ τετάρτῃ, περὶ τὴν ἐννάτην.

τπδ΄. Πομφόλυγος δὲ ὑποπελίου γενομένης ἐπὶ τῆς γλώσσης ἐν ἀρχῇ, οἵη σιδηρίου βαφέντος ἐς ἔλαιον, χαλεπωτέρη ἡ ἀπόλυσις γίνεται, καὶ ἡ μὲν κρίσις ἐς τὴν ιδ΄ ἀφικνέεται. αἷμα δὲ ὡς ἐπὶ τὸ πουλὺ πτύουσι.

τπέ. Πτυέλου δ᾽ ἐν τῇσι πλευρίτισι, τρίτον μὲν ἀρχόμενον πεπαίνεσθαι καὶ πτύεσθαι, θάσσους ποιέει τὰς ἀπολύσιας, ὑστεραῖον δὲ, βραδυτέρας.

τπϛ΄. Τὰ δὲ ἀλγήματα τοῖσι πλευριτικοῖσι

381. Les pleurésies sèches ou sans crachats, sont les plus fâcheuses; celles dont les douleurs gagnent les parties supérieures, sont aussi très-redoutables.

382. Les pleurésies accompagnées de spasme, sont plus dangereuses que celles où il ne domine pas.

383. Les pleurétiques qui dès le commencement ont la langue bilieuse, sont jugés le quatorzième jour, ou au neuvième, si elle paroît telle le troisième ou quatrième jour.

384. Si dans le principe la langue se couvre de bulles livides telles qu'on en voit sur l'huile, quand on y trempe un fer chaud, cela annonce une guérison difficile. La crise va jusqu'au quatorzième jour. Communément on crache du sang.

385. Dans les pleurésies les crachats qui commencent à donner des signes de coction et sont expectorés le troisième jour, amènent une terminaison prompte; mais, s'ils se montrent plus tard, ils la prolongent.

386. Dans la pleurésie il est très-avanta-

geux de voir la douleur se calmer, **le ventre** se ramollir, et les crachats devenir colorés ; sans que leur présence excite certain bruit dans la poitrine · en outre, les urines doivent venir facilement ; tout ce qui est contraire est très-fâcheux, de même que les crachats douceâtres au goût ;

387. Les pleurésies bilieuses sanguines, se jugent ordinairement le neuvième ou onzième jour et se terminent surtout à cette époque. Les pleurésies légères en commençant, redoublent au cinquième et sixième jours, vont jusqu'au douzième, et guérissent en général difficilement. Le danger s'accroit particulièrement, au septième et douzième jours ; passé le dix-sept, on est hors de danger

388. Les pleurétiques, dont les **crachats** font beaucoup de bruit dans la poitrine, qui ont le visage décomposé et les yeux jaunes, couverts d'un nuage, ne peuvent échapper.

389. Les sujets attaqués d'empyème à la suite de pleurésie, quelquefois crachent le

χρήσιμον, καὶ κοιλίην μαλάσσεσθαι, πτύελα
χρωματίζεσθαι, ψόφους ἐν τῷ ϛηθεϊ μὴ γένεσθαι, τὸ οὖρον εὐοδέειν. τὰ δὲ τουτέων ἐναντία
δυτχερέα, καὶ πτύελον γλυκαινόμενον.

τπζ'. Αἱ δὲ χολώδεες ἅμα καὶ αἱματώδεες
πλευρίτιδες, ὡς ἐπὶ τὸ πουλὺ κρίνονται ἐννα-
ταῖαι, ἢ δὲ ἑνδεκαταῖαι, καὶ μάλιϛα ὑγιάζονται. οἶσι δὲ τῶν πλευριτικῶν ἐν ἀρχῇ μὲν
οἱ πόνοι μαλθακοὶ, ἐ δὲ ἢ ϛ' παροξύνονται,
μᾶλλον πρὸ τας ιβ' ἀφικνέονται, καὶ οὐ πάνυ
σώζονται. κινδυνεύουσι δὲ μάλιϛα ἑβδομαῖοι,
καὶ δωδεκαταῖοι. τὰς δὲ δὶς ἑπτὰ φυγόντες,
σώζονται.

τπή. Ὅϛοισι τῶν πλευριτικῶν ψόφος τοῦ
πτυέλου πουλὺς ἐν τῷ ϛήθεϊ, καὶ πρόϛωπον
κατηφὲς, καὶ ὀφθαλμὸς ἰκτεριώδης καὶ ἀχλυώ-
δης, ἀπόλλυνται.

τπθ'. Οἱ ἐκ πλευριτικοῦ ἔμπυοι γενόμενοι,

ἐν τῆσι μ΄ ἡμέρῃσι ἀναπτύουσι ἀπὸ τῆς ῥήξιος.

τζ΄. α. Πτύελον δὲ χρὴ ἅπασι τοῖσι πλευριτικοῖσι, καὶ περιπλευμονικοῖσι, εὐπετέως τε
καὶ ταχέως ἀναπτύεσθαι, μεμίχθαι τε τὸ ξανθὸν τῷ πτυέλῳ. τὸ δ᾽ ὕςερον πολλῷ τῆς ὀδύνης
ἀναγόμενον ξανθὸν, ἢ μὴ μεμιγμένον, καὶ
πολλὴν βῆχα παρέχον, πονηρόν.

β. Πονηρὸν δὲ ἅπαντως καὶ τὸ ξανθὸν ἄκρητον, καὶ τὸ γλίσχρον, καὶ λευκὸν, καὶ τὸ ςρογ-
γύλον, καὶ τὸ χλωρὸν σφόδρα, καὶ τὸ ἀφρῶδες, καὶ τὸ πελιῶδες, καὶ ἰῶδες· χεῖρον δέ .τι
τὸ οὕτως ἄκρητον, ὥςε μέλαν φαίνεσθαι.

γ. Αἵματι δὲ μὴ πολλῷ ξυμμεμιγμένον τὸ
ξανθὸν, ἐν ἀρχῇ μὲν σωτήριον, ἑβδομαίῳ δ᾽
ἢ παλαιοτέρῳ ἧσσον ἀσφαλές.

δ. Αἱματῶδες δὲ λίην, ἢ πέλιον εὐθέως ἐν
ἀρχῇ, κινδυνῶδες. πονηρὰ δὲ καὶ τὰ ἀφρώδεα,
καὶ τὰ ξανθὰ, καὶ μέλανα, καὶ ἰώδεα, καὶ
ἰξώδεα, καὶ ὅσα ταχέως χρωματίζεται. τὰ δὲ

pus, dans les quarante jours qui suivent la rupture de l'abcès.

390. *a.* Dans toutes les pleurésies et péripneumonies, les crachats doivent être expectorés avec facilité et mêlés de beaucoup de jaune. Il est très-préjudiciable de rendre des crachats jaunes, sans mélange, long-temps après la douleur et avec une toux violente.

b. Il est aussi très-mauvais d'avoir des crachats entièrement jaunes et visqueux et blancs, et en petites masses rondes et verdâtres et spumeux et livides et erugineux. Le pire est s'ils sont tellement sans mélange, qu'ils paroissent noirs.

c. Les crachats jaunes non mêlés de beaucoup de sang rejettés dès le commencement de la maladie, sont salutaires, mais au septième jour ou plus tard, il y a moins de certitude de guérison.

d. Les crachats sanglants ou livides tout-à-fait au commencement de la maladie, sont très-dangereux. Les spumeux ainsi que les jaunes et les noirs et les verts et les visqueux et tous ceux qui changent promptement de couleur sont pernicieux. Néanmoins les muqueux et fuligineux qui se colorent promptement sont un peu moins mauvais. Les meilleurs se colorent par la coction dans les cinq premiers jours.

591. Tous les crachats qui ne calment pas la douleur sont mauvais; si c'est le contraire ils sont bons.

592. Lorsqu'on rend des crachats bilieux avec du pus mélangé ou séparément, la mort arrive le quatorzième jour, s'il ne survient aucun signe favorable ou plus mauvais que ceux déjà indiqués; ainsi, des autres à proportion. Cela s'observe surtout chez les sujets qui ont commencé à expectorer de pareils crachats le septième jour.

593. *a*. Il est avantageux en pareil cas, et dans toutes les affections du poumon, de bien supporter la maladie, d'être sans douleur, de rendre facilement les crachats, de bien respirer, et de ressentir partout une égale et douce chaleur. Il faut en outre que le sommeil, les sueurs et les urines, ayent

μυξώδεα καὶ λιγνυώδεα, καὶ χρωματίζεται
ταχέως, καὶ ἔςιν ἀσφαλέςερα. τὰ δ᾽ ἐντὸς
πέμπτης ἐς πέψιν χρωματιζόμενα, βελτίονα.

τζά. Ἅπαν δὲ πτύελον μὴ λύον τὴν ὀδύνην,
πονηρόν. λύον δὲ, χρήσιμον.

τζϐ΄. Ὅσοι δὲ μετὰ τοῦ χολώδεος πυῶδες
ἀνάγουσιν, ἢ χωρὶς, ἢ μεμιγμένον, ὡς ἐπιτοπουλὺ τεσσαρεσκαιδεκαταῖοι θνήσκουσι, ἢν
μή τι κακὸν ἢ ἀγαθὸν ἐπιγένηται τῶν προγε-
γραμμένων. εἰ δὲ μὴ, κατὰ λόγον. μάλιςα δὲ,
οἷσι ἑϐδομαίοισι ἄρχεται τὸ τοιοῦτον πτύελον.

τζγ΄. α. Ἔςι δὲ ἀγαθὸν μὲν καὶ τουτέοισι, καὶ
ἅπασι τοῖσι περὶ πλεύμονα, φέρειν ῥηϊδίως τὸ
νούσημα, τῆς ὀδύνης ἀπηλλάχθαι, τὸ πτύελον
εὐπετέως ἀνάγειν, εὔπνοον εἶναι καὶ ἄδιψον,
τὸ σῶμα ἅπαν ὁμαλῶς θερμαίνεσθαι, μαλθακὸν
εἶναι, καὶ πρὸς τοῖσι ὕπνους, ἱδρῶτας, οὖρον,

διαχώρησιν, χρηςὰ γίγνεσθαι·|κακὰ δὲ τ' ἀναν-
τία τουτέων.

β. Εἰ μὲν οὖν ἅπαντα προσγένοιτο τῷ πτύ-
σματι τουτέῳ τὰ χρήσιμα, σώζοιτο ἄν. εἰ
δὲ τὰ μὲν, τὰ δὲ μὴ, οὐ πλείους τῶν τεσσαρεσκαίδεκα βιώσας. τῶν δ' ἐναντίων σημηΐων
ἐπιγενομένων, ξυντομώτερον.

τϟδ'. Ὅσα δὲ τῶν ἀλγημάτων ἐν τοῖσι τόποισι τουτέοισι μὴ παύσηται, μήτε πρὸ τὰς
ἀναπτύσιας, μήτε πρὸ τὰς φλεβοτομίας τε καὶ
διαίτας, ἐμπυοῦται.

τϟέ. α. Ὅσοισι δὲ ἐκ περιπλευμονίης ἀποςά-
ςιες παρ' οὖς, ἢ ἐς τὰ κάτω γίνονται, καὶ
ἐκπυοῦσί τε, καὶ ἐκσυριγγοῦνται.

β. Περιγίνονται δὲ, οἷσι ἂν ὅ, τε πυρετός, καὶ ὁ πόνος παρακολουθέῃ, καὶ τὸ πτύελον χωρέῃ κατὰ λόγον. μηδὲ χολώδεες αἱ διαχωρήσιες, εὔλυτοί τε καὶ ἄκρητοι γίνονται,
μηδὲ οὖρον παχύ τε σφόδρα, καὶ πολλὴν ὑπόςασιν ἔχον, τάτε ἄλλα σωτηρίας ἔχοιεν.

les conditions requises ; le contraire est absolument mauvais.

b. Lors donc que tous ces signes se joignent à l'expectoration, on est sur de guérir ; mais s'il y en a de bons et de mauvais, le malade ne passe pas le quatorzième jour. Les mauvais signes étant les plus nombreux ce terme est encore moins éloigné.

394. Les douleurs qui ayant leur siége dans les lieux précités, ne s'appaisent ni par l'expectoration, ni par les saignées, et le régime, tendent à la suppuration.

395 *a.* Dans l'inflammation du poumon, il survient des dépôts aux environs de l'oreille et aux parties inférieures. Les premiers suppurent ; les seconds dégénèrent en fistules.

b. Lors donc que la douleur et la fièvre continuent avec les crachats, si les selles ne sont ni bilieuses, ni liquides, et sans mélange ; l'urine point trop épaisse, formant beaucoup de dépôt, on peut espérer la guérison, pourvu que les autres signes soient favorables.

9

c. Ces dépôts surviennent aux parties inférieures quand il y a inflammation de l'hypochondre; et aux parties supérieures, lorsque celui-ci est mollet, sans douleur, et que la difficulté de respirer qui s'est manifestée depuis quelque temps a disparu sans cause.

396. *a.* Dans les péripneumonies dangereuses, les abcès qui se portent aux jambes sont très-utiles. Les meilleurs sont ceux qui se forment lorsque les crachats deviennent purulents au lieu d'être jaunes.

b. Si donc l'expectoration ne se fait pas convenablement; si l'urine ne dépose pas une matière louable; il est à craindre que le malade ne soit perclus de quelque articulation, ou exposé à de longues souffrances.

c. Si l'abcès se porte à l'intérieur, sans expectoration, et avec fièvre, il y a danger de délire et de mort.

d. Quand les péripneumoniques, n'éprouvent pas d'expectoration les jours critiques et ont du délire, passé le quatorzième jour, il faut craindre l'empyème.

γ. Γίνονται δὲ, αἱ μὲν ἐς τὰ κάτω, οἷσι
ἂν περὶ ὑποχόνδρια φλεγμονὴ γίνηται. αἱ δὲ
ἐς τὰ ἄνω, οἷσι ἂν τὸ μὲν ὑποχόνδριον λα-
παρόν τε καὶ ἀνόδυνον ἔῃ. δύσπνοοι δέ τινα
χρόνον γενόμενοι, παύσωνται χωρὶς προφάσιος.

τλϛ΄. α. Αἱ δὲ ἐς τὰ σκέλεα τῶν ἀποςασίων,
ἐν τῇσι ἐπικινδύνοισι περιπλευμονίῃσι, λυσιτελέες μὲν ἅπασαι. βέλτιςαι δὲ αἱ τοῦ πτυέλου πυώδεος ἀντὶ ξανθοῦ γενομένου.

β. Μὴ χωρέοντος δὲ τοῦ πτυέλου κατὰ λόγον, μηδὲ τοῦ οὔρου χρηςὴν ὑπόςασιν ἔχοντος, κίνδυνος χωλωθῆναι τὸν ἄνθρωπον, ἢ
καὶ πολλὰ πρήγματα παρασχεῖν.

γ. Ἢν δὲ παλινδρομέωσι αἱ ἀποςάσιες, πυρετοῦ παρακολουθέοντος, καὶ τοῦ πτυέλου μὴ
χωρέοντος, κίνδυνος θανεῖν καὶ παραφρονῆσαι.

δ. Ὅσοι δὲ τῶν περιπλευμονικῶν μὴ ἀνεκα-
θάρθησαν ἐν τῇσι κυρίῃσι ἡμέρῃσι, ἀλλὰ πα-
ρακόψαντες διέφυγον τὰς τεσσαρεσκαίδεκα,
κίνδυνος ἔμπυος γενέσθαι.

9.

τλζ΄. Τῶν περιπλευμονιῶν αἱ ἐκ πλευριτικοῦ μεταςᾶσαι, τῶν ἐξ ἀρχῆς γενομένων ἀσφαλέςεραι.

τλή. Τῶν δὲ σωμάτων τὰ γεγυμνασμένα καὶ πυκνὰ, θᾶσσον ὑπὸ τῶν πλευριτικῶν καὶ περιπλευμονικῶν ἀπόλλυνται τῶν ἀγυμνάςων.

τλθ΄. Κορύζας καὶ πταρμοὺς τοῖσι περὶ πλεύμονα καὶ προγενέσθαι, καὶ ἐπιγενέσθαι, πονηρόν. τοῖσι δὲ λοιποῖσι πταρμὸς οὐκ ἀλυσιτελής.

υ. α. Τοῖσι περιπλευμονικοῖσιν οἷσι γλῶσσα πᾶσα λευκὴ καὶ τρηχῖη γίνεται, ἀμφότερα φλεγμαίνει τὰ μέρεα τοῦ πλεύμονος. οἷσι δὲ τὸ ἥμισυ, ἐν καθ᾽ ὃ φαίνεται.

β. Καὶ οἷσι μὲν πρὸς τὴν μίην κληΐδα ὁ πόνος γίνεται, ἡ ἄνω πτέρυξ τοῦ πλεύμονος ἡ μίη νουσέει. οἷσι δὲ πρὸς ἄμφω τὰς κληΐδας ὁ πόνος γίνεται, αἱ ἄνω πτέρυγες τοῦ πλεύμονος ἄμφω νουσέουσι. οἷσι δὲ κατὰ μέσην τὴν

397. La péripneumonie primitive ou essentielle, laisse plus d'espoir que celle dont l'origine vient d'une métastase de la pleurésie.

398. Ceux qui habituellement font de pénibles travaux, périssent plutôt à la suite d'une pleurésie ou péripneumonie, que ceux dont la vie n'est pas exercée.

399. Dans les maladies du poumon, l'enchifrènement et l'éternuement, sont un signe fâcheux, soit qu'ils ayent précédé ou qu'ils se soient en suite déclarés; mais l'éternuement peut n'être pas défavorable, dans d'autres maladies.

400 *a*. Lorsque dans la péripneumonie, la langue est blanche et rude, il y a inflammation des deux lobes du poumon; si au contraire, la langue n'est blanche que d'un côté, un seul lobe est affecté dans la même direction.

b. Lorsque la douleur se fait sentir à une seule clavicule, l'aile supérieure du poumon de ce côté, est atteinte; si la douleur se porte en même temps aux deux clavicules, les deux lobes sont attaqués. La douleur répond-t-

elle, vers le milieu des côtes, l'aile médiane est malade ; et l'aile inférieure, si la
douleur à son séige aux environs du diaphragme, ou au-dessus de ce muscle. Ceux
qui ont tout un lobe affecté ressentent aussi
de vives douleurs dans les parties adjacentes.

c. Quand les bronches sont enflammées
dans toutes leurs ramifications, de manière
que les poumons s'attachent intérieurement,
tout le côté, est comme paralysé et paroît
frappé de lividité; les anciens ont nommé
ceux qui en étoient attaqués les *foudroyés*.
si l'inflammation est peu violente, et que
les poumons ne s'attachent pas aux côtes,
on ressent à la vérité, de vives douleurs dans
toute la poitrine, mais les mouvements de ce
côté sont libres et il n'y a pas de lividité.

401. Lorsque le poumon et le cœur sont
enflammés, avec adhérence aux côtes, le
malade paroît comme paralysé, froid et
insensible; il meurt le deuxième ou troisième jour; si les poumons sont seuls affectés, le terme fatal est plus éloigné, quelquefois même le malade peut échapper.

πλευρὴν, ἡ μέση. οἷσι δὲ πρὸς τὴν διάτασιν,
ἡ κάτω. οἷσι δὲ ἅπαν τὸ ἓν μέρος πονέουσι,
ἅπαντα τὰ κατὰ τοῦτο μέρος νουσέει.

γ. Ἢν μὲν οὖν σφόδρα φλεγμαίνωσιν αἱ
ἀορταὶ, ὥςε προσκαθῆσθαι πρὸς τὸ πλευρὸν,
παραλύονται τὰ κατὰ τοῦτο τὸ μέρος τοῦ σώματος, καὶ πελιώματα περὶ τὴν πλευρὴν ἔξω
γίνεται. τουτέους δὲ ἐκάλεον οἱ ἀρχαῖοι θλη-
τούς. ἢν δὲ μὴ σφόδρα φλεγμαίνωσιν, ὥςε μὴ
προσκαθῆσθαι, ἀλγηδὼν μὲν γίνεται παρ’
ὅλον, οὐ μὴν παραλύονταί γε, οὐδὲ πελιώματα
ἴσχουσι.

νά. Οἷσι δ’ ἅπας ὁ πλεύμων φλεγμήνῃ μετὰ
τῆς καρδίης, ὥςε καὶ προσπεσεῖν πρὸς τὴν πλευρὴν, παραλύεται πᾶς ὁ νουσέων, καὶ κέεται
ψυχρὸς ὁ νουσέων ἀναίσθητος. θνήσκει δὲ
δευτεραῖος, ἢ τριταῖος. ἢν δὲ καὶ χωρὶς τῆς
καρδίης ξυμβῇ, καὶ ἧσσον, πλείονα χρόνον
ζῶσι. ἔνιοι δὲ καὶ διασώζονται.

9···

νβ΄. α. Τοῖσι ἐμπύοισι γενομένοισι, μάλιςα δὲ ἐκ πλευριτικοῦ καὶ περιπλευμονικοῦ
θέρμαι παρακολουθέουσι, τὴν μὲν ἡμέρην
λεπταὶ, τὴν δὲ νύκτα ξυντονώτεραι, καὶ πτύουσι οὐδὲν ἄξιον λόγου, ἱδροῦσί τε καὶ τράχηλον καὶ κληῗδα, καὶ τοὺς μὲν ὀφθαλμοὺς
κοιλαίνονται, τὰς δὲ γνάθους ἐρεύθονται.
χειρέων δὲ θερμαίνονται μὲν δακτύλους ἄκρους
καὶ τρηχύνονται, γρυποῦνται δὲ ὄνυχας καὶ
καταψύχονται, περί τε τοὺς πόδας ἐπάρματα
ἴσχουσι, καὶ κατὰ τὸ σῶμα φλυκταινίδια, σιτίων τε ἀφίςανται. τὰ μὲν οὖν χρονίζοντα τῶν
οἰδημάτων ἴσχει τὰ σημήϊα ταῦτα.

β. Τὰ δὲ ξυντόμως ῥηγνύμενα σημειοῦσθαι
τουτέων τε τοῖσι ἐπιγενομένοισι, καὶ τοῖσι
ἐν ἀρχῇ πόνοισι, ἅμα δὲ καὶ ἤν τι δυσπνοώτερος γίνηται. ῥήγνυται δὲ τὰ πλεῖςα τῶν
ἐμπυημάτων, τὰ μὲν εἰκοςαῖα, τὰ δὲ τεσσα-
ρηκοςαῖα, τὰ δὲ πρὸς τὰ ἑξήκοντα. οἷσι μὲν
οὖν ὁ πόνος ἐν ἀρχῇ ἐγκεεται ξύντονος καὶ
δύσπνοιη, καὶ βὴξ μετὰ πτυελισμοῦ, πρὸς τὰς
εἴκοσιν ἢ ξυντομώτερον προσδέχου τὴν ῥῆξιν.

402. *a*. Ceux qui sont attaqués d'empyème, surtout à la suite de péripneumonie,
éprouvent une chaleur foible le jour, forte
la nuit ; ne crachent presque rien, ont des
sueurs, particulièrement aux clavicules et
au cou ; leurs yeux s'enfoncent, les joues
deviennent rouges, les mains sont sèches et
rudes jusqu'au bout des doigts, les ongles
paroissent recourbés et froids ; les pieds
enflent, des pustules surviennent à la peau.
Tels sont les signes d'une suppuration déjà
ancienne.

b. Pour juger si l'abcès ou vomique doit
s'ouvrir bientôt, ayez égard aux symptômes
qui surviennent, dès le commencement ; à
la douleur, qui a précédé et à la difficulté
plus grande de respirer. La plupart de ces
abcès s'ouvrent le vingtième jour, certains
le quarantième, d'autres vont jusqu'au
soixantième ; si donc dès le commencement,
on ressent une vive douleur accompagnée
de dyspnée, d'une toux violente, avec un
ptyalisme fréquent, on peut s'attendre à
la rupture de l'abcès le vingtième jour, ou

9....

même plutôt. Si ces symptômes sont moins prononcés , la rupture se fera proportionnément plus tard.

c. On calculera cette époque, depuis le moment où le malade a commencé à éprouver de la douleur ; une pesanteur avec de la fièvre ou des frissons. Or , nécessairement , la douleur , la difficulté de respirer, et le crachement précèdent l'éruption du pus.

d. Ceux donc que la fièvre quitte aussitôt que le pus paroît , qui desirent de manger, et crachent facilement un pus blanc , égal , sans odeur, d'une seule couleur , point mélangé de pituite , dont les selles sont petites et bien liées , guérissent en général promptement.

c. Ceux-là au contraire que la fièvre ne quitte pas, qui ont soif avec dégoût, et rendent un pus verdâtre , livide spumeux ou pituiteux , ordinairement périssent.

f. Dans le nombre des sujets qui présentent tous les signes indiqués ou seulement en partie , les uns meurent, les autres gué-

Οἷσι δὲ ἐλαφότερα ταῦτά ἐϛι, κατὰ λόγον.

γ. Λογίζεσθαι δὲ τὸν χρόνον, ἀφ᾽ οὗ πρῶτον ἤλγησε, ἢ ἐβαρύνθη, ἢ ἐπύρεξε, ἢ εἴποτε ῥῖγος ἔλαβε. προγίνεσθαι δὲ ἀναγκαίη καὶ πόνον, καὶ δύσπνοιαν, καὶ πτυελισμὸν, πρὸ τῆς ῥήξιος.

δ. Οἷσι μὲν οὖν ὅ, τε πυρετὸς εὐθέως ἀπογίνεται μετὰ τὴν ῥῆξιν, καὶ σιτίων ἐπιθυμέουσι, καὶ τὸ πῦον ἀνάγεται ῥηϊδίως λευκὸν ἐὸν, καὶ ἄνοσμον, καὶ λήϊον, καὶ ὁμόχροον, καὶ ἀφλέγμαντον, κοιλίη τε σμικρὰ ξυνεϛηκότα ὑποχωρέει, ὡς ἐπὶ τὸ πουλὺ σώζονται ξυντόμως.

ε. Οἷσι δὲ πυρετοί τε παρακολουθέουσι, καὶ δίψη, καὶ ἀποσιτίη, καὶ τὸ πῦον πελιὸν, ἢ χλωρὸν, ἢ φλεγματῶδες, ἢ ἀφρῶδες, κοιλίη τε ἐφυγραίνεται, τελευτῶσι.

ζ. Οἷσι δὲ τὰ μὲν ἐπιγίνεται ἐκ τῶν προειρημένων, τὰ δὲ μὴ, τουτέων οἱ μὲν ἀποθνή-

9.....

σκουσι, οἱ δὲ πολλῷ χρόνῳ σώζονται.

υγ΄. Οἱ δὲ μέλλοντες ἔμπυοι γίνεσθαι, πτύουσι τὸ μὲν πρῶτον ἁλμυρὸν, εἶτα γλυκύτερον.

υδ΄. Οἷσι δ᾽ ἐν πλεύμονι φύματα γίνεται, τὸ πῦον ἀνάγουσι ἐς μ᾽ ἡμέρας μετὰ τὴν ῥῆξιν. ταύτας δὲ ὑπερβάλλοντες, ὡς τὰ πολλὰ φθισικοὶ γίγνονται.

υέ. Ἐπὶ πλευρέου ἀλγήματι, ςάξις ἀπὸ ῥινέων αἵματος, κακόν.

υς΄. Οἷσι ἐμπύοισι ἐπιεικέςερον ἔχουσι, δυσωδίαι τῶν πτυσμάτων παρακολουθέουσι, τουτέους ὑποτροπὴ κτείνει.

υζ΄. Οἱ ἐν πλευριτικοῖσι ἀναπτύοντες πυώδεα, ὑπόχολα, ςρογγύλα, ἢ πυώδεα ὕφαιμα, προεληλυθότος χρόνου ὀλέθριοι. ὀλέθριοι δὲ καὶ οἱ τὰ μέλανα λιγνυώδεα πτύοντες, ἢ οἷσι ἀπὸ οἴνου μέλανος γίνεται πτύσματα.

υή. Ὅσοι αἷμα ἀφρῶδες πτύουσι, πονέοντες ὑποχόνδριον δεξιὸν, ἀπὸ τοῦ ἥπατος πτύουσι,

rissent, mais après un long-temps.

403. Ceux qui sont menacés de suppuration du poumon, rendent d'abord des crachats salés, puis douceâtres au goût.

404. Lorsqu'un tubercule ou vomique s'est formé dans le poumon, on guérit, si on crache le pus dans les quarante jours qui suivent la rupture de l'abcès ; passé ce temps, ordinairement survient la phthisie.

405. Dans la douleur de côté, si l'on rend quelques gouttes de sang du nez, cela est de mauvais augure.

406. Les sujets attaqués de suppuration du poumon, dont l'état paroît s'améliorer, puis qui rendent des crachats fétides, périssent après plusieurs rechûtes.

407. Dans la pleurésie, les crachats purulents, un peu bilieux, en petites masses rondes, mêlés de sang et de pus, sont suivis d'une mort lente ; les crachats noirs fuligineux, comme la lie de vin, sont aussi très-funestes.

408. Quand on crache un sang écumeux avec douleur à l'hypochondre droit, il

vient du foie, et communément la mort en est la suite.

409. Ceux qui après être violemment secoués crachent un pus bourbeux et fétide, périssent généralement.

410. Quand le pus noircit la sonde, comme si on l'avoit passée au feu, communément, cela annonce une fin fatale.

411. Une vive douleur au côté, mais non pleurétique, avec un léger trouble, tend à la phrénésie.

412. Dans la péripneumonie, l'écoulement de quelques gouttes d'un sang très-rouge par le nez, est un mauvais signe.

413. Les crachats visqueux salés, accompagnés d'enrouement, sont de mauvais augure; c'est aussi un mauvais signe, si quelque tumeur paroît sur la poitrine. En cas d'affaissement de la tumeur, les douleurs au cou sont mortelles.

414. L'enrouement avec la toux et des selles liquides, annoncent la présence du pus.

415. C'est un signe funeste dans la péripneumonie, lorsque les urines d'abord épais-

καὶ οἱ πολλοὶ ἀπόλλυνται.

νθ΄. Οἶσι σειομένοισι πῦον βορβορῶδες ἔρχεται καὶ δυσῶδες, ἀπόλλυνται ὡς τὰ πολλά.

νί. Οἶσι ἀπὸ τοῦ πύου ἡ μήλη χρωματίζεται, καθάπερ ἀπὸ πυρὸς, ἀπόλλυνται ὡς
τὰ πολλά.

νιά. Μετὰ πλευρέου ἀλγήματος, μὴ πλευριτικοῦ δὲ, καὶ ταραχωδέων λεπτῶν ἐπιεικέων,
οὗτοι φρενιτικοὶ ἀποβαίνουσι.

νιβ΄. Ἐν τοῖσι κατὰ πλεύμονα αἱ λίην ἐξέ-
ρυθροι ἀποςάξιες, πονηρόν.

νιγ΄. Μετὰ βράγχου πτύελα γλίσχρα, ἁλμυρώδεα, κακόν. ἢν δέ τι καὶ ἐπαίρηται κατὰ
ςῆθος, ἐπὶ τουτέοισι κακόν. τὰ ἐς τράχηλον
ἀλγήματα, τουτέων ἰσχνανθέντων, ὀλέθριον.

νιδ΄. Βράγχος μετὰ βηχὸς καὶ κοιλίης
ὑγρῆς, πύον ἀνάγει.

νιέ Οἶσι ἐν περιπλευμονίῃ οὖρα παχέα ἐν

ἀρχῇ, εἶτα πρὸ τῆς τετράδος λεπτύνεται, θανάσιμον.

υιϛ'. Οἱ ἐν ξηροῖσι περιπλευμονικοῖσι ὀλίγα πέπονα ἀνάγοντες, φοβεροί.

υιζ'. Τὰ ἐν τοῖσι ςήθεσι ἐρυθήματα ὑποπλατέα, γίνεται τοῖσι τοιουτέοισι ὀλέθρια.

υιή. Πλευρέου ἄλγημα ἐν πτύσεϊ χολώδεϊ ἀλόγως ἀφανισθέν, ἐξίςαται.

υιθ'. Οἱ δι' ἐμπύησιν πυρετοὶ διαλείποντες, ἐφιδρόοντες οἱ πολλοί εἰσι.

υκ'. Τοῖσι ἐμπύοισι κώφωσις γενομένη, αἱματώδεα διαχώρησιν σημαίνει, τουτέοισι πρὸς τὴν τελευτὴν μέλανα διαχωρέει.

υκά. Πλευρέου ἄλγημα μετὰ πυρετοῦ χρονίου, σημαίνει πῦον ἀνάξειν.

υκϐ'. Οἱ φρικώδεες πυκνὰ ἐς ἐμπύησιν ἔρχονται. ἀτὰρ καὶ πυρετὸς τὸν τοιοῦτον ἄγει ἐς ἐμπύησιν.

υκγ'. Οἷσιν ἐκ πλευρέου ἀλγήματος ἀσιτίαι

ses, deviennent tout-à-fait claires avant le quatrième jour.

416. Les péripneumonies sèches où l'on rend très-peu de matières cuites, sont pleines de danger.

417. Les rougeurs larges, qui en pareil cas, paroissent sur la poitrine, sont funestes.

418. Si la douleur de côté avec des crachats bilieux disparoît sans cause, elle est suivie de délire.

419. Dans l'empyème, la fièvre a des intermissions, et il survient beaucoup de petites sueurs.

420. La surdité chez les sujets attaqués d'empyème, annonce des déjections sanguinolentes et souvent des selles noires quelques instants avant la mort.

421. La douleur de côté, avec une fièvre qui se prolonge, indique le crachement de pus.

422. Ceux qui ont à craindre un empyème, ont des frissons fréquents ; la fièvre qui survient détermine la suppuration.

423. Ceux qui après une douleur au côté,

perdent l'appétit avec cardialgie; qui ont des sueurs, dont le teint devient fleuri, et le ventre humide, sont attaqués de suppuration du poumon.

424. l'hydropisie sèche, du poumon, produit l'orthopnée (qui est le dernier degré de gène de la respiration.)

425. Les convulsions sont toutes très-fatigantes; dans le principe elles occasionnent de violentes crises, et quelquefois laissent après elles des impressions durables. Les convulsions qui attaquent la poitrine, sont les moins tolérables, et les plus dangereuses.

426. Le vomissement de sang, avec une fièvre violente, et douleur vers la mamelle, à la poitrine et dans le dos, est promptement mortel, sur-tout si touts ces signes sont réunis; mais s'ils n'existent pas tous, ou sont peu violents, la mort arrive plus tard. Cependant l'état inflammatoire ne se prolonge guères au-delà du quatorzième jour.

427. Quand on crache du sang, il est avantageux d'être sans fièvre, de tousser et de souffrir peu, et que les crachats soient pres-

παρακολουθέουσι , ὑπό τι καρδιαλγικοὶ , ἰδρώδεες. ἔχοντες δὲ προσώπου ἄνθη , καὶ κοιλίης ὑγροτέρης, ἐκπυήματα κατὰ πλεύμονα ἴσχουσι.

υκδ΄. Τὰ ὀρθοπνοϊκὰ ποιέει ὑδρωπιώδεα σκληρά.

υκέ. Τὰ σπάσματα μὲν ἅπαντα ὀχληρὰ γίνεται, καὶ πόνους τε ἐν ἀρχῇ ξυντόνους παρέχει , καὶ ἐξ ὑστέρου ἐνίους ὑπομιμνήσκει. δυσκολώτατα δὲ τὰ περὶ θώρηκα , μάλιστα δὲ κινδυνεύουσι.

υκϛ΄. Οἷσι ἔμετος αἵματος , πυρετὸς πουλὺς , καὶ πόνος περὶ μαζὸν , καὶ θώρηκα , καὶ μετάφρενον. οἷσι γὰρ γίνεται ἅπαντα ταῦτα , ξυντόμως θνήσκουσι. οἷσι δὲ μὴ ἅπαντα , μηδὲ σφόδρα , βραδύτερον. φλεγμαίνουσι δὲ τὸ μακρότατον ἡμέρας τεσσαρεσκαίδεκα.

υκζ΄. Τοῖσι αἷμα πτύουσι ἀπυρέτοισι εἶναι ξυμφέρει, καὶ βήσσειν , καὶ πονέειν ἐλαφρῶς , καὶ τὸ πτύελον λεπτύνεσθαι πρὸς τὰς δὶς ἑπτά.

πυρέσσειν δὲ καὶ βήσσειν, καὶ πονέειν ξυντό-
νως, καὶ αἷμα πρόσφατον ἀεὶ πτύειν, ἀξύμ-
φορον.

υκή΄. Ὅσοισι τὸ πλευρὸν μετέωρον καὶ θερμό-
τερον, ὅταν ἐγκεκλιμένοισι ἐπὶ θάτερον,
βάρος ἐξηρτῆσθαι δοκέη, τουτέοισι τὸ πῦον ἐκ
τοῦ ἑνὸς μέρεος ἐστίν.

υκθ΄. Τοῖσι ἐμπύοισι τὸν πλεύμονα, κατὰ
κοιλίην πῦον ὑποχωρέειν, θανάσιμον.

υλ΄. Ὅσοι τρωθέντες ἐς τὸν θώρηκα, τὸ μὲν
ἐκτὸς τοῦ τρώματος ὑγιάσθησαν, τὸ δ᾽ ἐντὸς
μὴ, κινδυνεύουσιν ἔμπυοι γενέσθαι. ὅσοισι δ᾽ ἂν
ἀσθενὴς ἔνδοθεν ἡ οὐλὴ γένηται ῥηϊδίως ἀναῤῥή-
γνυται.

υλα΄. Ἀπόλλυνται δὲ ἐκ μὲν τῶν περιπλευμονικῶν ἐμπυημάτων οἱ γεραίτεροι μᾶλλον. ἐκ δὲ
τῶν λοιπῶν οἱ νεώτεροι.

υλβ΄. Τῶν ἐμπύων οἷσι σειομένοισι ἀπὸ τῶν
ὤμων, πουλὺς γίνεται ψόφος, ἔλασσον ἔχουσι

que fluides, vers le quatorzième jour. Au contraire il est très-mauvais d'avoir de la fièvre, avec une toux violente et une douleur continuelle, tandis qu'on rejette sans cesse du sang récemment extravasé.

428. Ceux dont un côté de la poitrine, paroît tuméfié et plus chaud, et qui étant couchés sur l'autre, semblent y sentir un poids suspendu, ont dans le côté opposé un amas de pus.

429. Dans la suppuration du poumon, l'excrétion du pus avec les selles, est un signe mortel.

430. Dans les blessures de la poitrine, si la plaie extérieure se cicatrise, et non l'intérieure, on doit craindre un empyème. Lorsque la cicatrice intérieure est foible, il arrive aussi qu'elle se rompt facilement.

431. Les vieillards périssent de l'empyème qui est la suite d'une péripneumonie, tandis que les jeunes gens, meurent plutôt des autres suppurations.

432. Les sujets attaqués d'empyème, qui étant vivement secoués par les épaules font

entendre beaucoup de bruit dans la poitrine, ont moins de pus que ceux dont la respiration est difficile et le teint fleuri. Ceux dont la poitrine ne rend aucun son, qui ont une grande difficulté de respirer et les ongles livides, sont pleins de pus, et ne peuvent échapper.

453. Lorsqu'on vomit du sang écumeux, s'il n'y a pas de douleur au-dessous du diaphragme, le sang vient du poumon. Lorsqu'une veine considérable se rompt, le danger est très-grand ; il est moindre, si l'on rend peu de sang, il y a aussi un plus grand espoir de guérison.

454. Les phthisiques, dont les crachats jetés sur le feu exalent une odeur fétide et qui perdent leurs cheveux, approchent du terme fatal.

455. Si les phthisiques crachent dans l'eau de mer, et que le pus qu'ils expectorent aille au fond, la mort est prochaine. L'eau doit être mise dans un vase de cuivre.

436. Les phthisiques, dont les cheveux

πῦον, ἢ οἶσι ὀλίγον δυσπνοωτέροισι ἐῦσι,
καὶ εὐχροωτέροισι. οἶσι δὲ ψόφος μὲν μηδὲ εἷς
ἐγγίνεται, δύσπνοια δὲ ἰσχυρὴ, καὶ ὄνυχες
πέλιοι, πλήρεες οὗτοί εἰσι πύου, καὶ ὀλέθριοι.

υλγ'. Ὅσοι ἀφρῶδες αἷμα ἐμέουσι, πόνου
μὴ ἐόντος κάτω τοῦ διαφράγματος, ἀπὸ τοῦ
πλεύμονος ἐμέουσι. καὶ οἶσι μὲν ἡ μεγάλη
φλὲψ ἐν αὐτέῳ ῥήγνυται, πουλύ τε ἐμέουσι,
καί εἰσι ἐπικίνδυνοι. οἶσι δὲ ἡ ἐλάσσων, ἔλασ-
σόν τε ἀνάγουσι, καί εἰσι ἀσφαλέςεροι.

υλδ'. Τῶν φθισικῶν οἶσι ἐπὶ τοῦ πυρὸς
ὄζει τό πτύελον κνίσσης βαρὺ, καὶ αἱ τρίχες
ἐκ τῆς κεφαλῆς ῥέουσι, ἀπόλλυνται.

υλέ. Τῶν φθισικῶν οἶσι ἐπὶ θάλασσαν πτύουσι, ἐς τὸν πυθμένα βαδίζει τὸ πῦον, ὀλέθριον ξυντόμως. ἔξω δὲ ἐν χαλκῷ ἡ θάλασσα.

υλϛ'. Ὅσοισι τῶν φθισικῶν αἱ τρίχες ἐκ τῆς
κεφαλῆς ῥέουσι, ὑπὸ διαρροίης ἀπόλλυνται.

καὶ ὅσοισι φθισικοῖσι ἐπιγίνονται διάρροιαι, θνήσκουσι.

υλζ'. Αἱ ἐν φθινώδεσι ἐπισχέσιες πτυέλων, ἐξιςᾶσι ληρωδέως. αἱμορροΐδα τουτέοισι ἐλπὶς ἐπιφανῆναι.

υλή. Φθίσιες ἐπικινδυνόταται, αἵ τε ἀπὸ ῥήξιος φλεβῶν τῶν παχχίων, καὶ ἀπὸ κατάρρου τοῦ ἀπὸ κεφαλῆς.

υλθ'. Τῶν δὲ ἡλικιῶν ἐπικινδυνόταται πρὸς φθίσιν ἀπὸ ιή ἐτέων, μέχρι ε καὶ λ'.

υμ'. Τὰ κνησμώδεα σώματα μετὰ κοιλίης ςάσιν ἐν φθισικοῖσι, κακόν.

υμά. Ἐπὶ τῇσι φθινώδεσι ἕξεσι μετὰ πυρετοῦ ἐς οὖλα καὶ ὀδόντας ῥεύματα ἐπιφαινόμενα, κακόν.

υμβ'. Ἐπὶ ἅπασι ὑποχόνδρια μετέωρα, κακόν. κάκιστον δὲ ἐπὶ τοῖσι φθισικοῖσι τῶν μακρῶν.

υμγ'. Ἐπὶ τοῖσι τετηκόσι ὀλεθρίοισι, ἔνιοι

tombent, meurent de diarrhée; et tous ceux qui sont attaqués de ce cours de ventre , ne peuvent échapper.

437. Dans la phthisie , la suppression des crachats est suivie de délire ; on peut espérer quelque chose des hémorhoïdes.

438. Les phthisies qui proviennent de la rupture d'une grosse veine et du catarrhe de la tête , sont les plus dangereuses.

439. L'âge où on a le plus à craindre la phthisie , est depuis dix-huit ans jusqu'à trente-cinq.

440. Un prurit général causé par la suppresion des selles , est de mauvais augure dans la phthisie.

441. Chez les sujets qui ont une disposition prochaine à la phthisie , les fluxions sur les dents et les gencives , avec fièvre , sont d'un présage funeste.

442. Le météorisme des hypochondres est toujours de mauvais augure , mais surtout dans la consomption lente.

443. Parmi les phthisiques dont le terme

fatal approche, quelques-uns ont des frissons.

444. Les exanthèmes rouges à la peau, avec l'apparence d'écorchure, indiquent une phthisie universelle.

445. Il ne reste aucun espoir aux phthisiques qui éprouvent une grande difficulté de respirer avec sécheresse de poitrine, et dont les crachats sont crus et très-abondans.

446. Ceux dont le foie est attaqué, et qui rendent beaucoup de crachats sanglants, putrides, bilieux sans mélange, périssent promptement.

447. Le marasme, avec enrouement à la suite d'affection du foie, est de mauvais augure, surtout avec la toux.

448. Ceux qui ont une douleur au foie avec cardialgie, assoupissement, quelques frissons, trouble d'entrailles ; qui sont atteints de maigreur, de dégoût et de sueurs abondantes, rendent le pus avec les selles.

449. La fièvre fait cesser les douleurs,

πρὸ τῶν τελευτῶν ἐπιρῥιγέουσι.

υμδ'. Τὰ ἀμυχώδεα ἐξανθίσματα, φθίσιν ἕξιος σημαίνει.

υμέ. Οἱ δύσπνοοι ξηρώσει, πολλὰ ἄπεπτα ἀνάγοντες ἐν φθίσεϊ, ὀλέθριοι.

υμϛ'. Οἷσι ἡπατικοῖσι πουλὺ πτύελον αἱματῶδες, εἴτε ἐνυπόσαπρον, εἴτε χολῶδες ἄκρητον, ὀλέθριον εὐθέως.

υμζ'. Ἐπὶ ἡπατικῷ τῆξις ἅμα βράγχῳ, κακὸν, ἄλλως τε κὴν ὑποβήσσῃ.

υμή. Οἱ κατ' ἦπαρ ὀδυνώδεες, καρδιαλγικοί, καρώδεες, ῥιγώδεες, κοιλίαι ταραχώδεες, λεπτοί, ἀπόσιτοι, ἐφιδρόοντες πολλῷ, πυώδεα κατὰ κοιλίην προΐενται.

υμθ'. Τοῖσι ἦπαρ ἐξαπίνης περιοδυνέουσι,
10.

πυρετὸς ἐπιγενόμενος λύει.

υν. Ὅσοι δὲ ἀφρῶδες αἷμα πτύουσι, πονέοντες ὑποχόνδριον δεξιὸν, ἀπὸ τοῦ ἥπατος πτύουσι, καὶ θνήσκουσι.

υνά. Οἷσι ἧπαρ καυθεῖσι, οἷον ἀμόργη ἔρχεται, θανάσιμον.

υνβ΄. Οἱ δὲ ὕδρωπες οἱ ἐκ τῶν ὀξέων νουσημάτων, ἐπίπονοι γίνονται καὶ ὀλέθριοι. ἄρχονται δὲ, οἱ πλεῖςοι μὲν ἀπὸ τῶν κενεώνων, οἱ δὲ καὶ ἀπὸ τοῦ ἥπατος. Τοῖσι μὲν οὖν ἀπὸ τῶν κενεώνων ἀρχομένοισι, οἱ πόδες οἰδέουσι, καὶ διάρροιαι πολυχρόνιοι παρακολουθέουσι, οὐ λαπάσσουσαι κοιλίην, οὐδὲ τὰς ὀδύνας λύουσαι τὰς ἐξ ὀσφύος καὶ κενεώνων. Ὅσοισι δὲ ἀπὸ τοῦ ἥπατος, βὴξ ἔτ᾽ ἐτύμος ἐγγίνεται καὶ οἱ πόδες οἰδέουσι, καὶ ἡ κοιλίη σκληρὰ διαοίδωσι, καὶ πρὸς ἀνάγκην, οἰδήματά τε καὶ περὶ αὐτὴν γίνεται, τὰ μὲν ἐπὶ δεξιὰ, τὰ δ᾽ ἐπ᾽

qui surviennent tout-à-coup aux environs du foie.

450. Ceux qui ont des douleurs à l'hypochondre droit et crachent un sang écumeux, le rejettent du foie, et ne peuvent échapper.

451. Après la cautérisation du foie, si le pus qui sort de la plaie, est semblable au marc d'huile, la mort est inévitable.

452. *a.* Les hydropisies, à la suite des maladies aiguës, sont très douloureuses et funestes ; la plupart commencent aux iles et au foie.

b. Celles qui commencent aux iles occasionnent de l'enflure aux pieds et de longues diarrhées, qui n'amollissent pas le ventre, et ne font pas cesser les douleurs des iles et des lombes.

c. Celles qui viennent du foie, produisent une petite toux avec des envies de tousser, et l'enflure des pieds ; le ventre est consitipé, et ne rend quand il y est forcé, que des matières dures ; des tumeurs s'élèvent tantôt à droite tantôt à gauche de la circonférence du ventre et disparoissent.

453. Dans l'hydropisie sèche, la strangurie est un signe redoutable. L'urine avec peu de sédiment, est aussi très-mauvaise.

454. L'épilepsie qui survient dans l'hydropisie est mortelle ; surtout lorsqu'elle se joint à d'autres signes fâcheux et que les selles sont très-liquides.

455. Les sujets bilieux, qui ont des troubles d'entrailles et rendent à peine quelques selles blanchâtres visqueuses, avec douleur au bas ventre, et dont les urines coulent difficilement, ont à craindre une hydropisie sèche.

456. Dans l'hydropisie avec fièvre, l'urine en petite quantité et trouble est très-mauvaise.

457. La diarrhée, aqueuse, sans crudité, au commencement de l'hydropisie la guérit.

458. Lorsqu'il y a des indices d'hydropisie sèche, les violentes coliques ou tranchées, aux environs de l'intestin grêle, sont de mauvais augure.

ἀριςερὰ, καὶ πάλιν καταπαύεται.

υνγ΄. Ἐπὶ τοῖσι ξηροῖσι ὑδρωπιώδεσι τὰ ςραγγουρικὰ, μοχθηρόν. φλαῦρα δὲ καὶ τὰ σμικρὰς ὑποςάσιας ἔχοντα.

υνδ΄. Τοῖσι ὑδρωπιώδεσι ἐπίληπτικὰ ἐπιγενόμενα, ὀλέθριον, ἀλλήλων σημηίων μοχθηρῶν, καὶ κοιλίας ἐξυγραίνουσι.

υνέ. Ἐν τοῖσι χολώδεσι κοιλίη ταραχώδης, διαδιδοῦσα σμικρὰ γονώδεα, μυξώδεα, καὶ πόνον περὶ ἦτρον ἐμποιέοντα, καὶ οὖρα οὐκ εὐλύτως ἰόντα, ἐς ὕδρωπα ἀποτελευτᾷ ἐκ τῶν τοιουτέων.

υνς΄. Ὑδεριῶντι πυρετώδεῖ, οὖρον σμικρὸν καὶ τεταραγμένον, ὀλέθριον.

υνζ΄. Ἐπὶ δὲ ὑδέρῳ ἀρχομένῳ διάρροια γενομένη ὑδατώδης, χωρὶς ἀπεψίης, λύει τὸ νούσημα.

υνή. Τοῖσι ξηροῖσι ὑδρωπιώδεσι προσημαίνουσι, ςρόφοι περὶ τὸ λεπτὸν ἐμπίπτοντες, κακόν.

10...

υνθ'. Τὰ ἐξ ὑδρωπικῶν ἐπιληπτικὰ, ὀλέθρια.

υξ'. Ὕδερος πρὸς θεραπηΐην ἐνδιδοὺς, πα-
λινδρομέων, ἀνέλπιςος.

υξά. Τοῖσι ὑδρωπιώδεϙι κατὰ φλέβας ἐς
κοιλίην ῥαγέντος τοῦ ὕδατος, λύσις.

υξβ'. Δυσεντερίη ἀκαίρως ἐπιϛᾶσα, ἀπόϛασιν ἐν πλευροῖσι, ἢ σπλάγχνοισι, ἢ ἐν ἄρθροισι ποιέει. ἦρα ἡ μὲν χολώδης ἐν ἄρθροισι, ἡ
δὲ αἱματώδης ἐν πλευροῖσι, ἢ σπλάγχνοισι;

υξγ'. Δυσεντερικοῖσι ἔμετος χολώδης ἐν
ἀρχῇ, κακόν.

υξδ'. Οἷσι ἐκ δυσεντερίης ὀξηΐης ἐς πυώδεα ἥκει τὸ ὑγρὸν, τὸ ἐπιϛάμενον ἔκλευκον
ἔϛαι καὶ πουλύ.

υξέ. Τὰ δυσεντεριώδεα, ὑπέρυθρα, ἰλυώδεα,
λάβρα διαχωρήματα, ἐπιφλογώδεσι, ἐξερύ-

459. L'épilepsie qui survient dans l'hydropisie est mortelle.

460. L'hydropisie qui récidive , après avoir d'abord cédé au traitement approprié , est désespérée.

461. Dans l'hydropisie , lorsque l'eau est transmise des veines dans les intestins la guérison a lieu.

462. La dysenterie arrêtée à contretemps, est suivie de depôts au côtés ou à la vessie , et aux articulations. N'est-ce pas la bilieuse qui produit les abcès des articulations, et la sanguine ceux des viscéres et des côtés ?

463. Le vomissement de bile au commencement de la dysenterie , est un très-mauvais signe.

464. Dans une dysenterie très-aiguë , si l'humeur dégénère en pus , il y aura une matière blanche très-abondante à la superficie des selles.

465. Les selles dysentériques rougeâtres , limoneuses , abondantes , inflammatoires ,

mélangées de couleurs rouges font craindre des accès prochains de manie.

466. Dans les affections de la rate, la dysenterie est utile, si elle est de courte durée ; et au contraire, nuisible, si elle se prolonge : l'hydropisie ou la lienterie en est une suite funeste.

467. La lienterie, accommpagnée d'ulcères rebelles, et de violentes coliques, qui se terminent par des tranchées, est suivie du gonflement des articulations ; il s'y forme de petites écailles rouges avec pustules : il survient des sueurs, et la peau se couvre de taches rouges semblables à des vergetures.

468. La lienterie chronique avec des ulcères rebelles, des tranchées, et des douleurs générales, se termine par l'hydropisie ; les frissons en pareil cas, sont très-mauvais.

469. La lienterie jointe à la difficulté de respirer, et à un sentiment d'érosion au côté, dégénère en phthisie.

θροισι χρώμασι λυόμενα, ἐλπὶς ἐκμανῆναι.

υξϛ΄. Δυσεντερίη σπληνώδεσι μὴ μακρὴ, χρήσιμον. μακρὴ δὲ, πονηρόν. ληγούσης γὰρ, εἰ ὕδρωπες, ἢ λειεντερίαι γίνονται, θανάσιμον.

υξζ΄. Ἐν λειεντερικοῖσι μετὰ θηρίων, ὀδύναι στρόφῳ λυόμεναι, τὰ περὶ ἄρθρα μετεωρίζουσι. ἐκ τοιουτέων λέπιχ ἐξέρυθρα, φλυκταινούμενα. ἐφιδρώσαντες οὗτοι διαφοινίσσονται οἷα μάστιξι.

υξή. Οἱ ἐν λειεντεριώδεσι μακροῖσι ἅμα θηρίοισι στροφώδεες, ὀδυνώδεες, λυομένων ἐποιδέουσι. τὸ ἐπιρρίγουν τουτέοισι, κακόν.

υξθ΄. Λειεντερικὰ μετὰ δυσπνοίης, καὶ πλευρέου τῇ κνήσεϊ, ἐς φθίσιν ἀποτελευτᾷ.

Ι Ο.....

υο. Εἰλεώδεσι ἔμετος καὶ κώφωσις, κακόν.

υοά. Κύςιες δὲ σκληραί τε καὶ ἐπώδυνοι, πάντως μὲν κακόν. κάκιςον δὲ πυρετῷ ξυνεχέϊ. καὶ γὰρ οἱ ἀπ' αὐτέων πόνοι, ἱκανοὶ ἀνελέειν. καὶ κοιλίαι τουτέοισιν οὐ πάνυ διαχωρέουσι. λύει δὲ τουτέους οὖρον πυῶδες ἐλθὸν, λευκὴν καὶ λείην ἔχον ὑπόςασιν. Μὴ λυομένων δὲ τουτέων, μηδὲ τῆς κύςιος λαπασσομένης, ἐν τῇσι πρώτῃσι περίοδοισι ἐλπὶς ἀπολέσθαι τὸν νοσέοντα. μάλιςα δὲ γίνεται τοῦτο τοῖσι ἀπὸ ἑπτὰ ἐτέων, μέχρι πεντεκαίδεκα.

υοβ΄. Οἱ λιθιῶντες σχηματισθέντες, ὥςε τὸν λίθον μὴ προσπίπτειν πρὸς τὸν οὐρητῆρα, ῥᾳϊδίως οὐρέουσι.

υογ΄. Οἷσι δὲ φῦμα περὶ τὴν κύςιν ἐςὶ τὸ παρέχον τὴν δυσουρίην, παντοίως σχηματισθέντες ὀχλέονται. λύσις δὲ τουτέου γίνεται, πύου ῥαγέντος.

470. Le vomissement et la surdité dans la passion iliaque, sont des signes funestes.

471. *a.* Si la vessie devient dure et douloureuse, c'est un mal très-grave, surtout avec une fièvre violente ; car, les douleurs de vessie suffisent pour causer la mort. Le ventre ne rend presque rien : les urines purulentes, dont le dépôt est blanchâtre, terminent les douleurs. Si donc elles continuent et que la vessie ne s'amolisse pas, on doit craindre que le sujet ne périsse dans la première periode du mal; ceci a lieu surtout chez les enfants, depuis l'âge de sept ans jusqu'à quinze.

472. Ceux qui sont attaqués de la pierre vésicale, lorsqu'ils se placent de manière qu'elle ne puisse se présenter au-devant de l'uretère, ils rendent facilement leurs urines.

473. Toutes les fois qu'une tumeur située dans la vessie, est cause de difficulté d'uriner, la gène qu'on éprouve, est la même dans toutes les positions : l'excrétion du pus est alors la seule voie de guérison.

474. Ceux dont les urines coulent à leur insu, tandis qu'il y a rétraction des parties génitales, sont dans un état désespéré.

475. Le volvulus qui survient dans la strangurie est mortel le septième jour, à moins que la fièvre ne se déclare et ne soit suivie d'un flux abondant d'urine.

476. Des engourdissements et une sorte d'insensibilité inaccoutumés, sont le présage d'une apoplexie imminente.

477. Quand on devient perclus à la suite d'une blessure, la fièvre sans frissons est la guérison; sinon il y a à craindre une paralysie de tout le côté droit ou gauche.

478. Les hémorrhoïdes sont utiles dans l'apoplexie; le refroidissement avec torpeur est funeste.

479. Dans l'apoplexie, les sueurs causées par une gêne excessive de la respiration sont un présage mortel; si la fièvre se déclare, elle amène la guérison.

υοδ'. Οἷσι λανθάνει τὸ οὖρον προσπίπτον, καὶ τὸ αἰδοῖον ἕλκονται, ἀνέλπιςοι.

υοέ. Ἐπὶ ςραγγουρίῃ εἰλεὸς ἐπιγενόμενος, ἑβδομαίους ἀπόλλυσιν, ἢν μὴ πυρετοῦ ἐπιγενομένου ἀθρόον οὖρον ἔλθῃ.

υος'. Νάρκαι καὶ ἀναισθησίαι γινόμεναι παρὰ τὸ ἔθος, ἀποπληκτικῶν ξυμβησομένων σημήϊον.

υοζ' Ὅσοι ἐκ τρώματος ἀκρατέες γένονται τοῦ σώματος, πυρετοῦ μὲν ἐπιγενομένου χωρὶς ῥίγεος, ὑγιάζονται. μὴ γενομένου δὲ, ἀποπληκτικοὶ γίνονται τὰ δεξιὰ, ἢ τὰ ἀριςερά.

υοή. Ἀποπληκτικοῖσι αἱμοῤῥοΐδες ἐπιγενόμεναι, χρήσιμον. ψύξιες δὲ καὶ ναρκώσιες, πονηρόν.

υοθ'. Ἐν τοῖσι ἀποπληκτικοῖσι ἐπὶ τῇ δυσφορίῃ τοῦ πνεύματος, ἱδρὼς ἐπιγενόμενος, θανάσιμον. ἐν αὐτέοισι δὲ πάλιν τουτέοισι ἢν πυρετὸς ἐπιγένηται, λύσις.

υπʹ. Τὰ ἐξαπίνης ἀποπληκτικὰ λελυμένως ἐπιπυρεττήναντα χρόνῳ, ὀλέθρια.

υπάʹ. Οἷσι ἔκ τινος ἀῤῥωςίης ἐς ὕδερον περίςαται, τουτέοισι κοιλίαι ξηραὶ σπυραθώδεες ἔρχονται, μετὰ περιτήξιος μυξώδεος, καὶ οὔρου οὐ καλοῦ. διατάσιές τε περὶ ὑποχόνδρια, καὶ πόνοι, καὶ ἐπάρματα περὶ κοιλίην, καὶ πόνοι περὶ κενεῶνας, καὶ περὶ τοὺς ῥαχιαίους μύας προσπίπτουσι. πυρετοί τε καὶ δίψαι, καὶ βῆχες ξηραὶ παρακολουθέουσι, καὶ δύσπνοια περὶ τὰς κινήσιας, καὶ σκελέων βαρύτης, σιτέων τε ἀπιςῆσι, καὶ προσενεγκάμενοι σμικρὰ πληρέονται.

υπϛʹ. Τοὺς λευκοφλεγματοῦντας διάῤῥοια παύει. αἱ μετὰ σιγῆς ἀθυμίαι, καὶ ἀπανθρωπίαι, ἐπιεικέως αὐτέων κατεργαςικαί.

υπγʹ. Οἷσι ἐκ φόβου μετὰ καταψύξιος ἐξίςανται, πυρετοὶ μεθ᾽ ἱδρώτων, καὶ ὕπνοι οἱ πάναυδοι ταῦτα λύουσι.

υπδʹ. Ἐκ μανίης ἐς βράγχον μετὰ βηχὸς

480. L'apoplexie qui se termine d'une manière subite, et où la fièvre se prolonge est mortelle.

481. Quand on est menacé d'hydropisie à la suite de quelque maladie, les selles sont sèches, conglobées, accompagnées de colliquation muqueuse; les urines sont mauvaises : il survient des distensions vers les hypochondres, des douleurs avec élévation du ventre, et un sentiment pénible dans les flancs et les muscles de l'épine du dos ; cela est suivi de fièvre, d'altération, et de toux sèche; il y a difficulté de respirer au moindre mouvement, pesanteur des jambes, dégoût et plénitude des qu'on prend la moindre quantité d'aliments.

482. La diarrhée termine la leucophlegmatie. Cette maladie s'accompagne ordinairement de découragement silencieux, avec désir de la solitude.

483. Le délire avec refroidissement, à la suite d'une vive frayeur, cesse par la fièvre avec des sueurs et un sommeil tranquille.

484. Dans la manie le transport des hu-

meurs sur la gorge , occasione l'enrouement et la toux.

485. Les spasmes dans la manie sont
suivis d'amaurose.

486. Un délire taciturne sans être calme,
avec une violente agitation des yeux et la
respiration entrecoupée , est mortel : ou il
est suivi de paralysie chronique, et quelquefois de la manie. Si le délire augmente beaucoup , mais qu'il soit accompagné de
trouble d'entrailles , au moment de la
crise , on rendra des selles noires.

487. Les sujets bien portants en hiver ,
qui sont pris de froid et de pesanteur aux
lombes , après une cause légére ; qui sont
constipés quoique digérant bien , sont menacés de douleurs de sciatique , de néphre-
tique , et même de strangurie.

488. Ceux dont les parties inférieures
sont affectées de prurit ou demangaison ,
rendent des urines chargées de petits sables ,
et quelquefois, sont atteints de suppression
d'urine : une profonde torpeur , devient
alors un signe fatal.

ἀπόφασις.

υπέ΄. Ἐν τοῖσι μανικώδεσι σπασμὸς προσγι-
νόμενος, ἀμαύρωσιν ἴσχει.

υπς΄. Αἱ σιγῶσαι ἐκφάσιες οὐχ ἡσυχά-
ζουσαι, ὄμμασι περιβλέπουσαι, πνεῦμα ἔξω
ἀναφέρουσαι, ὀλέθριαι. ποιέουσι δὲ παραπλη-
κτικὰ χρόνια. ἀτὰρ καὶ ἐκμαίνονται οὗτοι.
οἷσι δὲ ἐπὶ ταραχῇ κοιλίης οὕτω παροξύνονται,
περὶ κρίσιν μέλανα διέρχεται.

υπζ΄. Οἷσι ὑγιαίνουσι χείμωνος ἐόντος περὶ τὴν ὀσφὺν ψυχρότης, καὶ βάρος ἀπὸ βραχήης
προφάσεως, καὶ κοιλίης ἐπίφασις, τῆς ἄνω
καλῶς ὑπηρετούσης, ἰσχιάς, ἢ νεφρῶν πόνος,
ἢ φραγγουρίη τάχα ἂν ξυμβαίνῃ.

υπή. Οἷσι τὰ κάτω κακοῦται, κνησμῶν ἐγγε-
νομένων ἔμπροσθεν ἰσχυρῶν, τουτέοισι ἀμμώ-
δες οὖρον γίνεται, καὶ ἐπίφαται. τοῖσι δὲ ὀλέ-
θρίοισι αὐτέων ἡ διάνοια ἀπιναρκοῦται.

υπθ'. Οἱ τὰ ἄρθρα φλυκταινούμενοι ἐξερύθροισι ἐπιπολαίοισι, ἐπιῤῥιγώσαντες, οὗτοι
κοιλίας καὶ βουβῶνας διαφοινίσσονται, οἷα
πληγῆσι ἐπωδύνοισι, καὶ ἀποθνήσκουσι.

υζ'. Τὰ ἰκτερώδεα, οὐ πάνυ τι ἐπαισθα-
νόμενα. οἷσι λύγγες, κοιλίαι καταῤῥήγνυνται.
ἴσως δὲ καὶ ἐπίςασις. οὗτοι ἐκχλοιοῦνται.

υζά. Τὰ κατὰ πλευρὸν ἀλγήματα ἐν πυρετοῖσι ἰσχνῶς ἑςηκότα, ἄσημα, φλεβοτομίη
βλάπτει. κἢν ἀπόσιτος ἔῃ, κἢν ὑποχόνδριον μετέωρον. καὶ ἐν καταψύξει, οὐκ ἀπύ-
ρους νενωθρευμένους, αἵματος ἀφαίρεσις βλάπτει. καὶ δοκέοντες δὲ ἐπιεικέςερον ἔχειν,
οὗτοι θνήσκουσι.

υζ6'. Κεφαλὴν καὶ πόδας καὶ χεῖρας κατε-
ψύχθαι, κοιλίης καὶ πλευρέων θερμῶν ἐόντων,
κακόν. βέλτιςον δὲ, ἄπαν ὁμοίως τὸ σῶμα

489. Quand il paroît des pustules rouges superficielles ou phlyctènes aux articulations, si le ventre et les aines se couvrent de rougeurs pareilles aux plaies douloureuses, la mort est imminente.

490. L'ictère qui est avec perte de sentiment, est suivi de hocquet, du flux de ventre et quelquefois de suppression des selles; la peau devient alors tout-à-fait verdâtre.

491. *a.* Dans les fièvres, la saignée est nuisible à la douleur de côté, lorsque celle-ci ne paroît pas entièrement fixée, et ne présente aucuns signes extérieurs. La saignée nuit aussi quand il y a aversion des aliments, météorisme des hypochondres; un refroidissement violent, une fièvre accompagnée de torpeur; car, au moment où les malades semblent se trouver mieux, ils meurent.

492. C'est un mauvais signe quand on a la tête, les mains, et les pieds froids, le ventre et les côtés brûlants. Une chaleur

douce et une moiteur générale, est ce qu'il y a de plus avantageux.

a. 493. Il faut qu'un malade se tourne avec aisance et paroisse se mouvoir avec légèreté. S'il éprouve de la pesanteur, et ne peut agir des pieds et des mains, il est plus en danger,

b. L'accablement sous le poids du corps, les ongles et les doigts devenus livides, sont des signes de mort très-prochaine ; cependant la couleur entièrement noire, est un signe moins mortel que la lividité ; on fera donc attention aux autres signes, car, s'il y en a de favorables et que le mal soit supportable, il dégénère en abcès ; les parties devenues noires se détachent par suppuration.

494. La rétraction convulsive des testicules et du pénis, indique un état très-pénible.

495. Il est très-avantageux de rendre ses vents sans crépitation et sans bruit ; mais il vaut encore mieux qu'ils sortent avec bruit que d'être interceptés ; s'ils

θερμόν τε εἶναι καὶ μαλθακόν.

υζγ΄. Στρέφεσθαι δὲ ῥηϊδίως χρὴ τὸν νοσέοντα, καὶ ἐν τοῖσι μετεωρισμοῖσι ἐλαφρὸν εἶναι.
βαρυτὴς δὲ ὅλου τοῦ σώματος, καὶ χειρέων καὶ
ποδῶν, πονηρόν. Εἰ δὲ καὶ πρὸς τῷ βάρεϊ πέλιοι
γίγνονται οἱ δάκτυλοι, καὶ οἱ ὄνυχες, πλησίον
ὁ θάνατος. μελαινόμενα δὲ παντελῶς, ἧσσον
ὀλέθρια τῶν πελίων. ἀλλὰ τὰ λοιπὰ θεωρέειν.
ἢν γὰρ εὐπετέως φέρῃ τὸ νούσημα, καὶ ἄλλό τι
τῶν χρησίμων ὑποδεικνύῃ, τὸ νούσημα ἐς ἀπό-
στασιν τρέπεται, καὶ τὰ μελανθέντα τοῦ σώματος ἀποπίπτει.

υζδ΄. Ὄρχιες καὶ αἰδοῖον ἀνεσπασμένα, πονηρὸν σημαίνει.

υζέ. Φῦσαν δὲ ἄνευ ψόφου καὶ περόδησιος διεξιέναι, βέλτιστον. κρέσσον δὲ καὶ ξὺν ψόφῳ διελθεῖν, ἢ αὐτοῦ ἀνειλέεσθαι. καὶ τι καὶ οὕτω δια-
δοῦσα, σημαίνει πόνον καὶ παραφροσύνην, ἢν

μὴ ἑκὼν οὕτω ποιέηται τὴν ἄφεσιν τῆς φύσης.

υϛʹ. Ἕλκος πέλιον καὶ ξηρὸν, ἢ χλωρὸν γινόμενον, θανάσιμον.

υζʹ. Ἀνάκλισις βελτίςη μὲν, ὡς εἴθιςαί τις ὑγιαίνων.

β. Ὕπτιον δὲ κέεσθαι τὰ σκέλεα ἐκτεταμένον, οὐκ ἀςήϊον.

γ. Εἰ δὲ καὶ καταρρέοι προπετὴς ἐπὶ πόδας, χεῖρον.

δ. Θανάσιμον δὲ καὶ κεχηνέναι, καὶ καθεύδειν ἀεὶ. καὶ τὰ σκέλεα ὑπτίου κειμένου ξυγκεκαμμένα τε εἶναι ἰσχυρῶς καὶ διαπεπλεγμένα.

ε. Τὸ δ' ἐπὶ γαςέρα κέεσθαι οἶσι μὴ ξύνηθες, παραφροσύνην σημαίνει, καὶ πόνους περὶ κοιλίην.

ζ. Πόδας δὲ γυμνοὺς ἔχειν καὶ χεῖρας, μὴ θερμὸν ἐόντα ἰσχυρῶς, καὶ τὰ σκέλεα διερρίφθαι

s'échappent avec violence, c'est signe de quelque souffrance, ou de délire, à moins qu'on ne rende volontairement ses vents avec bruit.

496. C'est un signe mortel, quand un ulcère devient tout-à-coup livide et sec ou verdâtre,

497. *a.* La position la meilleure quand on est alité, doit être telle que chez les personnes en santé.

b. Le coucher en supination ou sur le dos, les jambes étendues, n'est pas d'un augure favorable.

c. Si le malade glisse et tombe aux pieds du lit, il y a encore plus de danger.

d. C'est un signe mortel que de dormir constamment la bouche ouverte, et sur le dos, les jambes retirées et fortement écartées.

e. Le coucher sur le ventre quand on n'en a pas l'habitude, est un indice de leger délire ou de quelque douleur abdominale.

f. Si les pieds et les mains sont toujours découverts, quoiqu'ils ne paroissent pas très-chauds cela est mauvais et dénote des anxiétés.

g. Lorsqu'on veut être assis sur son séant, cela est de mauvais augure dans les maladies aiguës, surtout dans l'inflammation de poitrine.

h. On doit dormir de nuit et veiller de jour, le contraire est mauvais. Le sommeil, depuis le matin jusqu'à la troisième partie du jour, est moins favorable; moins encore celui qui survient après ce temps.

j. Mais il est très-mauvais de ne dormir ni jour ni nuit, car si l'insomnie ne provient pas de quelque douleur, ou d'un état très-pénible, on peut d'après ce seul signe annoncer le délire.

498. Quand le muscle crotaphite est entamé, il survient des spasmes, du côté opposé.

499. Toutes les fois que le cerveau a été fortement ébranlé ou blessé par un coup ou une chûte, on perd sur-le-champ la parole, la vue et l'ouïe; et communément la mort en est la suite.

500. Quand le cerveau est grièvement

κακόν. ἀλυσμὸν γάρ σημαίνει.

η. Ἀνακαθίζειν δὲ βούλεσθαι, κακὸν ἐν τοῖσι ὀξέσι. κάκιςον δὲἐν περιπλευμονικοῖσι.

θ. Καθεύδειν δὲ χρὴ τὴν νύκτα, τὴν δὲ ἡμέρην ἐγρηγορέναι. τὸ δ᾽ ἐναντίον, πονηρόν. ἥκιςα δ᾽ ἂν βλάπτοιτο προΐ κοιμώμενος ἕως τοῦ τρίτου τῆς ἡμέρης. οἱ δὲ μετὰ ταῦτα ὕπνοι, πονηροί.

ι. Κάκιςον δὲ μὴ καθεύδειν, μήτε ἡμέρης, μήτε νυκτός. ἢ γὰρ ὑπὸ ὀδύνης τε καὶ πόνου ἀγρυπνοίη ἄν, ἢ παραφρονήσει ἀπὸ τουτέου τοῦ σημηίου.

υξή. Ὁκόσοισι κρόταφος τάμνεται, σπασμὸς ἐκ τῶν ἐναντίων τῆς τομῆς ἐπιγίνεται.

υξθ'. Ὅσοιτι ἂν ὁ ἐγκέφαλος σεισθῇ, καὶ πονέσῃ πληγεῖσι, ἢ ἄλλως πίπτουσι, παραχρῆμα ἄφωνοι γίνονται, καὶ οὔτε ὁρῶσι, οὔτε ἀκούουσι, καὶ τὰ πολλὰ θνήσκουσι.

φ'. Οἷτι ἐγκέφαλος τιτρώσκεται, πυρετὸς

ὡς ἐπιτοπουλὺ, καὶ χολῆς ἔμετος ἐπιγίνεται, καὶ ἀποπληξίη σώματος, καὶ ὀλέθριοι οἱ τοιοῦτοι.

φά. α. Τῶν ῥηγνυμένων κεφαλῆς ὀςέων, χαλεπώτατον γνῶναι τὰ κατὰ τὰς ῥαφὰς ῥηγνύμενα. ῥήγνυται δὲ ὑπὸ τῶν βαρέων καὶ ςρογγύλων βελέων μάλιςα, καὶ ἐκ τῶν ἐξ ὑπεναντίου φερομένων, καὶ μὴ ἐξ ἰσοπέδου.

β. Τὰ δ' ἀπορεύμενα, πότερον ἔῤῥωγεν, ἢ οὐ, κρίνειν δεῖ, διαμασᾶσθαι διδόντα ἐφ' ἑκατέρην τὴν σιηγόνα, ἀνθέρικον, ἢ νάρθηκα, καὶ προσέχειν κελεύειν, εἴτι ψοφεῖν αὐτέῳ δοκέει τὸ ὀςέον. τὰ γὰρ κατεηγότα δοκέει ψοφεῖν.

γ. Προϊόντος δὲ τοῦ χρόνου τὰ ἐῤῥωγότα μὲν ζ, τὰ δὲ ιθ', τὰ δὲ καὶ ἄλλως διασημαίνει. τῆς τε γὰρ σαρκὸς ἀπόςασις ἀπὸ τοῦ ὀςέου γίνεται, καὶ τὸ ὀςέον πελιὸν, καὶ πόνοι, ἰχώρων ὑποῤῥεόντων. γίνεται δὲ ταῦτα ἤδη δυσβοήθητα.

blessé, la fièvre survient ordinairement avec le vomissement de bile ; et presque toujours succèdent la paralysie et la mort.

5o1. *a.* Si les os du crâne sont fracturés légèrement, il est très-difficile d'y reconnoître les fentes ou fissures, particulièrement près des sutures. Les os se rompent surtout sous les corps pesants et contondants qui frappent de front et rarement dans une direction oblique.

b. Pour juger d'abord s'il y a fracture ou non, on donne a mâcher quelque chose des deux côtés des mâchoires, par exemple : une tige de férule ou asphodèle, en recommandant au malade de bien observer, s'il lui semble entendre un frémissement des os ; car les fractures se découvrent quelquefois par ce bruit.

c. Quelque temps après , environ, le septième ou quatorzième jour , les fentes ou fissures s'annoncent par d'autres signes ; les chairs se séparent de l'os , il est livide, des douleurs y surviennent avec écoulement d'un fluide ichoreux. La guérison devient alors bien difficile.

II.

5o2 Quand l'épiploon occupe le local externe, nécessairement il s'y putréfie.

5o3. Si l'intestin grèle est divisé, il ne se réunit pas.

5o4. Toutes les fois qu'un nerf , ou l'angle des lèvres ou le prépuce sont coupés, la réunion en est impossible.

5o5. Si on retranche un os ou un cartilage, il ne croit plus.

5o6. La convulsion dans une blessure est mortelle.

5o7. Le vomissement de bile est de mauvais augure dans toutes les blessures, surtout celles de la tête.

518. Quand de gros nerfs ou tendons sont atteints par de profondes blessures, il en résulte presque toujours la claudication ; surtout si la plaie est transversale et avec lésion des têtes des gros muscles comme ceux de la cuisse.

5o9. a. Les blessures les plus mortelles sont celles qui intéressent le cerveau, la moëlle épinière , le foie, le diaphragme , le cœur, la vessie ou quelque gros vaisseau sanguin.

φβ΄. Ὅσοισι ἐπίπλοον ἐκπίπτει, ἀνάγκη ἀποσαπῆναι.

φγ΄. Ἢν ἔντερον διακοπῇ τῶν λεπτῶν, οὐ ξυμφύεται.

φδ΄. Νεῦρον διακοπὲν, ἢ γνάθου τὸ λεπτὸν, ἢ ἀκροποσθίη, οὐ ξυμφύεται.

φέ. Ὅ, τι ἂν ἐν τῷ σώματι ὀςέον ἀποκοπῇ, ἢ χόνδρος, οὐκ αὔξεται.

φϚ΄. Ἐπὶ τρώματι σπασμὸς ἐπιγενόμενος, κακόν.

φζ΄. Ἐπὶ τρώματι χολῆς ἔμετος ἐπιγενόμενος, κακόν, καὶ μάλιςα ἐπὶ τοῖσι κεφαλικοῖσι.

φή. Νεῦρα ὅσα παχέα τιτρώσκεται, ὡς ἐπιτοπουλὺ χωλοῦνται, καὶ λοξὰ τιτρωσκόμενα μάλιςα, καὶ τῶν μυῶν αἱ κεφαλαὶ, μάλιςα τῶν ἐν μηρέοισι.

φθ΄. Ἀποθνήσκουσι δὲ μάλιςα ἐκ τῶν τρωμάτων, ἤν τις ἐγκέφαλον τρωθῇ, ἢ ῥαχίτην μυελὸν, ἢ ἧπαρ, ἢ φρένας, ἢ καρδίην, ἢ κύςιν, ἢ φλέβα τῶν παχηίων.

ΙΙ...

β. Θνήσκει δὲ, κἢν ἐς ἀρτηρίην καὶ πλεύμονα μεγάλαι σφόδρα αἱ πληγαὶ γένωνται, ὥςε
τοῦ πλεύμονος πληγέντος, ἔλασσον προερχό-
μενον πνεῦμα κατὰ ςόμα γένεσθαι, ἢ τὸ ἐκπί-
πτον ἐκ τοῦ τρώματος.

γ. Θνήσκουσι δὲ καὶ οἱ ἐς τὰ ἐντὸς νεῦρα, ἢν
τέ τι τῶν λεπτῶν τιτρωθῶσιν, ἤν τε τῶν παχέων, ἢν ἐπικάρσιος ἡ πληγὴ γένηται καὶ μεγάλη. εἰ δὲ σμικρὴ καὶ εὐθῆίη, περιγίνονται ἔνιοι.

δ. Ἥκιςα δὲ θνήσκουσι οἱ τιτρωσκόμενοι ἐν
οἷσι ταῦτα μὴ ἔνι τῶν τοῦ σώματος μερέων, ἢ
τουτέων προσωτάτω.

φί. Τὴν δὲ ὄψιν ἀμαυροῦνται ἐν τοῖσι τρώ-
μασι ἐς τὴν ὀφρῦν, καὶ σμικρὸν ἐπάνω. ὅσῳ
δ᾽ ἂν τὸ τρῶμα νεώτερον ἔῃ μάλιςα βλέπουσι.
χρονιζομένης δὲ τῆς οὐλῆς, ἀμαυροῦσθαι
μᾶλλον ξυμπίπτει.

φιά. α. Αἱ σύριγγες χαλεπώταταί εἰσιν, ὅσαι
ἐν τοῖσι χονδρώδεσί τε καὶ ἀσάρκοισι τόποισι
πεφύκασι, εἰσί τε κοῖλαι, μολοῦνταί τε, καὶ
ἰχωρ(ρ)οέουσι αἰεὶ, σαρκίον τε ἐπὶ τῷ ςόματι
ἔπεςι αὐτέῃσι.

b. Et aussi celles de la trachée artère et du poumon quand elles sont larges et profondes en sorte qu'il pénétre moins d'air par la bouche qu'il n'en sort par l'ouverture de la plaie.

c. Celles des gros nerfs internes, et de l'intestin grêle et du gros intestin ; quand la plaie est transversale très-grande , mais si elle est petite et d'un bon aspect, il y a espoir de guérison.

d. Les blessures qui intéressent d'autres parties que celles indiquées, ou qui en sont très-éloignées , deviennent rarement mortelles.

510. Dans le nombre des plaies, celles qui atteignent le sourcil ou les parties situées un peu au-dessus , occasionnent la perte de la vue; plus la plaie est récente , moins il y a de danger de cécité; c'est le contraire, si la plaie tarde longtemps à se cicatriser.

511. Les fistules les plus fâcheuses sont celles qui surviennent dans les parties cartilagineuses, non charnues ; qui sont fort profondes , avec des sinus, des carnosités , et dont l'ouverture est continuellement baignée de matières ichoreuses.

11....

b. Les fistules les plus traitables sont celles qui attaquent les parties molles, charnues, point tendineuses.

512. *a.* Avant l'âge de puberté on n'est pas sujet à la péripneumonie, à la pleurésie, à la goutte, aux douleurs néphrétiques, aux varices des jambes, aux pertes de sang, au cancer non héréditaire; à la lèpre blanche, à moins qu'elle ne soit de naissance; à la phthisie dorsale, aux hémorrhoïdes non héréditaires, ni au volvulus. On ne doit pas s'attendre à voir paroître ces maladies avant la puberté; mais depuis quatorze ans jusqu'à quarante deux, le corps y est disposé.

b. Depuis ce dernier âge jusqu'à soixante-trois ans, on n'est point affecté d'écrouelles, de calculs de la vessie, si on ne l'étoit auparavant; de phthisie dorsale, de douleurs des reins, à moins que ces affections ne proviennent des âges précédents : ni d'hémorrhoïdes, ni de pertes de sang, si elles n'ont eu lieu précédemment; ces maladies s'éloignent ensuite jusqu'à l'extrême vieillesse.

β. Εὐθεραπευτότεραι δὲ, ὅσαι ἐν τοῖσι μαλθακοῖσι τόποισι, καὶ σαρκώδεσί τε, καὶ ἀνεύροισι πεφύκασι.

φιε΄. α. Τὰ δὲ πρὸ ἥβης οὐ γίνεται νουσήματα, περιπλευμονικὰ, περιπλευριτικὰ, ποδαγρικὰ, νεφρῖτις, κιρσὸς περὶ κνήμην, ῥοῦς αἱματηρὸς, καρκῖνος μὴ ξύμφυτος, λεύκη μὴ συγγενὴς, κατάῤῥους νωτιαῖος, αἱμοῤῥοῒς μὴ ξύμφυτος, χορδαψός. τουτέων τῶν νουσημάτων πρὸ ἥβης οὐ χρὴ προσδέχεσθαι γενησόμενον οὐδέν. ἀπὸ ιδ΄ μεχρὶ β΄ καὶ μ΄ ἐτέων, πάμφορος ἡ φύσις νουσημάτων ἤδη τοῦ σώματος γίνεται.

β. Πάλιν δὲ ἀπὸ ταύτης τῆς ἡλικίης μέχρι ξγ΄ ἐτέων, οὐ γίνονται χοιράδες, οὐδὲ λίθος ἐν κύςει, ἢν μὴ τύχῃ πρότερον ὑπάρχων, οὐδὲ κατάῤῥους νωτιαῖος, οὐδὲ νεφρῖτις, ἢν μὴ παρακολουθέωσι ἐξ ἄλλης ἡλικίης. οὐδὲ αἱμοῤῥοΐδες, οὐδὲ ῥοῦς αἱματηρὸς, ἢν μὴ πρότερον τύχῃ γεγενημένος. ταῦτα μέχρι γήρως ἀπέχεται νουσήματα.

II.....

φιγ΄. Ἐν γυναικηΐοισι τὰ πρὸ τῶν τόκων ἰόντα ὑδατώδεα, κακόν.

φιδ΄. Στόματα ἀφθώδεα τῇσι ἐπιφόροισι οὐ χρηςόν. ἦρα καὶ κοιλίαι καθυγραίνονται;

φιέ. Ἐκ κενεώνων μεθιςάμενα ἀλγήματα ἐς τὸ λεπτὸν ἐν μακροῖσι, ἐκ διαφθορῆς, καὶ μὴ λίην καθαρθείσης, ὀλέθριον.

φιϛ΄. Τὰ ἐκ τόκου καὶ διαφθορῆς πολλὰ ὀξέως ὁρμήσαντα, ἐπιςάντα, δύσκολα. ῥῖγος ταύτῃσι πολέμιον, καὶ κοιλίης ταραχὴ, ἄλλως τε καὶ ὑποχονδρίου ὀδυνώδεες.

φιζ΄. Τῇσι ἐπιφόροισι κεφαλαλγικὰ, καρώδεα, μετὰ βάρεος γινόμενα καὶ σπασμοῦ, φλαῦρα ὡς ἐπιτοπουλύ.

φιή. Ἧσι ἐκ γυναικηΐων περὶ τὸ ἄνω καὶ τὸ λεπτὸν πόνοι ξύντονοι, κοιλίας καθυγραί-

513. L'écoulement des eaux avant l'acouchement n'est pas de bon augure.

514. Les aphthes de la bouche sont funestes dans la grossesse ; probablement il en résultera le flux de ventre.

515. Dans les maladies longues, à la suite de fausses-couches, les douleurs qui se portent des flancs vers l'intestin grêle, deviennent mortelles , si les lochies ne sont pas très-abondantes.

516. La suppression de lochies abondantes précipitées, à la suite des couches ou d'avortement , est un état très-facheux ; les frissons sont alors très-contraires , ainsi que le flux de ventre, surtout s'il y a des douleurs aux hypochondres.

517. Chez les femmes grosses , les douleurs de tête avec assoupissement et pesanteur , sont facilement suivies de convulsions et celles-ci sont ordinairement funestes.

518. Des douleurs intenses à l'epigastre et à l'intestin grêle , provenant de

suppression des lochies, amènent le flux de ventre; il en résulte au moment de la crise un profond assoupissement ou cataphora, suivi de prostration et d'anxiétés à la suite des évacuations : des sueurs froides avec frissons ; leur apparition après la délivrance est promptement mortelle.

519. La respiration plaintive et l'amaigrissement, sans cause manifeste, chez les femmes grosses, menacent d'avortement.

520. Les douleurs de ventre, après l'enfantement annoncent des lochies purulentes.

521. Une profonde stupeur jointe à l'inertie des mouvemens avec brisement des membres et prostration, devient un état dangereux au moment de la crise ; il survient des anxiétés et des sueurs abondantes. Le flux de ventre est alors ce qu'il y a de plus pernicieux.

522. Il est essentiel que les lochies ne s'arrêtent pas, car, il en peut résulter

νουσι, ὑπασώδεες. ταυτέῃσι περὶ κρίσιν κατα-
φοραὶ, καὶ ἀδύνατοι κενεαγγικῶς ἐφιδροῦσι
καὶ περιψύχουσι. αἱ τοιαῦται ὑποςροφαὶ
τῇσι πλείςῃσι γενόμεναι μετὰ τὴν ἄφεσιν,
ταχέως κτείνουσι.

φιθ'. Τὰ μετὰ μυχθισμοῦ ἔξω ἀναφερόμενα
πνεύματα, καὶ τῆξις παράλογος, τῇσι ἐπιφόροισι ἐκτιτρώσκει.

φκ'. Ὀδύνη κοιλίης μετὰ τόκον, ἐπὶ ταυτέῃσι
πυώδεα καθαίρει.

φκά. Αἱ ναρκώδεες καὶ μάλιςα ἐν τῇσι κινήσεσι μετὰ ἀδυναμίης κατακεκλασμέναι, περὶ
κρίσιν ἐνοχληθεῖσαι, ἀσώδεες, ἐφιδροῦσι πολλῷ. κοιλίαι καθυγρανθεῖσαι ταύτῃσι, κακόν.

φκβ'. Τὰ δὲ γυναικήϊα μὴ ἐπιςῆναι, χρήσιμον. ἐπιληπτικὰ ἐκ τῶν τοιουτέων, οἶμαι.

ἐνίῃσι δὲ ὑποφοραὶ μακραὶ, ἐνίῃσι δὲ αἱμορ-
ροΐδες.

φκγ΄. α. Τῇσι ἐπιφόροισι ὑποχονδρίου ἄλγημα, κακόν. καὶ κοιλίαι ταύτῃσι φερόμεναι,
κακόν. καὶ τὸ ἐπιρρίγουν ταύτῃσι κακόν.
ὀδύνη κοιλίης ἐν τῇσι τοιαύτῃσι ἦσσον κακόν,
ἢν ἰλυώδεα καθαίρῃ.

β. Ἧσι ῥηϊδίως τῶν τοιουτέων τίκτεται,
μετὰ τόκον δύσφορα σφόδρα.

φκδ΄. Τῇσι κυούσῃσι φθινώδεσι, ᾗσι ἔρευθος ἐπὶ προσώπου γίνεται, αἱ ἀπὸ ῥινέων
ἀποςάξιες τοῦτο ἀποτρέπουσι γινόμεναι.

φκέ. Ἧσι ἐκ τόκου λευκὰ, ἐπιςάντων δὲ,
ἅμα πυρετῷ κώφωσις, καὶ ἐς πλευρὸν ὀδύνη
ὀξείη, ἐξίςανται ὀλέθριοι.

φκς΄. Τὰ ἐν τῇσι ἐπιφόροισι ἁλμυρώδεα,
σημαίνει μετὰ τόκον δύσκολα λευκοῖσι δακνώ-
δεσι. αἱ τοιαῦται καθάρσιες ἀποσκληρύνουσι.
λὺγξ ἐπὶ τουτέοισι φλαῦρον, καὶ πτύσις ὑςερέων, καὶ ξυγκτείνει.

l'epilepsie, ou de longs flux de ventre, et des hemorrhoïdes.

a. 523. Les douleurs des hypochondres ainsi que le flux de ventre sont dangereux dans la grossesse; les frissons sont aussi très-pernicieux. Il y a moins à craindre quand les douleurs de ventre sont occasionnées par des selles visqueuses.

b. Les femmes qui accouchent sans douleur, immédiatement après leur délivrance, sont prises d'accidens très-fâcheux.

524. Les femmes grosses menacées de phthisie, qui ont des rougeurs au visage, sont quelquefois préservées par des saignemens de nez abondants.

525. Lorsqu'après l'accouchement, les lochies s'arrêtent avec fièvre, surdité et douleur aiguë au côté, il en résulte un délire funeste.

516. Des humeurs salsugineuses chez les femmes grosses, indiquent après l'enfantement, un état douloureux causé par des lochies blanches acrimonieuses. Un tel écoulement durcit les parties. Le hocquet est alors un signe dangereux et mortel,

avec une violente tension de l'utérus.

527. La suppuration, à la suite des lochies s'annonce par des tensions dans les lombes et aux pieds; par des déjéctions fétides, visqueuses, accompagnées de douleurs. Des suffocations, jointes aux signes précédents, sont aussi des indices de suppuration.

328. Les affections de l'utérus, accompagnées de duretés douloureuses du ventre, sont promptement mortelles.

529. Dans la grossesse les fluxions très-douloureuses occasionnées par des aphthes, sont très-dangereuses, surtout s'il s'y joint des hémorrhoïdes.

530. Celles dont le **ventre est tuméfié avec** rougeur des parties sexuelles, et qui ont subitement des pertes blanches très-abondantes, périssent de fièvre lente.

531. Le flux menstruel, au commencement des convulsions les fait cesser, dans le cas où la fièvre ne survient pas.

532. Des urines claires avec de petits nuages ou énéorêmes, font présager des frissons.

533. L'hémorrhagie après le quatrième

φκζ'. Ἐς πόδας καὶ ἐς ὀσφὺν ξυντάσιες ἐκ γυναικηΐων, ἐκπυητικὸν, καὶ τὰ ἀπὸ κοιλίης γλίσχρα, δυσώδεα, ἐπιπόνως ἰόντα. πνιγμοὶ ἐπὶ τοῖσι προγεγραμμένοισι, ἐκπυητικόν.

σκή. Τὰ ὑςερικὰ ἐν κοιλίῃσι σκληρύσματα ἐπώδυνα, ὀξέως ὀλέθριον.

φκθ'. Τῇσι ἐπιφόροισι ἤδη ἀφθώδεα ῥεύματα ἐπώδυνα, πονηρόν. αἱμορροῖς ταύτῃσι κάκιςον.

φλ'. Ἧσι κοιλίης ἐπαρθείσης ἐς αἰδοῖον ἔρευ-θος ἦλθε, γυναικηΐων λευκῶν ὑγρῶν κατελθόντων ἐξαπίνης, ἐν μακροῖσι πυρετοῖσι τελευτῶσι.

φλά. Σπασμῷ, γυναικηΐων ἐν ἀρχῇσι φανέντων, πυρετοῦ μὴ ἐπιγενομένου, λύσις.

φλβ'. Οὖρα λεπτὰ ὑπονέφελα ἐν μέσῳ ἐνεωρεύμενα, ῥῖγος σημαίνει.

φλγ'. Ἢν ἀπὸ τῆς τετράδος αἵματος ῥύσις

γένηται, χρόνια σημαίνει, καὶ κοιλίη καταρρήγνυται, καὶ σκελέων οἰδήματα.

φλδ΄. Τῇσι ἐπιφόροισι κεφαλαλγικὰ καρώδεα
μετὰ βάρεος γενόμενα, φλαῦρα. ἴσως δὲ ταύτῃσι καὶ ἅμα σπασμῶδές τι ὠφελέει.

φλέ. Αἱ προαλγήσασαι τρόπον χολερώδεα
πρὸ τῶν τόκων, τίκτουσι μὲν ῥηϊδίως, πυρέ-
ξασαι δὲ, κακοήθεες, ἄλλως τε κ᾽ ἢν τι κατὰ
φάρυγγα ὀχλέῃ, ἤ τι τῶν ἐν πυρετῷ κακοη-
θέων ἐπιφανέῃ σημηΐων.

φλϛ΄. Τὰ πρὸ τῶν τόκων ῥηγνύμενα ὑδατώδεα, φλαῦρα.
φλζ΄. Τῇσι ἐπιφόροισι κατὰ φάρυγγα ἁλμυ-
ρώδεες ῥύσιες, πονηρόν.

φλή. Τὸ πρὸ τῶν τόκων ἐπιρριγοῦν, καὶ τὰ
ἀνοδύνως τικτόμενα, κινδυνώδεα.

φλθ΄. α. Τῇσι ἐπιφόροισι τὰ ἀφθώδεα ῥεύματα, πονηρόν· σπασθεῖσαι, ἐκλυθεῖσαι, μετα-

jour annonce une maladie longue, suivie de trouble d'entrailles et d'enflure des jambes.

534. Les douleurs de tête avec assoupissement et pesanteur, sont funestes aux femmes grosses ; peut-être même, seront-elles cause de convulsions.

535. Celles qui avant l'accouchement sont prises de douleurs comme dans le cholera, se délivrent promptement; mais si la fièvre survient, il y a du danger; surtout si la gorge est douloureuse, ou si la fièvre fait paroître quelque symptôme de malignité.

536. La rupture des eaux avant l'accouchement est de mauvais augure.

537. Les fluxions d'humeurs, salsugineuses, qui se portent sur la gorge, sont funestes aux femmes grosses.

538. Celles qui, avant d'être délivrées sont prises de frissons, et qui accouchent sans douleur, sont dans un danger imminent.

539. a. Les écoulements accompagnés d'aphthes sont funestes aux femmes grosses,

il survient des spasmes , un grand accablement et des frissonnements promptement suivis de fièvre.

b. Les tumeurs qui paroissent aux environs de l'intestin grèle, de même que celles des grandes lèvres, sont un symptôme fâcheux, quand elles gênent beaucoup la respiration comme dans l'orthopnée. Mais peut-être ces tumeurs annoncent-elles une double grossesse, ou simplement elles sont un effet des spasmes.

540. Chez les femmes grosses la respiration entrecoupée et plaintive fait craindre une fausse couche très-prochaine.

541. Les frissons avec lassitude pénible et pesanteur de tête annoncent l'évacuation menstruelle. ·

542. Celles qui au tact paroissent avoir une fièvre lente, avec beaucoup de maigreur, et qui éprouvent une grande altération après des pertes très-abondantes, sont atteintes de suppuration interne.

543. Les pertes blanches immédiatement

καταψυχθεῖσαι, ἐκθερμαίνονται ὀξέως.

—

β. Καὶ μέντοι καὶ δύσκολα ἀποβαίνει τῇσι ἐπιφόροισι τὰ περὶ τὸ λεπτὸν οἰδήματα, οἷα τὰ περὶ τὰς ὀσχίας γίνεται, ἀπολαμβανόμενα ὀρθοπνοίῃσιν. ἦρα τὰ τοιαῦτα οἰδήματα διδυμοτοκέει; ἦρα καὶ σπασμῶδες τὰ τοιαῦτα οἰδήματα ποιέει;

φμ′. Τὰ μυχθώδεα ἐξαναφέροντα πνεύματα ἐν πυρετοῖσι, ἐκτιτρώσκονται.

φμά. Φρικώδεσι, κοπιώδεσι, καρηβαρικοῖσι, γυναικήϊα καταρρήγνυται.

φμβ′. Αἱ πρὸς χεῖρα νωθραὶ, κατάξηροι, ἄδιψοι, γυναικήϊα πολλὰ χαλῶσαι, ἐκπυητικαί.

φμγ′. Τὰ ἐξαίφνης λευκὰ καταπρέχοντα ἐπὶ

τρωσμῷ, ἤν τι ῥιγέῃ, καὶ ἐς μηρὸν ὁρμαὶ,
τρόμος δύσκολον.

φμδ΄. Τὰ ἀφθώδεα ςόματα τῇσι ἐπιφόροισι
κοιλίας καθυγραίνει.

φμέ. Αἱ δὲ τῶν κυουσέων προνοσέουσαι πρὸ
τῶν τόκων, ἐπιῤῥιγέουσι.

φμϛ΄. Αἱ ναρκώδεες ἐκλύσιες, δύσκολοι μὲν
ἐκ τῶν τόκων ἀποβαίνουσι, καὶ παρακρουςι-
καὶ, οὐ μέντοι ὀλέθριοι. ἀτὰρ καὶ πλῆθος
γυναικηΐων προσημαίνουσι.

φμζ΄. Αἱ ἐν τόκῳ καρδίην προαλγήσασαι,
ὀλίγῳ ὕςερον ἀποβάλλουσι.

φμή. Τὰ φρικώδεα, κοπιώδεα, καρηβαρικὰ,
τραχήλου ὀδυνώδεα, γυναικήϊα καταῤῥήγνυσι.
περὶ κρίσιν τὸ τοιοῦτον γινόμενον μετὰ βηχίου

après l'avortement, sont très-pernicieuses, surtout en cas de frissons et de métastase vers les cuisses, le tremblement devient funeste.

544. Les aphthes de la bouche dans la grossesse amènent le cours de ventre.

545. Celles qui sont malades dans leur grossesse, sont prises de frissons avant l'accouchement.

546. La prostration avec torpeur après l'accouchement, est un état fâcheux qui tend au délire, sans néanmoins être funeste. Quelquefois cela annonce seulement des lochies très-abondantes.

547. Celles, qui, dans le travail de l'enfantement, ont des maux de cœur, sont bientôt délivrées.

548. Les frissons accompagnés de l'assitude pénible, de pesanteur de tête et douleur au cou, annoncent l'évacuation menstruelle; si c'est au moment de la crise, la

toux se joint aux frissons.

549. *a*. Les jeunes filles qui, habituellement, ont la respiration gênée, comme dans
l'orthopnée, sont sujettes dans leur grossesse,
à la suppuration des seins.

b. Le flux des règles, au commencement
de la grossesse, est de mauvais augure.

550. La manie termine quelquefois les
fièvres aiguës accompagnées de trouble
avec cardialgie, quand celle-ci ne vient
pas de la bile.

551. Le vomissement de sang peut rendre
fécondes les femmes qui ne conçoivent
pas.

552. Les règles abondantes font cesser
les vertiges avec trouble de la vue.

553. Les femmes qui ont des douleurs
aux seins, avec fièvre, guérissent par un
crachement de sang épais, et non féculent.

554. Dans les affections hystériques, les
convulsions surviennent facilement, comme on l'observa chez la femme de Dorcas.

555. Les femmes qui ont des frissons,
et de la fièvre, avec des lassitudes pénibles,

ἐπιῤῥιγέει.

φμθ΄. α. Ἧσι κόρῃσι ὀρθοπνοϊκὰ ξυμβαίνει, ἐν τῇσι ἐπιφόροισι, τιτθοὺς ἐκπυοῦνται.

β. Γυναικήϊα ἐπιφαίνεσθαι ἐν ἀρχῇ, κακόν.

φν΄. Τὰ μανικὰ, πυρετοὺς ὀξέας ταραχώδεας ἀχόλῳ καρδιαλγικῷ λύουσι.

φνά. Τῇσι ἀτόκοισι αἵματος ἔμετος, πρὸς τὸ ξυλλαβεῖν ὠφελέει.

φνβ΄. Τὰ ἀχλυώδεα γυναικηΐων συχνῶν ἐπιφανέντων λύεται.

φνγ΄. Ὅσῃσι γυναιξὶ ἐκ πυρετῶν ἄλγημα τιτθῶν γίγνεται, πτύσις αἱμάλωπος οὐ τρυγώδης γενομένη, λύει τοὺς πόνους.

φνδ΄. Οἱ ἐν ὑστερικῇσι ἀπύροισι σπασμοὶ εὐχερέες, οἷον καὶ Δορκάδι.

φνέ. Ἧσι ἐκ ῥίγεος πυρετὸς κοπιώδης,

γυναικήϊα κατατρέχει. τράχηλος ἐν τουτέοισι ὀδυνώδης, αἱμόρραγικόν.

φνς΄. α. Ἔμετος δὲ ἀλυπότατος, φλέγματος καὶ χολῆς ξυμμεμιγμένος, μὴ πολὺς δὲ κάρτα ἐμεέσθω. τὰ δὲ ἀκρητέςερα τῶν ἐμουμένων, κακίω. πρασοειδὴς δὲ ἔμετος, καὶ μέλας, καὶ πελιὸς, πονηρόν. εἰ δὲ καὶ ἅπαντα τὰ χρώματα ἑωϋτὸς ἐμέοι, ὀλέθριον.

β. Τάχιςον δὲ θάνατον σημαίνει ὁ πελιὸς καὶ κακώδης.

γ. Ἔςι δὲ θανάσιμος ὁ ἐρυθρὸς ἔμετος, καὶ μάλιςα εἰ μετὰ ἀνάγκης ἐμέοιτο ἐπωδύνου.

φνζ΄. Οἱ ἀσώδεες ἀνεμέτως παραξυνόμενοι, κακόν. καὶ οἱ σπαρασσόμενοι ἀνεμέτως.

φνή. Τὰ σμικρὰ ἐμέσματα, χολώδεα, κακόν, ἄλλως τε κἢν ἀγρυπνέωσιν.

sont au moment de l'évacuation menstruelle : et s'il y a douleur au cou, elle annonce l'hémorrhagie du nez.

556. *a.* Le vomissement le moins défavorable, est mélangé de bile et de phlegme; point trop copieux, ni trop fréquent : moins les matières sont mélangées, plus le vomissement est mauvais, surtout s'il est porracé, livide ou noir. Lorsque toutes les couleurs paroissent en même temps, c'est un signe mortel.

b. La lividité et fétidité des matières, annoncent une fin très-prochaine.

c. La couleur rouge est aussi très-funeste, surtout si le vomissement oblige à des efforts très-pénibles.

557. Les anxiétés avec des paroxysmes sans vomissement, sont un symptôme redoutable, ainsi que les violentes crispations d'estomac, avec de fausses envies de vomir.

558. Les petits vomissements bilieux réitérés, sont très-pernicieux, surtout avec des insomnies.

12..

559. La surdité après le vomissement de matières noires, n'a rien de nuisible.

560. Les petits vomissements bilieux très-rapprochés, sont funestes, surtout s'il y a des selles copieuses et tension douloureuse des lombes.

561. Si, après un vomissement joint à des anxiétés, la voix est très-aiguë, et les yeux ternes, cela est suivi d'un violent délire; d'où résultent promptement l'aphonie et la mort.

562. Lorsque la soif, après s'être d'abord manifestée dans le vomissement, cesse tout-à-coup, c'est un signe très-pernicieux.

563. Les parotides s'annoncent, surtout avec des insomnies et des anxiétés.

564. Dans une diarrhée, accompagnée de trouble d'entrailles, la suppression des selles est suivie de petits exanthèmes rouges, semblables aux piqûres de cousins. Les yeux sont aussi sujets à une métastase, avec flux lacrymal.

465. Le hocquet qui succède au vomissement sans mélange, est funeste, de

φνθ'. Ἐπὶ μελάνων ἐμέτων κώφωσις, οὐ βλάπτει.

φξ. Οἱ κατὰ σμικρὰ ταχέες, χολώδεες, ἄκρητοι ἔμετοι κακὸν, ἐν ὑποφορῇ πλείονι, καὶ ὀσφύος ἀλγήματι ξυντόνῳ.

φξά. Τὰ ἐξ ἐμέτων ἀσώδεα, κλαγγώδεα, ὄμματα ἐπιχνοῦν ἴσχοντα ; μανικά. ὀξέως μανέντες θνήσκουσι ἄφωνοι.

φξβ'. Ἐν ἐμέτῳ διψώδεα ἐόντα, ἄδιψον γενέσθαι, κακόν.

φξγ'. Ἐν ἀσώδεσι ἀγρύπνοισι, τὰ παρ' οὖς μάλιςα.

φξδ'. Τοῖσι ἀσώδεσι κοιλίης ταραχώδης ἐπίςασις, διὰ ταχέων ἐξανθέει οἷα κωνώπων κεντήματα, καὶ ἐς ὄμματα δακρυώδης ἀπόςασις ἔρχεται.

φξέ. Ἐπὶ ἀκρήτοισι ἐμέτοισι λυγμὸς, κακόν. κακὸν δὲ καὶ σπασμός. ὁμοίως δὲ καὶ ἐν τῇσι ὑπερκαθάρσεσι, τῇσιν ἐκ τῶν φαρμακηΐων.

φξϛ'. Οἱ μέλλοντες ἐμέειν, πτυαλίζουσι ἔμπροσθεν.

φξζ'. Ἐπὶ ἐλλεβόρῳ σπασμὸς, ὀλέθριον.

φξή. Ἐπὶ ἁπάσῃ καθάρσει πλεοναζούσῃ,
ψύξ'ς μεθ' ἱδρῶτος, ὀλέθριον. καὶ οἱ ἐπανεμέοντες διψώδεες ἐν τουτέοισι, κακόν. οἱ δὲ ἀσώδεες ὀσφυαλγέες, κοιλίην καθυγραίνονται.

φξθ'. Αἱ ἐξερύθρων, μελάνων, ὑπὸ ἐλλεβόρου
καθάρσιες, πονηραί. καὶ ἔκλυσις δὲ μετὰ τοιουτέων, κακόν.

φο'. Ἀπὸ ἐλλεβόρου ἐμέσαι ἐρυθρὰ, ἀφρώδεα,
ὀλίγα, ὠφελέει. ποιέει μέν τοι σκληρύσματα,
καὶ ἐμπυήσιας μεγάλας ἀφίησι. εἰσὶ δέ οἱ
τοιαῦτα ἐμέοντες ἄλλως τε καὶ ϛῆθος ἐπώδυνοι,
καὶ ἐν τοῖσι ῥίγεσιν ἐφιδρόοντες, καὶ ὄρχιας
ἐπαίρονται. τουτέου προσγενομένου, ἐπιῤῥι-

même que les convulsions. Il n'est pas moins redoutable dans les superpurgations, causées par les médicaments.

566. Ceux qui sont à la veille d'un vomissement, éprouvent auparavant, un ptyalisme très-fréquent.

567. Les convulsions, à la suite de l'ellébore, sont fatales.

568. Dans toute purgation immodérée, le refroidissement avec sueur, est mortel, ainsi que le vomissement qui survient avec une grande soif. Les anxiétés et les douleurs aux lombes, annoncent des selles précipitées.

569. Les selles rouges ou noires très-fréquentes, à la suite de l'ellébore, sont de mauvais augure ; la prostration est aussi un signe funeste.

570. Le vomissement de matières rouges en petite quantité, à la suite de l'ellébore, est utile, quoiqu'il soit suivi quelquefois de duretés du ventre : il détourne les grandes suppurations internes ; ces vomissements ont lieu surtout chez les sujets qui

souffrent de la poitrine, qui ont des frissons avec de petites sueurs, et dont les testicules se gonflent : en pareil cas, il survient des frissons par intervalles, et les testicules désenflent.

571. Les fréquents vomissements avec le même ordre de symptômes, annoncent des matières noires, à l'époque de la crise : il survient alors des tremblements.

572. *a.* Les sueurs les plus favorables, sont celles qui délivrent de la fièvre dans les jours critiques. Toutes celles qui soulagent sont utiles.

b. Les sueurs froides qui paroissent seulement à la tête et au cou, sont très-mauvaises, elles annoncent des longueurs et du danger.

573. Les sueurs froides dans une fièvre aiguë, sont mortelles ; dans une fièvre plus douce, elles annoncent une longue maladie.

574. Les sueurs avec une fièvre aiguë, sont défavorables.

575. *a.* L'urine avec un dépôt blanchâtre poli, est le signe d'une prompte guérison ;

γέουσι καὶ ἰσχναίνονται.

φοά. Αἱ πυκναὶ διὰ τῶν αὐτέων ὑποςροφαὶ ἐμετώδεες, περὶ κρίσιν μέλανα ἔμετον ποιέουσι. γίνονται δὲ καὶ τρομώδεες.

φοβ΄. α. Ἱδρὼς ἄριςος μὲν ὁ λύων τὸν πυρετὸν ἐν ἡμέρῃ κρισίμῃ. χρήσιμος δὲ καὶ ὁ κουφίζων.

β. Ὁ δὲ ψυχρὸς καὶ μοῦνον περὶ κεφαλὴν καὶ τράχηλον γινόμενος, φλαῦρος. καὶ γὰρ χρόνον καὶ κίνδυνον σημαίνει.

φογ΄. Ἱδρὼς δὲ ψυχρὸς ἐν ὀξέϊ μὲν πυρετῷ, θανάτιμος, ἐν πρηϋτέρῳ δὲ, χρόνον σημαίνει.

φοδ΄. Ἱδρὼς ἅμα πυρετῷ γενόμενος ἐν ὀξέϊ, φλαῦρον.

φοέ. α. Οὖρον ἐν πυρετῷ λευκὴν ἔχον καὶ λητὴν ὑπόςασιν ἱδρυμένην, ταχτίην ἄφεσιν
12.....

σημαίνει. ταχηίην δὲ καὶ τὸ ἐξ ἀκρίτου λίπος ἴσχον τι ἐξυδατούμενον.

β. Τὸ δὲ ὑπέρυθρον, καὶ τὴν ὑπόςασιν ἔχον ὑπέρυθρόν τε καὶ λήίην, πρὸ μὲν τῆς ἑβδόμης γενόμενον, ἑβδομαῖον ἀπολύει. μετὰ δὲ τὴν ἑβδόμην, χρονιώτερον, ἢ ἁπάντως χρόνιον.

γ. Τό, τε ἐν τετάρτῃ λαβὸν ἐπινέφελον ὑπέρυθρον, ἑβδομαῖον ἀπολύει, τῶν λοιπῶν κατὰ λόγον ἐχόντων.

δ. Τὸ δὲ λεπτὸν καὶ χολῶδες, καὶ τὸ μόλις γλίσχρον ἔχον ὑπόςασιν, καὶ τὸ μεταβάλλον ἐπὶ τὸ βέλτιον, καὶ χεῖρον, χρόνιον. ἐπὶ πλεῖον δὲ τοῦτο ἐπακολουθοῦν, ἢ περὶ κρίσιν χρόνων γενομένων, οὐκ ἀκίνδυνον.

φος'. Ὑδατῶδες δὲ καὶ λευκὸν διατελέως ἐν χρονίοισι, δύσκριτον γίνεται, καὶ οὐκ ἀσφαλές.

φοζ'. Νεφέλαι δὲ ἐν οὔροισι, λευκαὶ μὲν, καὶ κάτω, λυσιτελέες. ἐρυθραὶ δὲ καὶ μέλαιναι, καὶ πελιαί, δύσκολοι.

de même que l'urine délayée qui contient une matière grasse non dissoute.

b. L'urine rougeâtre avec un sédiment de même couleur et lisse, avant le septième jour, indique qu'on sera délivré à cette époque ; mais après ce temps, le terme est plus long, ou même indéterminé.

c. Celle qui paroît avec un nuage le quatrième jour, annonce la guérison le septième, si toutefois les autres signes sont favorables.

d. L'urine claire bilieuse, contenant à peine quelque sédiment visqueux, et avec de fréquentes variations, soit en bien, soit en mal, annonce un terme fort long. Si cela dure depuis quelque temps, ou si la crise est encore éloignée, un tel état n'est pas sans danger.

576. Dans les maladies longues, les urines constamment aqueuses et blanches, sont le présage d'une crise difficile et incertaine.

577. Les nuages blancs à la partie inférieure de l'urine sont bons ; les rouges, noirs, livides, sont mauvais.

578. Dans les maladies aiguës, les urines bilieuses, non rougeâtres, avec de petites écailles semblables à du son, et dont le sédiment est blanchâtre, sont très-mauvaises : et aussi celles qui varient, tant en couleur qu'en sédiment, surtout dans les affections de la tête.

b. Les urines qui, devenues noires, se changent en bilieuses tenues, avec un sédiment éparpillé ; et celles qui, d'abord épaisses, forment un dépôt livide et comme bourbeux, annoncent du danger : est-ce un signe de douleurs dans l'hypochondre droit, comme cela paroît probable ? ou d'une affection bilieuse, ou de parotides douloureuses ? le cours de ventre, qui paroît subitement, devient alors très-funeste.

579. *a.* Des urines précipitamment cuites sans cause manifeste, et pour peu de temps sont très-mauvaises. Généralement toute coction, sans des signes légitimes dans une maladie aiguë, est défavorable.

b. L'urine rouge avec une efflorescence verdâtre, n'est pas de bon augure.

φοή. ά. Κινδυνῶδες τῶν οὔρων ἐςὶ τὸ χολῶδες, μὴ ὑπέρυθρον, ἐν τοῖσι ὀξέσι, καὶ τὸ
κριμνῶδες, λευκὰς ἔχον ὑποςάσιας, καὶ τὸ
ποικίλον χροιῇ καὶ ὑποςάσει. καὶ μάλιςα τοῖσι
ἀπὸ τῆς κεφαλῆς ῥευματισμοῖσι.

β'. Κινδυνῶδες δὲ καὶ τὸ ἐκ μέλανος μεθιςά-
μενον ἐς λεπτὸν χολῶδες, καὶ τὸ ἐξ ὑποςάσιος
διασπώμενον, καὶ τὸ ἐκ τροφιώδεος ὑπόςασιν
ἴσχον ὑποπέλιον, ἰλυώδεα. ἧρα ἐκ τοιούτων
ὑποχόνδριον ὀδυνῶνται; δοκέω δεξιόν. ἢ καὶ
χολώδεες γίνονται; καὶ τὰ παρ' οὖς ὀδυνώδεες;
τουτέοισι ἐπὶ βραχὺ κοιλίη καταῤῥαγεῖσα, ὀλέθριον.

φοθ'. ά. Οὖρα ἐξαίφνης παραλόγως ἐπ' ὀλίγον
πεπαινόμενα, φλαῦρα. καὶ ὅλως τὸ παραλόγως
πέπον ἐν ὀξεῖ, φλαῦρον.

β'. Φλαῦρον δὲ καὶ τὸ ἐξέρυθρον ἐκ τουτέων
ἐπάνθισμα ἰῶδες, κατεχόμενον.

γ΄. Λευκὸν δὲ καὶ καταχεόμενον διαφανές οὖρον, πονηρόν. μάλιϛα ἐν φρενιτικοῖσι ἐπιφαίνεται.

δ΄. Πονηρὸν δε καὶ τὸ μετὰ ποτὸν ταχέως διουρούμενον, καὶ μάλιϛα πλευριτικοῖσι καὶ περιπλευμονικοῖσι.

ε΄. Πονηρὸν δὲ καὶ τὸ πρὸ ῥίγεος ἐλαιῶδες οὐρούμενον.

ζ΄. Πονηρὸν δὲ ἐν τοῖσι ὀξέσι καὶ τὰ χλοιώδεα, μὴ ἐπὶ χροιῇ ἐόντα.

φπ΄. α΄. Ὀλέθριον δ' ἐϛὶ τῶν οὔρων τό, τε μέλαιναν τὴν ὑπόϛασιν ἔχον, καὶ τὸ μέλαν. μᾶλλον δ' ἐν τοῖσι παισὶ τὸ λεπτὸν τοῦ παχέος.

β΄. Τοῖσι δὲ λεπτοῖσι τὸ ἀνάπαλιν τοῖσι ξυνεϛραμμένοισι, καὶ τὸ χαλαζῶδες, γονοειδὲς διαχεόμενον, τὸ δ' αὐτὸ καὶ ἐπίπονον.

c. La blanche, et claire, est aussi très-mauvaise; on la remarque surtout dans la phrénésie.

d. Lorsqu'elle est rendue peu après la boisson, c'est un mauvais signe, particulièrement dans la pleurésie et la péripneumonie.

e. L'urine huileuse, avant le frisson, est défavorable.

f. Des urines d'un vert pâle, qui changent à tous moments de couleur, sont toujours de mauvais augure dans les maladies aiguës.

580. *a.* Le présage est surtout funeste, quand les urines forment un dépôt noirâtre, ou lorsqu'elles sont entièrement noires : mais les aqueuses sont plus à redouter chez les enfants, que les épaisses.

b. Celles d'abord claires, qui ensuite forment des grumeaux, par petits floccons comme des grains d'orge, et semblables au sperme, annoncent un état très-pénible.

c. Toute urine involontaire, est mortelle.

d. Dans la péripneumonie, l'urine cuite au commencement, et tout-à-fait claire, après le quatrième jour, est un indice de mort.

581. *a.* Dans la pleurésie, l'urine sanguinolente, brune, avec un sédiment très-varié, sans rien de distinct, annonce une terminaison fatale, au plutard, le quatorzième jour.

b. C'est aussi un signe de mort prochaine dans la pleurésie, lorsqu'on rend une urine verdâtre, avec un sédiment vert érugineux, noir ou semblable à du son.

c. Dans la fièvre ardente, l'urine très-blanche et très-claire, est la plus mauvaise.

582. *a.* L'urine crue pendant long-temps, lorsque les autres signes sont salutaires, annonce quelque dépôt, ou des douleurs, surtout dans les parties situées au-dessous du diaphragme.

b. En cas de douleurs vagues aux lombes,

γ. Ὀλέθριον δ᾽ ἐϛὶ καὶ ἅπαν τὸ λαθραίως οὐρούμενον.

δ. Περιπλευμονικοῖσι δ᾽ ἐϛὶ ὀλέθριον καὶ τὸ ἐν ἀρχῇ μὲν πέπον, μετὰ δὲ τὴν τετράδα λεπτυνόμενον.

φπά. α. Πλευριτικοῖσι οὖρον αἱματῶδες, ζοφῶδες, μεθ᾽ ὑποϛάσιος ποικίλης, ἀδιακρίτου, θανάσιμον ἐν δ᾽ καὶ ί ἡμέρῃσιν, ὡς ἐπιτοπουλύ.

β. Θανάσιμον δὲ καὶ ἐν τοῖσι πλευριτικοῖσι ξυντόμως, καὶ τὸ πρασοειδὲς, μέλαιναν ἔχον ὑπόϛασιν, ἢ πιτυρώδεα.

γ. Καυσώδεσι δὲ κατόχως, κάκιϛον οὖρόν ἐϛι τὸ ἔκλευκον.

φπβ΄. α. Οὖρον δὲ ὠμὸν πλεῖον χρόνον γενόμενον, τῶν ἄλλων σωτηρίων ἐόντων, ἀπόϛασιν καὶ πόνον σημαίνει, καὶ μᾶλλον ἐν τοῖσι ὑπὸ φρένα.

β. Ἀλγημάτων δὲ ἐν ὀσφύϊ πλανωμένων, ἐς

ἰσχίον, καὶ ἐν πυρετῷ, καὶ ἄνευ πυρετοῦ.

γ. Τὸ δὲ ἐκπεμπόμενον λίπος ἴσχον οὖρον ὑπόςασιν, σημαίνει πυρετόν.

δ. Τὸ δὲ αἱματῶδες ἐν ἀρχῇ οὐρηθὲν, χρόνιον.

ε. Τὸ δ' ἀνατεταραγμένον μεθ' ἱδρῶτος, ὑποτροπήν.

ζ. Τὸ δὲ λευκὸν οἷον τῶν ὑποζυγίων, κεφαλαλγίην.

η. Τὸ δ' ὑμενῶδες, σπασμόν.

θ. Τὸ δὲ πτυαλώδεας ἔχον ὑποςάσιας οὖρον, ἢ ἰλυώδεας, ῥίγεος δηλωτικόν.

ι. Τὸ δὲ ἀραχνιῶδες, ξυντήξιος.

κ. Τὰ δ' ἐν πλανώδεσι πυρετοῖσι μέλανα νεφέλια, τεταρταίου.

λ. Τὰ δ' ἄχροα μέλασι ἐνεωρεύμενα μετὰ

le dépôt se porte à l'ischion, soit qu'il y ait fièvre ou pas de fièvre.

c. L'urine avec un jet fort et dont le dépôt paroît gras, limoneux, est un indice de fièvre.

d. Si dès le commencement l'urine est sanguinolente, la maladie sera longue.

e. L'urine trouble avec des sueurs, fait présager des rechûtes.

f. Celle qui est blanche comme dans les bêtes de somme, annonce des douleurs de tête.

h. Quand elle est surnagée par une sorte de pellicule, signe de convulsions.

i. Le sédiment bourbeux pareil aux crachats, indique des frissons.

j. Des matières grasses unies, comme des toiles d'araignée, à la surface de l'urine, sont un signe de colliquation.

k. De petits nuages noirs flottants dans l'urine, quand on est attaqué de fièvre erratique, indiquent la fièvre quarte.

l. Des urines décolorées avec des enéorèmes noirs, en cas d'insomnies, et d'un grand trouble, précèdent la phrénésie.

m. Des urines grisâtres, quand il y a difficulté de respirer, menacent d'hydropisie.

583. *a.* L'urine aqueuse, chargée de petits sables rudes, est un indice de selles liquides.

b. Celle qui est claire, puis épaisse, n'annonce-t-elle pas des sueurs prochaines ? s'il y a de l'écume à la superficie, les sueurs ont probablement paru ?

584. *a.* Dans les fièvres tierces avec horripilation, l'urine avec des nuages noirs, est un présage de frissons irréguliers.

b. Celle où l'on apperçoit des pellicules, et qui se supprime avec des frissons, est suivie de spasmes.

585. *a.* L'urine, qui, après avoir formé un dépôt louable, en paroît tout-à-coup privée, indique des souffrances et des variations.

b. Celle qui laisse précipiter un dépôt, après qu'elle a été troublée, annonce des frissons ; et si c'est au moment de la crise,

ἀγρυπνίης καὶ ταραχῆς, φρενιτικά.

μ.. Τὰ δὲ κονιώδεα μετὰ δυσπνοίης, ὑδατώδεα.

φπγ΄. α. Οὖρον ὑδατῶδες ἢ τεταραγμένον
ψαφερῇ τρηχύτητι, κοιλίην ὑγρὴν ἐσομένην σημαίνει.

β. Τὸ δὲ ἔκλεπτον οὖρον δασυνόμενον, ἦρα
ἱδρῶτα μέλλοντα δηλοῖ; γεγενημένον δὲ,
ἀφρῶδες ἐπ' αὐτὸ ἐπιςάμενον;

φπδ΄. Τὰ δ' ἐν τριταίοισι μετὰ φρίκης οἷκ
νεφέλια μέλανα, φρίκης ἀκαταςάτου δηλωτικά.
καὶ ὑμενώδεες οὐρήσιες, καὶ αἱ μετὰ φρίκης
ὑπιςάμεναι, σπασμώδεες.

φπέ. α. Οὖρον χρηςὴν ἔχον ὑπόςασιν, ἐξαπίνης μὴ ἔχον, πόνον καὶ μεταβολὴν σημαίνει.

β. Τὸ δ' ὑπόςασιν ἔχον ἐπιταραχθὲν κα-
θιςάμενον, ῥῖγος περὶ κρίσιν. τάχα δὲ καὶ ἐς

τριταῖον, ἢ τεταρταῖον μετάςασιν.

φπϛ΄. Ἐν πλευριτικοῖσι οὖρον ὑπέρυθρον, ἔχον λῃίην ὑπόςασιν, ἀσφαλέα κρίσιν σημαίνει.

β. Τὸ δ᾽ ὑπόχλωρον εὐανθὲς, λευκὴν ἔχον ὑπόςασιν, καὶ ταχηίην.

γ. Τὸ δ᾽ ἐρυθρὸν σφόδρα καὶ εὐανθὲς, ὑπό-ςασιν χλωρὴν ἔχον λῃίην, εἰλικρινέα, πολυ-χρόνιον, σφόδρα ταραχώδεα νοῦσον μεταβάλ-λουσαν ἐς ἄλλην, οὐ μὴν ὀλέθριον.

δ. Τὸ δὲ λευκὸν, ὑδατῶδες, κριμνώδεα πυῤῥὴν ἔχον ὑπόςασιν, πόνον καὶ κίνδυνον σημαίνει. καὶ τὸ χλωρὸν, πυῤῥὴν ἔχον ὑπό-τασιν κριμνώδεα, χρόνον καὶ κίνδυνον σημαίνει.

φπζ΄. Οὖρα τοῖσι παρ᾽ ὦτα, ταχὺ καὶ ἐπ᾽ ὀλίγον πεπαινόμενα, φλαῦρον. καὶ τὸ κατε-ψύχθαι, ὧδε, πονηρόν.

φπή. Κύςις ἀποληφθεῖσα, ἄλλως τε καὶ μετὰ

peut-être un changement de la fièvre en tierce ou quarte.

586. *a.* Dans la pleurésie, l'urine rougeâtre avec un dépôt lisse, fait prévoir une crise salutaire.

b. Celle qui est un peu verdâtre, mais d'une bonne nature, et dont le sédiment paroît blanc, épais, est aussi très-favorable.

c. L'urine très-rouge, d'ailleurs bien constituée, dont le dépôt est verdâtre uni, bien net, dénote une maladie longue accompagnée de trouble, et qui dégénère dans une autre affection, sans néanmoins devenir funeste.

d. L'aqueuse et blanche, avec un dépôt roussâtre, furfuracé, indique des souffrances et du danger ; de même que la verdâtre, qui a un dépôt comme le précédent.

587. Dans les parotides, l'urine cuite prématurément et en peu de temps, est très-mauvaise. Les frissons sont également pernicieux.

588. La suppression d'urine, surtout

dans les douleurs de tête, est jusqu'à certain point, un présage de convulsions. La défaillance et l'assoupissement sont des signes très-fâcheux, mais non mortels. Peut-être ne surviendra-t-il que du délire?

589. La suppression d'urine causée tout-à-coup par des douleurs néphrétiques, indique des graviers ou des urines très-épaisses.

590. Dans les fièvres, les vieillards sont sujets aux tremblemens ; et lorsqu'ils en sont atteints, il arrive quelquefois, qu'ils rendent des graviers.

591. L'interruption de l'urine, avec pesanteur au périnée, communément est un signe prochain de strangurie, si on n'est pas sujet à quelque autre iufirmité de ce genre.

592. Chez les sujets bilieux, la suppression d'urine est promptement mortelle

593. Dans les fièvres, l'urine avec des matières épaisses, éparpillées, est un indice de rechutes ou de sueurs.

594. Dans les longues fièvres, mais

κεφαλαλγίης, ἔχει τι σπασμῶδες. τὰ ναρκώ-
δεα ἐν τοιουτέοισι ἐκλυόμενα, δύσκολα, οὐ
μὴν ὀλέθρια. ἦρά τι καὶ παρακρούουσι;

φπθ. Νεφρῶν ἐξαπίνχιον ἄλγημα, μετὰ οὔρου
ἐπισχέσιος, λιθιδίων οὔρησιν, ἢ παχέων οὔρων,
σημαίνει.

φϞ΄. Τρομώδεα πρεσβυτέροισι ἐν πυρετῷ,
καὶ οὕτως ἐπιφαινόμενα, λιθίδιά που διουρέει.

φϞά. Οὔρου ἀπόληψις καὶ βάρος ἐν νειαίρῃ,
σημαίνει ὡς τὰ πολλὰ ςραγγουρίην ἐσομένην.
εἰ δὲ μὴ, ἄλλην ἀῤῥωςίην ἣν εἴωθεν ἀῤῥω-
ςέειν.

φϞβ΄. Ἐν χολώδεσι οὔρου ἀπόληψις, κτείνει
ξυντόμως.
φϞγ΄. Οὖρον ἐν πυρετῷ δάτος ἔχον διασπώμενον, ὑποτροπικὸν, ἢ ἱδρῶδες.

φϞδ΄. Ἐν μακροῖσι πυρετοῖσι, λεπτοῖσι, πλα-

νώδεσι, λεπτῶν οὔρων οὐρήσιες, σπληνώδεες.

φϟέ. Ἐν πυρετῷ ἄλλοτε ἀλλοίων οὐρήσιες, μηκύνουσι.

φϟϚ′. Τὰ οὐρούμενα μὴ ὑπομνησάντων, ἄλλως δὲ ὀλέθρια. ἦρα τουτέοισι οὐρέεται οἷον εἰ τὴν ὑπόϛασιν ταράξειας;

φϟζ′. Οἷσι οὖρα ὀλίγα, θρομβώδεα οὐκ ἀπυρέτοισι, πλῆθος ἐκ τουτέων ἐλθὸν λεπτὸν, ὠφελέει. ἔρχεται δὲ τοιουτέοισι ἐξ ἀρχῆς, ἢ διὰ ταχέων ὑπόϛασιν ἔχει.

φϟή. Οἷσι οὖρα ταχέως ὑπόϛασιν ἴσχει, ταχέως οὗτοι κρίνονται.

φϟθ. Ἐπιληπτικοῖσι οὖρα λεπτὰ καὶ ἄπεπτα παρὰ τὸ ἔθος, ἄνευ πλησμονῆς, ἐπίληψιν σημαίνει. ἄλλως τε κἤν τις ἐς ἀκρώμιον, ἢ τράχηλον, ἢ μετάφρενον πόνος, ἢ σπασμὸς ἐμπεπτώκῃ, ἢ νάρκη περιγίνηται τοῦ σώματος,

modérées , sans type régulier, les urines claires désignent l'affection de la rate.

595. Dans les longues fièvres, la variation fréquente des urines, prolonge la maladie.

596. C'est un signe mortel , lorsqu'on rend l'urine sans en conserver le souvenir ; ne ressemble-t-elle pas à celle dont on a remué le sédiment ?

597. Dans les fièvres, les urines épaisses, grumeuses en petite quantité , soulagent quand il leur en succède de très-claires et très-abondantes. En effet , ces dernières suivent surtout celles qui, dès le commencement, ou peu après , sont sédimenteuses.

598. Les maladies sont bientôt jugées, quand l'urine forme un prompt dépôt.

599. Dans l'épilepsie , l'urine claire et crue contre l'ordinaire , sans réplétion précédente , fait présager des accès très-prochains ; surtout si on ressent quelque douleur à l'acromion , au cou et au dos ; ou

dans le cas de spasme , d'engourdissement, de rêves très-effrayants.

600. Tout ce qui paroît en petite quantité, comme le sang par gouttes ou les urines, les selles , le vomissement, est d'un augure funeste , surtout si cela se réitère à de courts intervalles.

601. *a.* Les déjections les plus favorables, sont molles , bien liées, de couleur fauve , point trop fétides ; elles viennent à peu-près aux heures accoutumées , et en quantité proportionnée aux alimens.

b. Elles doivent augmenter d'épaisseur vers la crise : à cette époque, il convient aussi de rendre des vers lombrics avec les excréments.

602. Dans les maladies aiguës , les selles spumeuses , très-bilieuses , sont défavorables , de même que les blanches et stercoreuses ; le pire est si elles ressemblent à de la farine putréfiée. L'assoupissement est funeste , ainsi que les selles sanguinolentes , et toutes les évacuations excessives qui surviennent sans cause.

ἢ ταραχῶδες ἐνύπνιον ἑωράκῃ.

χ΄. Τὸ σμικρὰ ἐπιφαίνεσθαι, οἷον ςάξιας, καὶ οὖρον, καὶ ἔμετον, καὶ διαχωρήματα, κακὸν μὲν ἁπάντως· κάκιςον δὲ, ἐγγὺς ἀλλήλων ἰόντα.

χά. α. Διαχώρημα κοιλίης βέλτιςον, μαλθακὸν, ξυνεςηκὸς, ὑπόπυῤῥον, μὴ σφόδρα δυσῶδες, διαχωρέον τὴν εἰθισμένην ὥρην. πλῆθος δὲ πρὸς λόγον τῶν εἰσιόντων.

β. Παχυνέσθω δὲ πρὸς τὴν κρίσιν. χρήσιμον δὲ καὶ ἕλμινθας ςρογγύλας διεξιέναι, πρὸς κρίσιν προσάγον.

χβ΄. α. Ἐν ὀξέτι τὸ ἀφρῶδες, περίχολον διαχώρημα, κακόν. κακὸν δὲ καὶ τὸ ἔκλευκον. ἔτι δὲ καὶ κάκιον τὸ ἀλητοειδὲς, κοπριῶδες. κάρος ἐπὶ τουτέοισι κακὸν, καὶ αἱματώδης διαχώρησις, καὶ κενεαγγίη παραλόγως.

13...

χγ'. Κοιλίης ἀπόληψις σμικρὰ, μέλανα, σπυ-
ραθώδεα, πρὸς ἀνάγκην χαλῶσα. μυκτὴρ τουτέοισι ῥηγνύμενος, κακόν.

χδ'. α. Γλίσχρον, ἄκρητον, ἢ λευκὸν διαχώρημα, φλαῦρον. φλαῦρον δὲ καὶ τὸ ἅλις
ἐξυμωμένον, ὑποφλεγματῶδες.

β. Πονηρὸν δὲ καὶ ἐκ ςριφωδέων ὑπόςασις
ὑποπέλιος, πυώδης μετὰ χολώδεος.

χέ. Αἷμα λαμπρὸν διαχωρέειν, κακὸν, ἄλλως
τε κἢν τις ὀδύνη παρέῃ.

χϛ. Τὸ ἀφρῶδες περίχολον διαχώρημα,
φλαῦρον. καὶ ἰκτεροῦνται δὲ ἐκ τοιουτέων.

χζ'. Ἐπὶ τοῖσι χολώδεσι τὸ ἀφρῶδες ἐπάνθισμα, κακόν. μάλιςα δὲ ὀσφῦν πεπονηκότι, καὶ
παρενεχθέντι. ἦρα δὲ τουτέοισι τὰ ἀλγήματα;

χή. α. Λεπτὸν ἔπαφρον διαχώρημα, ὑδατό-

6o3. C'est un mal quand le ventre est très-resserré, que les selles sont noires conglobées, rendues forcément, avec quelques gouttes de sang du nez.

6o4. *a.* Les selles visqueuses, sans mélange ou entièrement blanches, sont très-mauvaises ; et aussi celles qui sont très-exaltées et pituiteuses.

b. Les selles épaisses, avec un dépôt livide, bilieux ou purulent, sont aussi très-redoutables.

5o5. Un sang brillant rendu avec les selles, est un signe pernicieux, surtout si l'on éprouve quelque douleur.

6o6. Les déjections spumeuses, teintes de bile tout au tour, sont très-mauvaises : elles annoncent l'ictère.

6o7. Les bilieuses avec une sorte d'efflorescence sont dangereuses, surtout avec un certain travail dans les lombes, et du délire : ne doit-on pas s'attendre à des douleurs ?

5o8. *a.* Les selles délayées, écumeuses

qui déposent une bile aqueuse, sont très-mauvaises.

b. Et aussi les déjections purulentes ou mêlées d'un sang noir, soit qu'il y ait de la fièvre ou pas de fièvre.

c. Les selles variées et très-foncées, ne sont pas moins redoutables, excepté après une potion purgative; il n'y a alors d'autre danger, que celui des évacuations excessives.

d. Les selles molles et friables, sont défavorables dans les fièvres.

e. Les matières sèches, sans cohérence, sont un mauvais signe, surtout quand le ventre paroît très-humide. Si, l'on a rendu auparavant des selles noires, la mort est prochaine.

609. Des selles liquides, abondantes, ou petites et réitérées sont très – pernicieuses; car il en résulte des insomnies, qui aggravent le mal, ou une prostration totale.

610. *a.* Dans les fièvres, les selles un peu

χλοον ἴσχον ὑπόςασιν, πονηρόν.

β. Καὶ τὸ μέλαν αἱματῶδες πονηρὸν ξὺν πυρετῷ, καὶ ἄλλως. πονηρόν᾽ δὲ καὶ τὸ πυῶδες.

γ. Καὶ τὸ ποικίλον κατακορὲς διαχώρημα,
φλαῦρον. καὶ χεῖρον ὅσῳ φοβερώτερον τῇ
χροιῇ, πλὴν ἐν φαρμακηΐησι. ἐν δὲ ταύτῃσι
ἀκίνδυνον μὴ πλήθει ὑπερβάλλον.

δ. Καὶ τὸ ψαφερὸν μαλθακὸν ἐν ˉπυρετῷ
διαχώρημα φλαῦρον.

ε. Φλαῦρον δὲ καὶ τὸ ξηρὸν, ψαθαρὸν,
ἄχλοον. καὶ ἄλλως, καὶ ἢν κοιλίην καθυγραίνῃ.
μελάνων δὲ προδιελθόντων, κτείνει.

χθ´. Ὑγρὸν διαχώρημα, καὶ ἀθρόον καὶ κατὰ
σμικρὸν, κακόν. τὸ μὲν γὰρ κακὸν καὶ ἀγρυπνίην, τὸ δὲ ἔκλυσιν τάχ᾽ ἂν ποιήσῃ.

χί. α. Ενυγρον ὑποψάφχρον διαχώρημα περι-
13.....

ψυχόμενον μὴ ἀπύρῳ, φλαῦρον. τὰ ἐπὶ τουτέοισι ῥίγεα κύςιν καὶ κοιλίην ἐπιλαμβάνει.

β. Ὑδατῶδες δὲ σφόδρα διαχώρημα μὴ παυό-
μενον ἐν ὀξέσι, κακόν. καὶ μᾶλλον εἰ καὶ ἀδι-
ψήσει.

χιά. α. Ἐξέρυθρον ἐν περιπλύσει διαχώρημα,
φλαῦρον. φλαῦρον δὲ καὶ τὸ σφόδρα χλωρὸν,
ἢ λευκὸν, ἢ ἀφρῶδες, ἢ ὑδαρές. καὶ τὸ σμικρόν
τε καὶ γλίσχρον, καὶ λήϊον, καὶ ὑπόχλωρον,
κακόν.

β Καὶ τὸ κωματώδεσι νενωθρευμένοισι
ὑγρὸν διαχώρημα, κάκιστον.

ε. Θανατῶδες δὲ καὶ αἱμορροέειν αἱματῶδες
πουλὺ θρομβῶδες. λευκόν τε καὶ ὑγρὸν μετά
κοιλίης μετεώρου.

χιβ΄. Διαχώρημα μέλαν οἷον αἷμα, καὶ ξὺν
πυρετῷ, καὶ ἄνευ πυρετοῦ, πονηρόν. πονηρὸν
δὲ καὶ ἅπαντα τὰ ποικίλα. καὶ τὰ κατακορέα,
πονηρά.

χιγ΄. α. Τὰ ἐς ἀφρώδεα ἄκρητα τελευτῶντα
διαχωρήματα, παροξυντικὰ μὲν ἅπασι, τοῖσι

friables quoique humides, avec refroidissement de toute l'habitude du corps, sont très-funestes. S'il survient des frissons, les selles et l'urine se suppriment tout-à-fait.

b. Les selles très-aqueuses, continuelles, sont funestes dans les maladies aiguës, surtout s'il ne survient pas de soif.

611. *a.* Dans le flux de ventre, les déjections très-rouges sont défavorables, ainsi que les vertes, blanches, écumeuses, et aqueuses; et celles qui sont petites, visqueuses, lisses, verdâtres.

b. Dans le coma avec torpeur, les selles très-liquides sont funestes.

c. C'est aussi un signe mortel, lorsqu'on rend beaucoup de sang caillé avec les selles, ou, si les déjections sont très-blanches, très-liquides, avec météorisme du ventre.

612. Les déjections comme du sang noir, soit avec fièvre, soit sans fièvre, sont très-pernicieuses, ainsi que les selles très-variées et très-foncées.

613. *a.* Les déjections tout-à-fait spumeuses, sans mélange, indiquent en

tout temps que le mal s'aggrave ; surtout, dans les spasmes; mais quelquefois il survient des parotides.

b. Les selles très-liquides , alternativement resserrées sans mélange, et stercoreuses , annoncent que la maladie sera longue.

c. Dans la fièvre les selles très-rouges sont un signe de délire.

d. Les blanches et stercoreuses dans l'ictère , indiquent un état fâcheux, de même que les selles liquides , qui ensuite prennent une teinte rouge.

614. Dans les hémorrhagies les selles visqueuses , variées de noir , sont très-pernicieuses , surtout chez les sujets pâles.

615. Dans les fièvres, les selles très-blanches n'annoncent pas une terminaison facile.

616. Les petites selles fréquentes , avec trouble d'entrailles , causent de la tension aux joues ; mais elles dissipent les rougeurs du visage.

517. *a*. Les selles stercoreuses , très-pénibles , indiquent le mauvais état du ventre.

δὲ σπασμώδεσι καὶ πάνυ. ἐκ τοιουτέων τὰ παρ᾽ οὖς ἀνίςανται.

β. Τὰ δὲ ἐξυγραινόμενα, καὶ πάλιν ξυνιςάμενα, ἄκρητα, κοπρώδεα, μῆκος νούσου σημαίνει.

γ. Τὸ δὲ ἐξέρυθρον ἐν πυρετῷ, παρακοπήν.

δ. Τὸ δὲ λευκὸν κοπρῶδες, ἰκτέρῳ δύσκολον. τὸ δὲ ὑγρὸν ἐν τῷ τεθεῖναι λαβὸν ἔρευθος.

χιδ´. Αἱμορράγέσι γλίσχρον διαχώρημα μέλασι διαποίκιλον, κακόηθες, μάλιςα δὲ ἐκλεύκοισι.

χιέ. Ἔκλευκον διαχώρημα ἐν πυρετῷ, οὐκ εὐκρινές.

χις´. Κοιλίη ταραχώδης σμικρῇσι πυκνῇσι ἀναςάσεσι, σιηγόνας ἐντείνει. λύει δὲ καὶ ἐπὶ προσώπου γενόμενα ἐρυθήματα.

χιζ´. α. Κοπρώδης μετὰ τόνου διαχώρησις, κοιλίης πονηρίην σημαίνει.

β. Φλεγματώδης δὲ ὀξέως μετὰ καρδιωγμοῦ, δυσεντερίην. τάχα δὲ καὶ ὀσφυαλγίην.

γ. Τοῖσι τοιουτέοισι κοιλίης περίτασις πρὸς ἀνάγκην ὑγρὰ χαλῶσα ταχὺ ὀγκυλλομένη, ἔχει τι σπασμῶδες. τὸ ἐπιῤῥιγοῦν τουτέοισι ὀλέθριον.

χιή. Οἷσι μέλανα διαχωρέει, ἐφιδροῦσι ψυχροῖσι.

χιθ'. Οἷσι κοιλίη κατ' ἀρχὰς ταράσσεται, τὰ δὲ οὖρα σμικρά, προαγόντων κοιλίη μὲν ξηραίνεται, τὸ δ' οὖρον πληθύει λεπτὸν, τουτέοισι ἀποϛάσιες ἐς ἄρθρα.

χκ΄. Αἱ κατὰ σμικρὰ ἀναϛάσιες, ῥιγώδεες καὶ οἷσι φλαῦρον διαχώρημα, δυσκολώτατον τεταρταίοισι ἀρχόμενον.

χκά. α. Αἱ πυκναὶ κατὰ σμικρὰ ἀναϛάσιες ὑπόγλισχροι, ἔχϛυσαι σμικρὰ κοπρώδεα, μεθ' ὑποχονδρίου καὶ πλευρέου ἀλγήματος, ἰκτερώδεες. ἦρα ἐπιϛάντων οὗτοι ἐκχλοιοῦνται; οἶμαι

b. Les pituiteuses précipitées avec pincements au cardia, sont un signe de dysenterie, et peut-être de douleurs des lombes

c. La tension du ventre qui cède à un relâchement forcé, suivi de selles liquides, et d'un météorisme subit, annonce un état spasmodique : le rigor est alors très-funeste.

618. Il survient de petites sueurs froides à ceux qui rendent des selles noires.

619. Dès le commencement, avoir des troubles d'entrailles, avec des urines rares, si ensuite le ventre se resserre, et que les urines soient abondantes et crues, c'est un signe de dépôt aux articulations.

620. De petites selles qui obligent à des besoins fréquents, occasionnent des frissons; elles sont d'autant plus fâcheuses, au commencement du quatrième jour.

621. *a.* Des envies très-fréquentes de rendre les excréments, quoiqu'en petite quantité, avec douleurs au côté et à l'hypochondre, sont un signe d'ictère. Si les

selles se suppriment, la peau devient tout à fait verdâtre; peut-être y aura-t-il une hémorrhagie.

b. Les douleurs lombaires annoncent l'excrétion d'un sang brillant avec les selles.

c. L'assoupissement, quand il y a douleur de tête et une chaleur fébrile, est un état funeste.

622. Les petites selles visqueuses, bilieuses sont un présage à peu près certain de parotides.

623. Tous les œdemes avec des douleurs, et des selles liquides, sont de mauvais augure. Si les selles s'arrêtent, sans aucun changement, le ventre se relâche aussitôt, et avec plus de danger. Les vomissements sont défavorables, et même ont un caractère redoutable.

624. Lorsque le visage paroît enflammé, et que les déjections sont rouges, fétides et abondantes, on est menacé de manie.

625. La couleur sale et terne de la peau indique le mauvais état du ventre. Alors les

δὲ καὶ αἱμορροέειν τουτέους.

β. Τὰ δ' ἐς ὀσφῦν ἀλγήματα ἐν τουτέοισι αἱμορροοῖσι αἷμα διαχωρέει λαμπρόν.

γ. Μετὰ κάρου καὶ κεφαλαλγίης, τὸ ἐπιχλιαίνεσθαι, ὀλέθριον.

χκβ'. Τὰ γλίσχρα, χολώδεα, μᾶλλόν τι τὰς ἀποσάσιας παρ' οὖς ποιέει.

χκγ'. Ὅσα κοιλίης 'καθυγραινομένης' οἰδήματα μετεωρίζεται μετὰ ἀλγημάτων, κακόν. κοιλίης δ' ἐπισάσης, ἄλλου δέ τινος μὴ νεωτερισθέντος, ταχέως καταρρήγνυται, καὶ κακοηθέστερον. τὰ ἐμούμενα ἐπὶ τουτέοισι, πονηρὰ καὶ θηριώδεα.

χκδ'. Οἷσι ἐπὶ φλογώδεσι καὶ ἐξερύθροισι λυομένοισι δυσῶδες, λαβρόν, ὑπέρυθρον, ἐλπὶς ἐκμανῆναι.

χκέ. Ὁ αὐχμώδης χρῶς σημαίνει κοιλίην πονηρευομένην. ἐπὶ τουτέοισι ἐξέρυθρα σαρκόπυχ μάλιϛα διεισι.

χκϛ΄. Ἐπὶ κοιλίην χολώδεα, μαλθακὴν, κοπρώδεα, κώματα ἐπιφανέντα, παρ᾽ οὓς ἔπαρμα
ποιέει.

χκζ΄. Χολώδεα διαχωρήματα κώφωσις παύει.
κώφωσιν δὲ παύει χολῶδες διαχώρημα.

χκή. Τὰ ἑρπυϛικὰ ὑπεράνω βουβῶνος, πρὸς
κενεῶνα καὶ ἥβην γινόμενα, σημαίνει κοιλίην
πονηρευομένην.

χκθ΄. Ἔκλυσις ὀδύνην λύουσα, κοιλίην μάλα
καθυγραίνει.

χλ΄. Τὰ καθ᾽ ἕδρην ὀδυνώδεα ἐκπυήματα,
κοιλίην ἐπιταράσσει.

χλά. Θανατώδεά ἐϛι τῶν διαχωρημάτων τὸ
λιπαρὸν, καὶ τὸ μέλαν, καὶ τὸ πελιὸν μετὰ
δυσωδίης, καὶ τὸ χολῶδες ἔχον ἐν ἑωυτῷ
φακῶν ἢ ἐρεβίνθων ἐρίγματι παραπλήσια, ἢ
οἷον θρόμβους αἵματος εὐαϑεῖς, κατὰ τὴν
ὀδμὴν ὁμοιον τῷ τῶν νηπίων.

β. Καὶ τὸ ποικίλον, τὸ δ᾽ αὐτὸ καὶ χρόνιον.
γίνοιτο δ᾽ ἂν τοιοῦτον αἱματῶδες, ξυσματῶδες,
χολῶδες, μέλαν, πρατσοειδὲς, καὶ ὁμοῦ, καὶ

selles entraînent de petits lambeaux charnus, rouges et purulents.

626. Les selles humides, bilieuses et stercoreuses avec assoupissement, désignent des
parotides.

627. La surdité arrête le flux de ventre
bilieux, et ce dernier dissipe la surdité.

628. Des éruptions dartreuses au-dessus
des aînes, aux îles et au pubis, annoncent
un état maladif du ventre.

629. La foiblesse qui succède à la douleur
lâche le ventre.

630. Les dépôts douloureux aux environs de
l'anus, occasionnent des troubles d'entrailles.

631. *a*. Les déjections grasses, noires,
livides, fétides, bilieuses, semblables à une
décoction de farine de lentille, de pois, ou
comme les grumeaux d'un sang très-fleuri,
d'une odeur analogue aux selles des nou-
veaux-nés ; sont toutes mortelles.

b. Et aussi les selles variées, si elles
persévèrent quelque temps : comme les
sanguinolentes, semblables aux raclures
de chair ; les bilieuses, noires, porra-

cées, soit ensemble, soit séparément.

c. Toutes les selles involontaires sont mortelles.

632. *a.* Lorsque la boisson peut à peine se faire passage dans la gorge ; qu'elle excite la toux , avec des éructations et des vents qui remontent et se concentrent, c'est un signe de trouble et d'un grand travail dans les entrailles.

b. Les selles très-rouges , tout-à-fait vertes, le quatrième jour sont très-pernicieuses. Une telle hémorrhagie donne lieu à l'assoupissement. Les malades finissent dans les convulsions, précédées de selles noires.

633. Il survient de petites sueurs froides à ceux qui rendent des selles noires.

634. Les sujets affectés de consomption lente , dont le ventre se lâche abondamment, et qui ont la voix tremblante, approchent du terme fatal.

635. Les selles noirâtres sont les moins défavorables ; elles peuvent même ne pas nuire aux hommes d'un âge fait.

ἐναλλάξ.

γ. Θανατῶδες δὲ καὶ ἅπαν ἐϛὶ τὸ ἀναι-
σθήτως διεξιόν.

χλϛ´ Ποτὸν χαλεπῶς καταβρουχίζοντι πνεύ-
ματι· βηχώδεϊ, ἐρευγμὸς ὑποσπώμενος, ἔσω κα-
τειλούμενος, σημαίνει πόνον κοιλίης.

β. πονηρὸν δὲ ἐξέρυθρα ἰώδεα τεταρταίοισι.
καὶ αἱ τοιαῦται αἱμόῤῥοιαι κωματώδεες. ἐκ τουτέων σπασμῷ τελευτῶσι, μελάνων προδιελθόντων.

χλγ´. Οἷσι μέλανα διαχωρέει, ἐφιδροῦσι ψυχροῖσι.

χλδ´. Αἱ ἐξαίφνης παράλογοι ἐκλύσιες κοιλίης, ἐν τοῖσι τετηκότι χρονίοισι, ἅμα ἀφωνίῃ τρομώδεϊ, ὀλέθριοι.

χλέ. Αἱ λεπταὶ μελάνων διαχωρήσιες αἱ φρικώδεες, βελτίους τοῖσι τοιούτοισι. αἱ τοιαῦται
ὠφελέουσι, μάλιϛα κατὰ τὴν ἡλικίην ἔῃ προακ-
μάζουσι.

χλς΄ Ἅπασι τὰ κνησμώδεα μελάνων διαχώρησιν σημαίνει, καὶ ἔμετον θρομβώδεα.

β. Καὶ τρομώδεα ξὺν δηγμῷ μετὰ κεφαλαλγίης, τὰ μέλανα διαχωρήματα. πρὸ τῶν τοιουτέων ἔμετος διέρχεται, καὶ ἐμέσασι συχνὰ
τοιαῦτα προσκατασπᾶται.

χλζ΄. Οἷσι δὲ ἐπὶ ταραχῆς κοιλίης παροξύνεται περὶ κρίσιν, κάτω μέλανα διέρχεται.

χλή. Ἐπικοιλίη μακρῇ ἐμετώδεσι, χολώδεσι
ἀποσίτοισι, ἱδρὼς πουλὺς μετὰ ἀδυναμίης
ἐξαπίνης, κτείνει.

χλθ΄. Ἐν φαρμακήῃσι ἐν περιρρόῳ λεπτὸν
συχνῶς αἷμα ἐκτηκόμενον, φλαῦρον.

χμ΄. Τὰ κατὰ κοιλίην σκληρύσματα μετὰ
πόνου, πυρετοῖσι ἅμα φρικώδεσι, ἀποσίτοισι,
σμικρὰ ἐφυγραινομένης ἐς κάθαρσιν κοιλίης, οὐ
τὰ ἐς ἐμπύησιν.

χμά. Ἅμα πυρετῷ κοιλίη ταραχώδης τρόπου

636. Les prurits indiquent constamment des selles noires, ou un vomissement de matières grumeleuses.

b. Les tremblemens avec pincements au cardia, et douleur de tête, annoncent des selles noires, précédées de vomissemens de matières semblables; avec des convulsions.

637. Ceux qui ont des troubles d'entrailles, et dont l'état s'aggrave vers la crise, rendent des selles noires.

638. Dans un long flux de ventre, le vomissement de bile, l'aversion des alimens et des sueurs copieuses, avec des foiblesses subites, annoncent la mort.

639. Lorsque dans un flux de ventre, après une potion purgative, on rend, à plusieurs reprises, un sang clair et appauvri, c'est un signe mortel.

640. Dans les duretés du ventre, avec des souffrances, s'il y a fièvre, frissonnements et dégoût, mais que le ventre se relâche pour procurer une issue aux humeurs, cela détourne la suppuration.

14

641. Les troubles d'entrailles, avec fièvre et des humeurs salsugineuses, ne sont pas ordinaires dans l'assoupissement avec torpeur.

642. Si après des selles liquides, il y a douleur de tête, soif, insomnies ; et si on rend des selles rougeâtres, on doit s'attendre à un délire très-prochain. S'il y a difficulté de respirer, et que la peau devienne verdâtre, la respiration est plus facile, lorsqu'il survient des selles abondantes.

643. Les selles très-ardentes, et resserrées, indiquent un état maladif du ventre.

644. Si les sujets bilieux, ont des troubles d'entrailles, avec de petites selles fréquentes, accompagnées de quelques glaires, de tension et douleurs de l'intestin grêle ; cela finit par l'hydropisie sèche.

645. Le tremblement de la langue indique quelquefois un cours de ventre.

646. Une chaleur brûlante, avec de petites sueurs, annoncent que la fièvre devient plus aiguë.

ἁλμυρώδεα, κωματώδεσι νωθροῖσι οὐ πάνυ
παρέπεται.

ξβ΄. Ἐπὶ κοιλίῃ ὑγρῇ κοπιώδει, κεφαλαλγικῷ, διψώδεϊ, ἀγρύπνῳ, ἐξερύθρῳ χρώματι λυομένους ἐλπὶς ἐκμανῆναι. Ἢν δύσπνοοι
ἔωσι, πρὸς τὸ ἐκχλοιοῦσθαι εὔπνοον, ἄσινόν
τε κοιλίης ἐπεισελθούσης.

ξαγ΄. Τὰ κωματώδεα διαχωρήματα τά τε
ἴσχοντα, κοιλίην πονηρευομένην σημαίνει.

ξαδ΄. Τοῖσι χολώδεσι κοιλίη ταραχώδης,
σμικρὰ πυκνὰ διαδιδοῦσα, τονώδεα σμικροῖσι
μυξώδεσι, πόνον περὶ τὸ λεπτὸν ποίεουσι, καὶ
οὖρον οὐκ εὐλύτως ἰὸν, ἐς ὕδρωπα ἐκ τοιουτέων
ἀποτελευτᾷ.

ξαε. Αἱ τρομώδεες γλῶσσαι σημήϊον ἐνίοισι
κοιλίης καταρραγησομένης.

ξαϛ΄. Οἷσι καῦμα γίνεται, ἐρυθροῦσι δὲ
ἐλθόντων, πυρετὸς παροξύνεται.

14.

ξμζ΄. Ἐπὶ κοιλίῃσιν ὑγρῇσι κατάψυξις μεθ᾽ ἱδρῶτος, φλαῦρον.

ξμή. Ἐπὶ κοιλίῃσι ὑγρῇσι τὰ ἀπὸ οὐλῶν αἵματα ἐπιῤῥυέντα, θανατῶδες.

ξμθ΄. Διαχώρημα καθαρὸν ἐπιγενόμενον, λύει πυρετὸν ὀξὺν μεθ᾽ ἱδρῶτος.

ΤΕΛΟΣ ΙΠΠΟΚΡΑΤΟΥΣ ΤΩΝ ΚΩΑΚΩΝ
ΠΡΟΓΝΩΣΕΩΝ.

647. Le réfroidissement avec sueurs, après des selles liquides, est funeste.

648. Dans le relâchement du ventre, le sang qui sort des gensives, est un signe mortel.

649. Les selles pures et les sueurs, terminent les fièvres aiguës.

FIN DES PROGNOSTICS DE COS
D'HIPPOCRATE.

NOTÆ
IN VARIAS LECTIONES
ET IN TEXTUM.

Bibliothecæ Regis codices nᵒˢ 2140. a, 2141. b, 2142. c, 2143. d, 2144. e, 2145. f, 2254. g, 2253. h.

---

1. Ψ**γχόμενοι** legitur in cod. G. sed rectius vulgò περιψυχόμενοι. Ἐφιδροῦντες, sine contractione ἐφιδρύοντες ut in cod. B. atque ἐφιδρώοντες ionicè in H. ut apud Homerum legitur, Od. ὑπὸ ζύγου ἰδρώοντας et ὑπνώοντι apud Stobæum.

Sensum verbi ἐπανενέγκαντες Foësius sic in notis suis explicat: ἐπανενέγκαντες hîc ἐπαναφέρειν, vires resumere : non secus ac ἀναφέρειν est ad vitam redire, ita ut

14...

esset vertendum : *postquàm se recolle-*
gerl„ l, aut restituti visi fuerint.

2. Αἱ μετὰ — latius deducta est hæc prognosis è sentent. 27 lib. I. prorrhetici.

3. Κατάψυξις in eodem prorrh. 79 additur σημεῖον.

4. Αἱ ἐκ καταψύξιος adjicitur ἐν ὀξέσι in prorrh. 51.

6. Μετὰ — ῥίγους. Accusandi casu ῥῖγος quibusdam magis probatur. Prorsus eadem est prognosis cum prorrh. 64. Omittitur hoc loco à Calvo et cod. B. postea tamen inseritur post primum membrum undecimæ prognoseos. Culpâ librariorum in Coacis et Prorrheticis, sæpius distracta sunt verba, quæ conjuncta esse debebant, et conjuncta, quæ separata esse oportuerat; quod idem in hoc loco accidit.

7. Τὰ καυματώδεα ῥίγεα ὑπολέθρια πάντ' ἐλέθρια in cod. C. Πότι pro ὑπότι, et κωματώδεα prorrh. 67, et alii codd.

habent. Litterarum enim, syllabarum et dictionum sibi mutuò succedentium similitudo maximè invitat ad lapsum, ut supra καυ et κω, ibidemque πο pro ὑπὸ reperimus.

8. Nonnihil variat hæc prognosis à prorrh. 77, sed ὅπως μεταπίπτουσι in codd. exstat, et ὅπως ἄν μεταπίπτωσι in C. pro ὀξέως, in Edit. legitur. Ibique etiam illa prognosis quæ tertia fuerat ordine, septima reperitur in cod. D. Hæc verba ὅπως μεταπίπτουσι Calvus vertit; *Quomodocumque veniant.* Sed vulgata lectio certior est.

9. Ἐν συνεχείᾳ forte scriptum fuerat ἐν συνεχεῖ, scilicet πυρετῷ. Videtur sane voluisse auctor, referre aph. 46, sect. IV.

10. Ἐπὶ τῇσι τελευτῇσι τῇισι τελευτῇισι legitur in A. unde τέῃσι τελευτέῃσι.

11. Τὰ ἐκ νώτου ῥίγεα, hæc sententia, sexta in codd. legitur, sed falsò.

14....

14. Hæc prognosis et prorrh. 39, sese mutuò explicant.

16. Πυκίναι ionicè pro πυκναί. Ad sensum hujus aphorismi, de purulentis Foësius sic ait: Ista intelligi debere satis notum est, qui in thorace pure suâ acrimoniâ membranas internas viscera vestientes vellicante et pungente toto corpore inhorrescunt.

18. Quidam scribunt ὑπορρέγχειν pro ὑπορέγχειν. Hæc prognosis cum præcedenti de purulentis agit.

19. Ἀσῶδες — ἀσσώδες doricè dicitur ut ἐκφυσσώμενης ἐκφυσσῶντες, ἁρμόσσεις in cod. D.

20. Τὰ ἐπιρρίγέοντα hìc ionicè ἐπιρρίγεῦντα non secus ac ἐπιρρίγεῦντες, ἐπανεμεῦντες, ἐκπυεῦντα ἐκπυεύμενα, quæ exstant in eodem libro et prorrh. Itidem pro ὑφ' ἑωϋτοὺς ὑπ' ἑωϋτοὺς reperitur in II. et ad invicem ἐφίςηςι et ἀφίςαται in ἐπίςηςι

et ἀπιϛάται à quibusdam vertuntur. In initio hujus sententiæ legitur φλεγματώδεα et in fine φλεβοδονώδεα quod rectius φλεδονώδεα habet prorrh. 103. Φλεγματώδεα non in codd. exstat : sed φλεγοτομώδεα in E. G. et φλεβοτομώδεα in C. quæ evidenter scripta sunt pro φλεδονώδεα ut in H, Isthâc dictione in prorrh. expunctâ.

22. Αἱ ἐκ ῥίγεος μετὰ κεφαλαλγίης. ἀσφαλέιης apparet inscitè adscriptum fuisse in codd. quæ Calvus reddidit : *certò liberantur solvunturque*, sed οσφυαλγίης etiam reperitur in B.

24. Τὰ φρικώσαντα καὶ ἀνιδρώσαντα, nonnihil variat hæc prognosis à prorrh. 151. ἀν ἱδρώσαντα καὶ ἀμ᾽ ἱδρώσαντα reperies in C Hollerius vertit primum, *nec sudavit*. quasi id ex particulâ privativâ α, non ex præpositione ἀνὰ vel ἄμα compositum fuisset, et ostendit idem vel κ᾽ ἀν ἱδρώσαντα vel ἀμ᾽ ἱδρώσαντα legi quoque posse, quod postremum verisimilius est. Nam

ex ἅμ' ἰδρώσαντα præposterè ἀνιδρώσαντα concrevisse, docet prorrheticum. — Refertur autem hoc participium ad πάθεα, et πεπαινόμενον in fine καταχρηςικῶς ad νοσεῦντα : cum ex concoctione materiæ morbificæ, sudor corpori competat. Minorem solœcismi speciem haberet hic aphorismus, si τὸ articulus ab initio in τὸν mutaretur. Nos ἅμ' ἰδρώσαντα à prorrhetico legimus.

25. Supra prorrh. 157. Legebatur τὰ ἐπεσχημένα pro ἐπισχό — sic illic reperies προκαρωθέντι loco προκαρωθέντα. οὖρα πονηρὰ sine σπασμώδεα, sed rectiùs in præsagiis Coacis res exstat.

26. Τἀναντία δὲ παροξυνόμενα τῶν σπόντων, cod. H. et edit. comprobant pro τῶν ῥιγέων in aliis codd. quod ipsum, Calvi exemplaria habuerunt. Dicit enim: *Contrà vero, si post rigorem febre rigoreque vexentur graventurque;* et Jacotius: *Qui exacerbantur contrario modo eo-*

rum qui convelluntur. Foësius in suis commentariis, id intelligit, de semi-tertianarum proprie febrium accessionibus cum horroris sensu et reduplicatione, quæ ἐπαναλήψεις et ἀναδιπλώσεις à Galeno vocantur.

27. Τὰς ἐπιῤῥιγεῦντας ex ἐπιῤῥιγευῶ ionicè, ut suprà progn. 24. legebatur ἀγρυπνεῦντα ex ἀγρυπνεύω : itidemque pro ἐπανεμέοντες lego ἐπανεμεῦντες ionicè, quod idem reperitur in prorrh.

29. Ferè eadem similis est hæc sententia prorrh. 109.

31. Σπασμὸς ἐν πυρετῷ χειρέων ionicè pro χειρῶν ut ῥινέων pro ῥίνων. Ἐνεωρεθῇ etiamque reperimus loco ἐναιωρεθῇ in cod. A. et H. sic ἐωρεύμενα ab ἐωρέομαι vel αἰωρέομαι deductum fuit. Nec discrimen ullum est secundamne syllabam per αι an per ε scribas, ut probatur ex Hesychio.

32. Οἱ μὴ διαλείποντες - διαλίποντες ionicè etiamque reperitur in codd. sic ἐκλίπῃ ad invicem ἐκλίπει exstat.

36. In fine hujus prognoseos, legitur ἢν ἐπιϛάζωσι et cum subjunctivo ἐπιϛάξωσι in codd. A.H. quod magis ad vim syntaxeos convenit. Sic pro ἐπιϛάζη, ἐπιϛάξη reperies in prorrh. Ad sensum hujus sententiæ, duo vocabula περὶ ταῦτα è fine prioris Aphorismi desumpta, inchoant prognosin istam ἰκτερώδεες, et certè videntur hæ duæ sententiæ cohærere.

37. Οἱ τριταιοφυέες πυρετοὶ ad vim vocis respiciens tertio die dixit Calvus, *pullulantes;* id enim nomen iis febribus inditum est, quæ tertio quoque die novi aliquid producunt, quòd ægrum molestet, et medicum terreat.

39. Οἱ ἐν κρισίμοισι ἀνιδροῦντες ex ἀνὰ et ἰδρόω. hæc ut suprà 24. prognosis paulo aliter et sequens, conscriptæ sunt in prorrh. 61 et 62. Adduci saltem non possum, ut ἀνιδροῦντες cum cæteris interpretibus negativè exponam, quasi ei insit α. ϛηρητικόν In fine δὲ καὶ φωνῆ

ἐκ ῥίγεος apertissimè mendosum est. Vetus interpres legit: καὶ ἀφωνίῃ scilicet κακόν. *Ex rigore seu præ rigore non loqui malum est.* Fortè non malè. Tamen à præsag. Coac. 122. Φωνὴ τρομώδης legit Foësius; etsi ea lectio obscurior fuerit quàm prima.

40. Τὰ δὲ ἐκ ῥινῶν ut in prorrh. 128. et non ῥίγων à codd. quod adulterinum est.

41. Hic aphorismus habetur quoque in prorrh. 68.

43. Codd. præter unum H. non δῆξις sed ῥῆξις habent; et Calvus *proruptio.* Δῆξις ςήθος, morsus ventriculi metaphoricè dicitur, quod demonstrat verbum subsequens, πικρότης oris *amaritudo.* Sic Foësius refert dici à Galeno; ςήθεα κατακωρέα, *orificii ventriculi dolores.*

46. Vulgò Ἐκ νώτου scriptum fertur: atque ita exponitur in Hollerii Commentariis: *qui frequentibus è dorso levibus-*

que horroribus desudant, difficili morbo laborant. Comprobant vulgatam scripturam Coaca 8, et prorrh. 118. cum quibus ferè consentit hæc prognosis.

47. Προθυμέεσθαι cui addunt προσδέχεσθαι codd. Calvus sic vertit : *capere cogitareve* vel *expectare.*

47. Ferè iisdem consentit verbis hic aphorismus cum prorrh. 39, et subsequens cum eodem 43.

51. Hæc prognosis trifariàm divisa est in prorrh. 44, 45, 47. quam ferè distinctionem sequitur Hollerius in suis Commentariis, et ultimam meliorem fore ait ita inversam : οἷσι ὑποχόνδρια εἴσω εἰρύαται, τουτέοισι ἡ φώνη ὀξεῖα.

53. Subsequentem sententiam habuimus in prorrh. 13. 42.

54. Verbis parùm differt hic aphorismus à prorrh. 40.

55. Convenit hæc sententia cum eâ quæ est prorrh. 119.

56. Suprà prorrh. 43, et duas subsequentes sententias confer ad prorrh. 41. 58.

59. Ἀναΐσσοντες. Fortasse qui ad manus contactum resiliunt, ut videntur phrenitici. Sed verisimilius est auctorem subsultus tendinum ad manum indicasse, quod expressit his verbis Jonstonius: ἀναΐσσοντες πρὸς χεῖρα. hîc de illis sumatur quibus pulsus veluti resilit, aut quasi tremebundus subsultat et ad manum exiguus tremor apparet: *Convulsionem ergo delirium prædicit et ægros* σπασμώδεας facit.

61. Πνιγμὸς ἐν ὀξέσι ἐλθοῦσι ἰσχνοῖσιν. Ferè habent omnes codd. πυρετὸς ἐν ὀξέσι ἐλθοῦσα ἰσχνοῖσιν ὀλέθριον: ἐλθοῦσι loco ἐλθοῦσα καταχρηστικῶς dicitur. Utcumque sit, non longè differt à codicibus Calvi versio. *Macilentis, febris gravis superveniens, periculosum est.* Tamen vulgata lectio mihi certior videtur;

hanc, aphor. 34, sect. 11, et prorrh.
10, 108 106 confirmant.

62. Hic aphor. et sequens non cohæ-
rent in omnibus Edit. sed falsò. Ξηροῖσι
Hollerius et Jacotius generaliter ad febres
calidas referunt. Sed potius hæc verba
ad paralysim laryngis musculorum, dictione ξηροῖσι metaphoricâ, pertinere mihi
videntur.

64. Ἀνακεκλασμένοι. Hoc verbum, in
Hippocrate, ferè de palpebrarum revul-
sione ac inversione dicitur, atque sic accipit Hollerius. Jacotius arbitratur potiùs
significare decubitum ægri perversum,
fuso et projecto corpore, ob *vires frac-*
tas ; aut articulorum nimiam diduc-
tionem vel extensionem.

66. Pro τὰ πελιδνα γινόμενα, ferè habent
omnes codices, τὰ πελιαινόμενα.

67. Pro ῥηίζει forsan ῥηίζουσιν fuisset
dicendum, ut posteà τελευτῶσι, et mox
legendum, οἷσι δὲ ἀσιτίαι παρακολουθοῦσι. vel

ionicè παρακολουθέουσι. Itidemque in cod. A.C. reperies pro μέλαινα χολή, μέλανα.

68. Eamdem sed multò ampliorem sententiam continet aph. 22, s. IV.

69 Ἐφιδροῦντες-ἐφιδρόοντες, id quod ferè idem est si resolvatur contractio ουν in οο.

71. Hæc prognosis non aliter quàm aph. 49, sect. IV, refertur.

71. Ἀκρίσιαι vulgò ἀκρασίαι in codd. sed malè. Rectum est ἀκρισίαι, quo significatur *crisis vacuitas et crisis mala.*

75. Ἀλγημάτων, dicendum esset ἀλγευμάτων, ionicè; sed nisi apertissimè à codicibus fretus, intervertere scripturam nolui.

76. In prorrh. 1, 34, inseritur ἀσαφέες post vocem τρομώδεες : et additur πάνυ ad φρενιτικαί.

77. Ἢν αἵματος ῥυέντος, ῥυη legitur fere in omnibus codd. sed turpiter negligentiâ librariorum. Ἐκ ῥινέων ionicè dicitur et παρ᾽ ἑωὖτοισι pro αὐτοῖσι, γίγνωνται, pro γένωνται.

78. Obscurum est quid participium λαβόντες denotet; idcircò interpretes exercuit. Calvus ad verbum interpretatus est : *capientes postridie si graventur malum est.* At rectius Hollerius : *qui hodie accessione capti, postridie deterius habent, malum.* Nam ut λῆψις Hippocrati 1. Epid. s. 11, et Aristoteli probl.— paroxysmum sive febris accessionem denotat : sic λαβεῖν apprehendere dicitur quando febris invadit.

79. Hollerius putat legendum ἐπισχύοντες. Jacotius retinet ἐπίσχοντες accentu translato ut ἐπισχόντες improprie dicantur, qui habent acerbius die tertio. τὸ ἐπὶ consignificante auctam accessionem vel potius exacerbationem : propriè verò qui subsistunt ac sine exacerbatione manent. Sed quid velit auctor, indicat consimilis ferè locus Epid. consti. 2. Ubi sic ait: καὶ ταχὺ πάλιν ἐξ ἐπισχέσιος βιαιωτέρως παροξυνόμενοι ἐν κρισίμοισι ὡς ἐπὶ τὸ πουλὺ κακούμενοι.

81. Ἐτ' ἀγρυπνίη — ἐπ' ἀγρυπνίῃ legitur in codd. sed malè. Desumpta est hæc prognosis è lib. περὶ διαίτης ὀξέων. Ibi inquit Hippocrates: Ὀκόσοισι δὲ τῶν πυρετῶν δῖνοί τε ἀπ' ἀρχῆς καὶ σφυγμοὶ κεφαλῆς εἰσι καὶ οὖρα λεπτὰ, τουτέοισι προσδέχεσθαι πρὸς τὰς κρίσιας παροξυνόμενον τὸν πυρετόν. Οὐ θαυμάσαι μηδ' ἂν οὖ δ' ἐι παραφρονήσειαν. Ex quibus apparet, prognoseos principium, forsàn ità emendandum esse: Τοῖσιν ἐν ἀρχῇ δῖνοι μετὰ κεφαλῆς σφυγμοῦ. Foësius, pro δῖνοι, λεπτοὶ πυρετοὶ in notis comprobat.

82. Lege suprà aph. 61, sect. IV. Ad sequentem progn. κίνησις videtur commentum dictionis ῥιπτασμὸς, de hâc, confer prorrh. 15, 16.

83. Legit Duretus pro ὑμενώδεες οὐρήσιες, ἀφρώδεες, quod etiam reperitur in prorrh, 115. atque κρημνώδεες in cod. G. loco κριμνώδεες.

84. Exstat eadem prognosis cùm prorrh. 26. Θηριώδεις παραφροσύναι sunt, ἐν αἷς καὶ παθοῦσι, λακτίζουσι καὶ δάκνουσι, καὶ

χολῶσιν, ὡς ἐπιβόλους εἰσιόντας νομίζονται. In *quibus pedibus feriunt, calcitrant, mordicus impetunt, indignantur, et ingredientes pro hostibus habent.*

85. Hæc et sententia quæ præcessit, cum prorrh. 100, 101 et 134. consentiunt, atque ibi ἐπιςάζοντα pro ἐπιστάξοντα legitur, sed rectiùs ἀποστάζοντα diceretur. Cætera quæ dissimilia sunt collatio cum eodem prorrh. patefaciet. Initium sequentis cum fine hujus posita fuit in codd. eo modo : μετὰ τῶν εἰρημένων ἐξιςομένων μελαγχολικῶς, ferè non inscitè, cum οὖρον ὑδατῶδες similiter hæmorrhagiæ ac convulsionum sit symptoma. οἱ τρορώδεες γινόμενοι κακοήθεες, non caret sensu ut videtur à progn. 95.

89. Παραφροσύνη in fine Θανατώδης pro Θανατῶδες reperitur in cod. C. πνεύματι Duretus addit μινυθώδει, minutula, quam parvam, et raram explicat certissimum caloris nativi extincti indicium. Alii

legunt ἐμπνήματι pro ἐν πνεύματι, ut sumatur de suppuratis quibus suppuratio in tabem desiit, quod ex sudore præfato judicari potest; sed meo judicio de acutis morbis solummodo agitur, et non de chronicis.

90. Aliter scripta est hæc prognosis prorrh. 5.

91. Idem aphor. aliis verbis exemplo insuper addito, legitur prorrh. 13.

92. Occurrit hæc sententia prorrh. 12; et sequens 13, non differt à prognosi 93. Itidem confer ad Coacam 95, prorrh. 15.

96. Pro βραχύποτε, omnes codices habent, βραχυπόται, è prorrh. 16, quæ evidenter sub eadem voce αι et ε, librarii inertes conjugârunt.

97. Verba hujus sententiæ nonnihil immutantur in prognos. 90. Paulo aliter habuit prorrh. 19. Ferè in omnibus codd. legitur σπατμοὶ τρομώδεες pro σπασμώδεες, ut in prorrh. supra recensito:

in eodem Cornarius legit, καὶ αὐδαὶ τρομώδεες γενόμεναι ut apparet è versione.
De hâc varietate plura reperies citato
loco.

100. Αἱ προεξαδυνατησάντων, in codd.
προαπαυθησάντων. vide prorrh. 8.

101. Puto πονηρα, abundare, non exstat in prorrh. 28.

102. Idem hic aphorismus, sed paulò
obscurior legebatur prorrh. 31.

104. Alio modo scribitur hic aphorismus in prorrh. 163.

106. Scriptum fuit ἰλλιγγώδεες pro
λυγγώδεες similitudine vocis, ab ἴλλιγγος
vel λύγγος *singultus*, *vertigo*. Sic ferè
omnes codices λυγγώδεες habent, *singul-
tuosæ febres*, ut Calvus vertit. Ibidem
mox legitur εἰλεῶν, quod idem est cum
ἰλέων. Morbus enim tenuioris intestini
vocatur græcis εἰλεώς. Ἴλεος, ait Hesychius
λέγεται τῶν ἐντέρων θόρυβος ἢ σπαραγμός:
Prosper Mart. εἰλεὸν de circumvolutione

ad modum rotarum, ut sensus sit, *febres vertiginosas ac perniciosas esse;* sed non dubito quin de torminibns intestinorum inter sese cohærentium egerit auctor Tamen in cod. H. scriptum est ἰδέων ab ἱδώς *sudor.* Istam lectionem retinuit Hollerius in Comment. cum hac interpretatione: *febres vertiginosæ* et *sine sudoribus et cum sudoribus lethales.*

106. Confer hanc sententiam cum prorrh. 166. Multum enim lucis sibi mutuò afferent. Hoc saltem notabo, pro ἵκτεροι quod illic legitur et à Galeno reprehenditur, hîc ὕςερον scribi, ut alterum ex altero depravatum appareat. Videtur tamen ἵκτεροι defendi posse è Coacâ. 126, ubi verbis quibusdam commutatis eadem sententia proponitur. Respondet autem Ictero χολώδης, cum morbo regio infectos auctor interdum χολώδεας solet appellare; sicut et Aurelianus *fellosos.*

15

108. Desumpta est hæc prognosis è prognost. sect. II. 81, ut sequens è prognost. sect. III. 44. Sed pro κοιλίης ὑπόςασις legitur ἐπίςασις. Fortè in codd. fuerat ἀπόςασις sed invenies quoque in Hipp. ἀπόςασιν, pro ὑπόςασιν vel ἐπίςασιν, ita ut dicatur humorum subsistentia seu status et concretio. Legitur hæc sententia verbis mutatis in prognost. undè in coacis præsagiis forsàn inscripta fuit.

109. ἐκλύζειν in D. pro ἐκλακτίζειν, quod de vehementi singultu sumitur, convulsionis rudimento. Galenus κλύζειν aut ἐκλεκαίνεσθαι, legisse videtur.

111. Τὰ ἐξαίφνης ionicè ἐξαπίνης. Vide prorrh. 138.

112. περὶ τοὺς παροξυσμοὺς βήσσοντες in. Edit. sed in codd. βοήσαντες fortasse non absurdum, quòd sit mortiferum symptoma in febribus perniciosis.

113. Foësius, πνιγμὸς de orthopnœâ accipit; in quâ nonnisi arrectâ cervice

et exporrecto collo respiratur. Rectiùs hic locus interpretaretur suffocatio.

114. φυζάκια pro φλυζάκια in codd., exstat. φλυζάκια τὰ ἀποκαύσεως ἐν σαρκὶ ἀναστή- ματα, *pustulæ velut ambustæ, et in corporis ambitum erumpentes, quales in Epidemiis* ἐξανθήματα κνησμώδεα θερμὰ, ὥσπερ πυρίκαυςα vocat Hippocr. Martianus eas tangi putat, quas, circumcircà duras, *cum rubore et inflammatione* apparere dixit.

116. Omnes febres continuæ, inquit Duretus, quæ διὰ τρίτης, idest, tertio die exacerbantur, cum accessione graviorum malorum, aut sunt τριταιοφυεῖς, aut ἡμιτριταῖοι.

118. Φύματα alias omnes corporis tumores in quamcunque corporis partem erumpentes significant. Possunt tamen hic ea quæ abscedere nata sunt denotare. Ideò, Celsus abscessus vocat, quòd in totum corpus abscedant, eoque velut hu-

15.

morum deposita à febribus vindicent.

120. χολέρας ionicè dicitur χολέρης, pro χολαίρας, deinde χολαίρης in E.

121. Aphor. 62 et 64. divisim hanc prognosim proferunt; hîc rectius conjunguntur.

124. Vide prorrh. 145. Post eam 126. confer prorrh. 166. Ferè eandem 227. collige aph. 31, sect. II.

128. Ut suprà prorrh. 18. nisi quòd illic deest μὴ αἱμορραγήσαντες. pro ἀμβλυωγμοῦ legitur ἀμβλυωσμοῦ in C.

130. Πυρετὸς καυσώδης non *causus exquisitus* ἐπίπονον ἄλγημα idem est Foësio, quod οἱ et ἐπὶ τὰ σπλάγχνα πόνοι ἰσχυροί.

132. Etiam quoque ad subsequentem sententiam confer aph. 22, sect. 6, et supra prognosin 150.

134. Si mendo caret locus ὀφθαλμοῖσι melius eodem commate cum συχνοῖσι jungitur quàm cum κακόν. Et sic oculi densi

dicentur obscuri et male lucentes , juxta Hollerii explicationem. At adulteratam scripturam esse arbitror. Legitimam suppeditat prorrh. 83, ubi συχνοῖσι, ut aliàs ferè semper, cum διαχωρήμασι copulatur : et loco ὀφθαλμοῖσι legitur ὀφθαλμῶν ἵλλωσις.

135. Ejusdem est sententiæ interpretatio cum aph. 58 , sect. 4.

136. Καῦσοι κρίνεται ἑβδόμῃ. καὶ δεκάτῃ neque Calvus neque Cornarius vertit, ut cui nihil affinitatis sit cum diebus criticis. Holler. in suis comment. id delendum censet. Cujus censuræ suffragatur cod. A. in quo ne apex quidem de illo apparet. Jacotius admodum verisimiliter legit ἐνδεκάτῃ sed tum καὶ in ἢ mutandum erit. Simili errore δεκάτῃ legitur lib. 3, de morbis : et cum Hippocrates voluerit morborum reversiones diebus criticis procurari , et Mass. ἐνδεκάτῃ legunt, hoc potius retineri debet. Ἡμέρας 15..

κυρία; vocat criticos, quia eorum dominatu et magisterio morbi omnes regun-
tur et exiguntur. Omnium potius vires
quàm numerorum observari debere ad
præsagium, consentaneum est, et in morbo periculoso conferri, ut si omnia con-
veniant servari possit æger; si quædam
prava accesserint mortis periculum con-
firmatur 137. Vide aph. 23, sect. 11.
138. Nostris inquit Foësius in regioni-
bus rara est in his abscessibus suppuratio ferèque evanescunt ac discutiuntur
hujusmodi tubercula, nullo periculo,
procuratis tamen per sudores aut alvi
fluxum evacuationibus. Id. anno 1587
Metis in febribus ardentibus observa-
vit; quod multoties in nosocomiis com-
probari etiam quoque vidimus.

139. Deest in quibusdam codicibus
ὑποιδέουσι. Locus certe hic ut et sequens
prognosis ita corruptus est, ut absque
melioribus exemplaribus, integritatem

ejus nunquam sperare liceat. Lib. III, de morbis fere ab initio de lethargicorum dejectionibus hæc proferuntur : ὁκόταν μέλλη ἀποθανεῖσθαι, κάτω ὑποχωρέει ἐπὶ πολὺ καὶ ὑγρόν. — Κοιλίας καταξύρους ἴσχουσι fortè malim ἢ καταξήρους.

141. Lib. 3, de morbis ita effert hanc prognosin : ἢν δὲ ἐκφύγη ἔμπυος γίνεται.

142. Vide aph. 17 et 20, §. IV. et prognos. sect. III, 36. Ἐπάρσεις κοιλίης quæ Hippocrates alibi τῶν ὑποχονδρίων κυρτώματα vocat, ταράττειν οὐ τὴν συμμέτρον ὑποχώρησιν, ἀλλὰ τὴν πλεονάζουσαν significat.

143. Multò clariora in prognos. sect. III, 30 et seq. et aph. sect. III, 25, usque ad 29 et 44, sect. IV, exponuntur. Ἐς τὰ κάτω χωρία subadditur μέρεα in codd. sed inutilè. Ὑπὲρ τριήκοντα Hollerius aut ὑπὸ aut aliter quàm ὑπὲρ censet legendum, prognost. abscessus fieri dicantur τοῖσι νεωτέροισι τριήκοντα ἐτέων.

15...

145. Hollerius habet participium ἀντι-διδοντα cum hâc prognosios interpretatione; *quæ signa abscessum enuntiant, si ab iis non sequitur abscessus, malignum.*

146. Communiter κρισίμοισι pro κρισίμῃσι in cod. A. Confer hîc, progn. et aph. 59 et 61, s. iv.

147. Eadem prognosis, parum absilimis est ab aphor. 23, s. ii, in edit. sed in nostrâ reperitur 37, s. vii, ubi etiam legitur sequens prognosis 148.

149. Purior est hæc sententia in aph. 27, s. iv; sed in codd. falsò λεπτὴν reperies pro λευκὴν ὑπόϛασιν.

151. Ὕπνοι βαθέες — βιασθέντες καὶ μὴ ταραχώδεες, exstat in C. sed fere id nonnihil commentum, in margine cod. C. scriptum, deinde in textu repositum mihi videtur fuisse. Finis hujus sententiæ male conjuncta est initio sequentis, at-

que ἀβέβαιον pro ἀβέβαιοι inscitè præfi-
xum in codd.

154. Κοιλίην ἀπολελαμμένοι rectius ἀπολελημμένοι ut supra 158, ἀπειλεμμένης ad
verbum eadem est prognosis prorrh. 17.
Nisi quod illic in genitivo absoluto , legitur κοιλίης ἀπολελαμμένης.

155. Vide prorrh. 26 et 125. Ibi legitur etiam ἐφιδρώοντες ionicè pro ἐφιδροῦντες in cod. H.

157. Totam hanc periodum à σπασμὸς
usque ad τρίτη non invenies in codd.
nec apud Celsum. Videtur explicatio
superioris aphorismi. Finis Coac. 156.
huic adjuncta est in cod. H.

158. Διδούσης in codd. pro διαδιδούσης
confunduntur autem in hoc aph. Aegro-
rum et morborum propria attributa ;
tamen in duas partes separari posse
etiam puto, quod initium hujus et finis
sententiæ satis probant. Pro ἐκλύονται
ἐχλοιοῦνται in cod. II.

15....

160. Nonnullis placet ἢ πύου. Posset id insertum videri ex aph. 10, sect. IV, unde hæc prognosis collecta est. Post πρεσβυτέ-ροισι, προσδέχεσθαι abundare videtur, nam quæ sunt in contextu potius à verbo σημαίνει dependent. Ὄντος, ionicè dicitur ἐόντος. — Πόνου καὶ συντόμου fortè scribendum πόνου συντόμου aut καὶ συντόνου suppositium censendum. In vet cod. A. legitur καὶ συντόνους ῥύσιας. sensus esset, *quod in dolore temporum et frontis, etiam concitata sanguinis profusio speranda sit.* Quod si quis accelerationem profluvii significari velit, legat καὶ συντόμως ῥύσιας.

161. Χειρέων ionicè pro χειρῶν. 162. Ut supra prorrh. 90.

163. Οὐ ξυναποθνήσκει τοῦτο ἀλλὰ παρ᾽ οὓς οἴδημα, ποιέει; ultimum deest in codd. Τὰ ὑπερσείοντα κεφαλῆς puto κεφαλὴν scribendum ut paulò post progn. 157. Ad sensum hujus sentent. ξυνα-

ποθνήσκειν dicitur de morbis diuturnis mortem tandem adferentibus. Duretus tamen legit ; *cito commoriuntur*, ita ut sit correctio τῶν ὀλεθρίων, nisi vel hæmorrhagiam vel abscessum faciant pone aures.

164. Corrupta hæc in vet. cod. καὶ νοθρότητος καὶ ἀκρισίης καταχέει legitur in codd. Κατασχέει in C. ita Calvus expressit : *cum debilitate malo decretorio acrisiave diffundit.* Sed ἀκρασίης in cod. H.

165. Ἀσχαριδώδεις legi οἱ in G. verba hæc ασχ. δε. γεν. Aliò pertinere videntur : cum quod prorrh. ea omissa sunt in simili sententiâ, tum quod vermes nihil conferant ad parotidum præsagia. Fortasse cohærebant præcedenti ista absque δὲ particulâ, u· significaretur lumbricorum dejectiones multum profuisse ad *pristinam* valetudinem recuperandam. Suspicium augent. signa vermium quæ ibi recensentur : dolor in sede et pudendis cor-

poris dissolutio, et vocis defectus. Nam ascaridas in recto intestino et extremo præsertim sphinctere nasci notum est, sed et in partibus verendis interdum ut et in muliebri sinu, gigni testatur Hipp. secundo περὶ γυναικείων; idemque lib. 4. de morbis, vermes nonnunquam tantopere sævire docet, ut plane obtumescere faciant hominem; sed hic de parotidibus et vermibus etiam quoque agitur.

166. Κατόχως de fixo et pertinaci dolore exponitur. Difficulter enim concipi potest, quomodo illi qui alto stupore detinentur dolere possint, sed postea cum reconvalescant à stupore dolent. Eodem modo, scribitur in prorrh. nisi quod illic αἱμορράγικοὶ et ἤν τι τῷ τραχήλῳ ἐντείνῃ. Quæ lectio tolerabilis est. Unde videtur et hic, τι pro τίς ponendum. Alioquin ὀδύνη subaudietur hoc sensu : si *quis dolor* in cervice *urgeat.* Hollerius interpretatur *si quis tendi aliquid in collo sentiat:*

Calvus belle *de dolore cervicem petat.*
Celsus dicit, si *ad cervicem pervenit;*
ita enim habet prorrh. 137, ἄλλως τε
καὶ ἤν τι ἐν τραχήλῳ ἐντείνει.

168. Αἱμοῤῥαγέουσι — αἱμοῤῥαγέωσι.

172. Pro παχέα, τραχέα referunt codd.
Calvus παχέα et τραχέα conjunxit; sed
malè, cum hæc verba turpiter librarii
confuderint. In coac 171, cod H. ἐφίλει
pro ἐθέλει agnoscit.

173. καὶ μὴ δίψης νηδιούσης multum ne-
gotii facessivit interpretibus. Cornarius
reddidit cum siti cibum capiente. Alii
exponunt cum siti inexhaustâ, sed omnes delusi sunt ob pravam scripturam.
In codd.   legitur μετὰ δίψης μὴ ἰδέιουσιν
unde genuinam hanc extraho μετὰ δίψης,
μὴ ἰδίουσιν, in codd. B. C. *cum siti non su-*
dentibus; ab ἰδίω, id est *sudo.* Quidam
interpres legit νηδίωσης, ita ut ab ἰδίω *sudo*
vel ex præpositione δία et ἄω, *perflo,*
perspiro, hoc verbum diductum esset.

Vult enim auctor, dolorem capitis cum siti, abscessum portendere iis qui, vel, non insudant, vel, si sudent, à febre non liberantur.

175. Pro ὑπάγρυπνοι, ἄγρυπνοι habent omnes codices, et verior est hæc lectio. Inversus est ordo et mutati casus hujus prognoseos in prorrh. 38.

176. Ista prognosis auxiliarem manum porrigit prorrh. 97.

177. Paulò ante in Coaca 50, et prorrh. 117. legitur οἱ ἐν πυρετοῖσι ἐφιδρόοντες κεφαλαλγέ:ς.

178. Dubitandi particula ἄρα inseritur ante πανταχοῦ in prorrh. 63.

179. Hæc sententia legitur prima in libro prorrh. 1.

180. In eodem prorrh. 104, citatum item vidimus prorrh. plura referre quàm hanc prognosin; κωματώδεες, deest initio hujus; claudit tamen illic sententiam, ut facile in alterius locum se

insinuare potuerit. Ad sensum, τά καυ-
ςικά dicuntur morbi, qui semper cum
ardore vehementi, ægros conflictantur.

181. Περικαέες πρὸς χεῖρα ardentes fe-
bricitantes dicuntur, quòd ad manus
tactum vehementissimus ardor perci-
piatur : acriùs apparentia κατακαύματα
ἐν ποσὶν vocat, quæ postea φοίδεας dixit.

182. Κοπιώδεας aliq. codd. omittunt.

183. Fere convenit cum prorrh.
167. καύματος pro κώματος legi posse arbitratur Hollerius.

184. Calvus affert triplicem lectionem καταῤῥαγικά, αἱμοῤῥοϊκά et αἱμοῤῥα-
γικά, vide prorrh. 138.

185. Grammatica aut κωματῶδες pos-
tulat aut ἔχουσι. Calvus post πτυόντα ter-
minat periodum; deinde reliqua ita dis-
tinguit, τὰ παρ' οὖς ἐπάρματα, κωματώδεες. se-
cundum aures tubercula tumoresve qui
habent, soporantur. Confer supra coac.
183 et prorrh. 167.

186. In quo discrepet hæc sententia à prorrh. 94. abunde ad id notatum est. cod. H. προδιέρχεται habet loco προσδιέρχεται.

187. διαφεύγοντες lego in codd. διαφυγόντες et mox ζῶσιν pro σώζονται, sed ultimum rectius. Ad sensum σφακελισμὸς idest morbus qui ex inflammatione ad siderationem tendit. Súmitur pro nondum confirmatâ sideratione, et eo, qui ad corruptionem fit, progressu : ideo melius legeretur σφακελίζοντος ἐγκεφάλου ut in cod. H.

188. ὁϛέων διαῤῥαγαὶ διαῤῥαγες fere in omnibus codd. exstat, sed διαῤῥαγέες legitur in C. et unicâ dictione ὁϛεοραγέσιν. vide prorrh. lib. 11. Hollerio placet προσαλγήσαντες sed non rectè. Ad sensum, quidam codd.... ταχεῖα pro παχεῖα legunt, ut larga et celeriter offensioni succedens sanguinis fluxio intelligatur, aut quæ celeriter cum impetu aut vehementer decurrat.

189. Depromptus est hic aphorismus ex prognosticis sect. III, 18, 19, 20.

190. Hujus sententiæ partem habes in prorrh. 33. Παρακολουθούσαντα in codd.

191. Simile quid invenies in aph. 28, sect. IV.

192. Eadem sunt in prognost. et aph. s. VIII. præter διαφανέα. In codd. pro συνεςαλμένα. legitur συνεςραμμένα, forte non inscite.

194. Nonnulla detracta sunt et quædam immutata in hac sententiâ, prorrh. 18 et Coaca. 121.

195. Hujus prognoseos ordo inversus est aliquantum in prorrh. καὶ πρὸς αὐγὰς ἐνοχλεῖν, generaliter πρὸς αὐτὰς habent codd. ἐνοχλεῖ legitur in B. sed evidenter omittitur ν. Ad sensum τὰ σκοτώδεα περὶ τὰς ὄψιας seu tenebricosas, visus caligines lib. I. Epidem. protulit Hippocrates, inter hæmorrhagiæ narium signa. Alii libri habent προς αὐτάς.

218. Hollerius et Jacotius legerunt προηκούσης dùm verterunt, progrediente

morbo. In cod. A. προσιούσης. Eadem sententia fuit prorrh. 32. ἐναιωρούμενον exstat in edit. et in cod. H. ἐναιωρεύμενον sed præferendum omnino ἐνεωρεύμενον. Ad sensum ἀκατάςατα Hippocrates vocat παχέα καὶ μὴ καθιςάμενα in genere τῶν ἀντιταραγμένων καὶ θολερῶν οὔρων.

199. Hollerius ex particula δὲ suspicatur hæc ad priorem sententiam attinere; sed contra video à prorrh. 172. hanc sentent. nonnihil discrepare.

200. Τὰ παρ' οὖς ἐκ τοῦ ἔμπροσθεν ἀλγήματος ἐρυθήματα; pro ἄλγημα reperio in cod. C. ἐρυθήματος. sic primâ dictione expunctâ, à Foësio, effertur.

201. Τὰ παρ' οὖς ἐπὶ πλειςοῖσι Jacotii judicio, πλείςοισι magis convenit quàm εἰλεοῖσι, quod legitur in prorrh. 160. Duretus pro ἐπὶ πλείςοισι, ἐπὶ εἰλέοισι legit, ut iliaca, cum stercoris aut chyli vomit'one et perspiratione totius fœtida, intelligatur. Sed forsàn alterutri lectioni præferenda est quæ habetur in coaca 292.

202. Scribitur παραπληγικοῖσι in prorrh. 162.

203. Τὰ παρ' οὖς ἐκπνεῦντα et 206. ἐκπυεύμενα evidenter dictione ionicâ, quam ubique in textu retinuimus : nonne esset de aliis dicendum, similitudine vocis, pro ἐναιωρούμενον, ἀλγέοντες, ἀγρυπνέοντες, ἐνεωρούμενον, ἀλγεῦντες, ἀγρυπνεῦντες, quæ sanè primò in lucem fuerunt elata. Nam nisi hæc verba semper habeant codices, hâc contumeliâ librarii, sontes sunt. Ad sensum, Duretus pro μακροῖσι, ὀξεῖσι legit, ut illæ parotides intelligantur, quæ *consectariam febrem habent; vel quæ sunt exacti* jam *morbi acuti superstites, rubræ et dolorificæ.* At verò tales parotides sæpe absque suppuratione solvuntur, materiâ ob tenuitatem aliò conversâ et excretâ vid. prorrh. 169, 165. In prorrh. allegato pluraliter legitur ὑδατώδεα οὖρα, ἐναιωρεύμενα et sequentia eodem numero respondent. At hic est numeri Enallage.

204. Paucis immutatis, legitur hic aphor. sup. prorrh. 169. Ad sequentem prognosin, eadem prorsus verba habentur prorrh. 155.

206. Annotat Hollerius quosdam σφόδρα omittere et ἀνόδμῳ inodoro, non ἀνώδυνα legere. Ipse retinuit ἀνώδυνα sine dolore. Duretus iterum de acutis sumit, quòd in diuturnis parvæ sint, nec suppurabiles. At verò aliter Hippocrati progn. 203 visum, dùm in diuturnis parotides mortem afferre dicit, unicum esse remedium, si suppurentur, et ideo, suppurari aliquando innuit.

207. In fine hujus aph. legitur προσεπιθεωρέειν δὲ καὶ τοὺς πυρετοὺς ἤντε ἐπιτείνωσι ἤντε ἀνιῶσι, sed ferè omnes codices, κτείνωσι habent, non omnino absurde; forsàn, hîc agitur de febribus perniciosis et maxime mortiferis.

218. Eamdem sententiam reperies suprà progn. sect. 1. 9, 10, 11.

209. Verbis paulum dissidet hæc prognosis à prorrh. 161 habet ἐπιγίνηται καὶ τοῖσι κωματώδεσι επὶ τουτέοισι μᾶλλον, nam quæ hîc sententiam finiunt τὰ παρ' ὦτα; illic subsequentem inchoant.

210. Vide aph. 60, sect. IV. solet aliàs dicere, ρύσις ἐκ ρινῶν, ionicè ρινέων.

211. Hæc sunt inserta in lib. crisium; pariter sequens progn. deducta est ex prognosticis.

213. Atque à prorrh. 49. hic aph. κόπρια Ionicè pro κόπρανα legitur in E.

215. Non videtur integra hæc prognosis, aut saltem non suo loco recitata; quod mihi magis fit verisimile, temerè à præcedente divulsa; atque ita ambæ deinde labem expertæ sunt. Cujus rei argumentum sufficiens est prognosios Coacæ idem enim hujus et illius scopus.

216. Ἐμπυομένοισι lege ἐμπυευμένοισι ionicè ut supra ἐκπυεῦντα, ἐκπυεύμενα quæ exstant in eodem libro.

217. Vulgò legitur χρήσιμον pro χρί-σιμον in codd. χρήσιμον καὶ ταχεῖαν σημαί-νει κρίσιν, id est Calvo interprete : *utile est celeremque judicationem, crisimve por-tendit.*

218. Λαμπηδόνος, ἔκθλιψις quæ fit quan-do internum incendium tenuati et agita-tione incalescentes spiritus, ignem quasi concipiunt, et quidem ita, ut splendores quosdam igneos, quale quid in emissitiis oculis cernitur, ejaculentur, quod in iratis etiam accidit. Ad sensum hæc collecta sunt ex prognosticis et crisibus- Pro πῆξις ὀμμάτων legitur τῆξις in codd. sed non rectè ut videtur à prognost. Tamen in Calvi versione *colliquatio texisve* ocu-lorum interpretatur. Solummodo forsan talia apparent in moribundis. κακὸν δὲ καὶ ἱλλαινων ὀφθαλμός, κακόν supervacuare mihi videtur, dum suprà legimus pro-rrh. 91, ὀλέθριον.

221. Πυρετώδει præcedit κοπιώδει, sequi-tur in prorrh. 91.

222. Quæ sequuntur ab hoc τυφλωθῆ-ναι, à vet. interprete et codd. omissa sunt. Huic rei ansam dedit verborum simi-litudo ; sed supra lege aph. usque ad alterum τυφλωθῆναι proximi aphorismi.

224. Idem docetur aphor. 16. sect. iv.

225. ἀχνῶδες legitur pro ἀκλυῶδες. ἀχ-λυῶδες, autem habuimus paulò ante, et supra in prorrh. 46 : quod in quo diffe-rat, ab hâc sententiâ, conferendo disces Sed ἀχνῶδες quoque ferri potest, ut signi-ficetur oculus scaber sive asper ob sor-des, sive gramias aridas, tenuissima ra-menta referentes. κακὸν δὲ καὶ τὸ ἐπιξηραι-νόμενον βλέφαρον, οἷον ἄχνη, ait Hipp. in Epid. Calvi versione. totus hic aphor. præteritus est.

226. Prognosis hæc est pars prorrh. 125.

228. Post ῥινῶν quippiam deesse, om-nes fatentur interpretes, sed in lacunâ

supplendâ variant. Alii οὐδὲν ἀγαθὸν sub-
intelligunt, alii κακὸν vel φρενιτικὸν quod
extremum fortassis optimum est. Nam
visus fixus, jugis palpebratio, turbulen-
tus somnus, vigiliæ juges, sanguinis per
nares distillatio, signa sunt phrenitidis,
teste Aureliano lib. 1. de Acut pass. cap.
2 et 3. Jacotius putat σπασμώδεες repe-
tendum esse ex fine prioris aphor. In vet.
cod. absque distinctione hæc continuo
ductu leguntur : ποτὲ δὲ καὶ ϛάσεες ἐκ
ῥινῶν πρὸς τὴν ἀφὴν μὴ περικαέες, φρενιτικοὶ γίνονται μᾶλλον, ἢν αἷμα ῥυῆ. Prosper Martian.
superiorem Coacam cum istâ conjungit,
et ita legit : *Oculorum rectitudo in morbo acuto, et motus velox, et somnus tur-
bulentus, et vigiliæ aliquando autem et
stillationes è naribus, ad contactum non
urentes, phrenitici fiunt, et maxime si
sanguis fluxerit.* Sed contra mihi particula negativa videtur prætermitti debere, ita ut foret legendum; si *sanguis non*

fluxerit; dum exstant signa hæmorrhagiæ, subaudi.

229. Πεφρικυῖα, interpretes vertunt,
lingua quæ inhorruit. Quid autem hoc
sibi velit, non est explicatu facile. Quidam id de linguâ tremulâ dictum arbi-
trantur. cod. E. habet πεφυκυῖα, quæ
scriptura cum superiore collata, conjeci
πεφρυκυῖα reponendum, ut dicatur de lingua arida seu torrida. Atque huic conjec-
turæ ferè favere video Hollerium qui πε-
ριφρυγυῖα laudat. Hoc tamen aliquantò
longius abest à vulgatâ scripturâ, et signi-
ficationem simplicis magis intendit. At
linguam hic ponit auctor mediocriter
torridam, ita ut quàm minimùm de colore nativo perdiderit. Hippocrates com-
posito hujus verbi usus est Epid. 6. s. 11.
inquiens, οὐδὲ γλῶσσαι καταπεφρυγμέναι.

230. Pro καταλείφεσθαι reperio
καταλείπεσθαι, in H. dictione ionicâ;
idem μιλάνη pro μέλαινα, ut supra dici-
16

tur μελάνων, itidem pro γλῶσσαν γλώσσην.

232. Ἀσώδης, ἀσσώδης habet cod. E. Calvus legit καυσώδης. Ad sequentem prognosin, vide prorrh. 31. et supra Coac. 283.

234. Galenus in Comment. prorrh. 3. sect. 1. τραχεῖαι huic loco convenientius esse contendit quàm δασεῖαι.

235. Hæc ad verbum ferè decerpta sunt è prognost. s. 11. 20. Leguntur item in prorrh. 48.

237. Ἐκπυήσει-ἐκπυήσῃ in H. et ἀρίςαται, ionicè vertitur in ἀπίςαται, ut supra legimus ἀπιςάντα.

239. Obscurum est quid intelligat auctor per ἀνάπλευσιν ὀςέου; metaphoricè tamen conjicere oportet, ossium mortem aut separationem aut exfoliationem, ab auctore interpretari; ulcere exedente indeque corruptis dentibus et tandem excidentibus, τοὺς ὀδόντας ἀναπλεῖν, dixisse. Cornarius, ossis λεπίδωσιν

et ψίλωσιν intelligit : quidam interpres legit , εὐροῦν pro εὐρεῖν , ex quo infert, os spongiosum et necrosum esse.

240. Σημαίνει κοιλίης χολώδεος κατάρρηξιν sed in quibusdam Edit. et in Codd. reperio κοιλίης σημεῖον καταρραγητομένης; quod ferè idem est quàm primùm.

242. Prorsus damnantur exscreationes lividæ, nigræ ac biliosæ, nam illic non ἐπιςᾶσαι μὲν κακὸν legitur, sed πᾶσαι μὲν κακαί. Hìc pravorum humorum evacuationes et retentiones inter se comparantur.

244. Eamdem sententiam habet prorrh. 6. Ad sequentem confer prorrh. 24.

246. Aliquoties repetita est hæc prognosis; exstat in prorrh. 26.

247. Μετὰ κρίσιν legitur in prorrh. 93: atque hìc pro ἐλλπει-ἐκλίπη ionicè in H.

248 Idem aph. habetur pror. 54. sicut et proxime sequens prorrh. 55 et codd. legunt pro σπασμοῦ τρόπον, σπασμώδεα.

249. Prorsus convenit cum prorrh. 55.

16.

251. Φαρμακείην, ionicè φχρμακίην in H. ut ἀγγίη pro ἀγγείη ; ὀφθαλμῶντι loco ὀφθαλμίωντι.

252. In prorrh. 25 adjicit τὸ τοιοῦτον post παρακρουστικόν.

253. De hâc prognosi dictum est ad prorrh. 96, ubi legitur ionicè ὑπ' ἑωῦτοὺς pro ὑπ' αὐτοὺς in H. Ad sequentem prog. vide prorrh. 54.

256. Puto scribendum ἀνιδρωτὶ adverbialiter, nisi quis ut κάθιδρως apud Suidam, ita ἄνιδρως nomen faciat; sed tum nihilominus accentus mutandus esset. In cod. E. pro ἧσσον ἐφιδροῦντι, reperio ἧττον, doricè, et ἐφιδροῦντων in plurali.

257. Quamvis εὐφόρον accusari posset, magis tamen congruit εὐφόροι ut in H, prout scribitur Coaca. Sed confer prorrh. 47. Facilis est commutatio litterarum ι et ν: nec dubito quin multi errores ex eo lapsu in codd. pullularint : sic supra

progn. Coac. reperimus in cod. E. διψῆ pro διψῆν quod falsò habuerunt Editiones.

258. Mutila sunt hæc ἐν τουτέοισι διεξήκοισι χρονίοισι. Hollerio hæc videtur esse sententia: *si hæc mala diutius seditionem moveant in ægro, perturbentque corpus.*

259 Pro ἀφώνιαι ἐκςάσαι φθινώδεα προσημαίνουσι quod obscurum est ; lego in cod. H. σύςασιν φθινώδεα: et ferè hanc lectionem interpretavimus.

260. Bona pars deprompta est è prognost. sect. 1. 23 et seq Epidem. 6. s. 11. In quibusdam Exemplar. legitur πνεῦμα δι᾽ ἀμαυρὸν quod non exstat in Epid. s. 111. et Epid. 6. s. 11. ubi ferè eadem leguntur. Forsan à græculo quodam adjectum, id est, ut notaret obscuritatem verborum ἐκτεῖνον et κατεπεῖγον. Si suppositium non est, legendum καὶ ἀμαυρὸν, quod expressit Foësius, et de eo spiritu explicandum, qui ita obscurus et exiguus est, ut vix appareat. ἄσημον appel-

lat Hipp. in Epidem. in cod. ἐπιπνέουσιν ut Epid. 6. s. 11. At Epid. II. s. III. quemadmodum et hîc optimè, ἐπεισπνέουσιν legitur ut in cod. H. Pariter è prognost. modo allegato ita videtur oratio corrigenda : ἐν πᾶσιν νουσήμασι ὁκόσα σὺν πυρετῷ ὀξέι ἐςι καὶ ἐν μ΄ ἡμέρῃσι κρίνεται.

262. ἰσχνῇ legerunt olim Artemidorus et Dioscorides ut Galenus, supra ad prorrh. 106, cujus verba paulum ab hac prognosi dissident.

263. Eadem sententia profertur in prorrh. 115, ubi postrema variant. Ῠποςάσιας, urinæ quas hic κριμνώδεας vocat, antehàc ὑμενώδεας et ἀφρώδεας alibi dixit.

264. Hollerius legit ἐρυθισμοὺς, rubores; Duretus τὸ ἐπιεικέως ad ἐρεθισμοὺς refert per quos alii, βῆχας βραχέα ἐρεθιζούσας, hoc est, tusses leviter irritantes intelligunt, quod etiam nos quoque ad verbum interpretavimus.

265. In prorrh. 88. post δυσφορίης additur πνιγώδης.

266. Quæ occurrunt diversitates in hac prognosi exstant in prorrh 89. In fine τείνεται pro γενήται. in H.

267. Verbis aliquo modo discrepat hæc sententia à prorrh. 111. nam ibi legitur, κοιλίη διαβορβορίζουσα et καὶ μετώπου post ψηλαφώδεες, denique κοπιώδεες, ἐν ςρώμασι καὶ ἱματίοισι ὀδυνώδεες. ‾

268. Hæc et sequens sentent. constituant unicum prorrheticum 116 : etiam vide aph. 37, sect. iv; et ad Coac. 71. Confer prorrh. 11.

273. Prognosis, nonnihil differt à prorrh. 75.

275. Ænigmatica hæc prognosis, paucis discrepat à prorrh. 11. In fine : ὀλέθριον ὀλέθριοι in H.

276. Collecta est hæc prognosis è prognostico sect. 11, 22. ἑλκωμένη in H.

277. Duretus τὸ ἐξαπινῆς, idem significare putat, quod ἀπὸ ταυτομάτου, id est

16 ..

sine προφάσει, vel insitâ prænuntiâ vel extrinsecus incidente.

278. Κακόν deest in Calvi versione; continuatur autem hæc prognosis cum sequenti, hoc modo : χώρις οἰδήματος ἢ τράχηλον; sunt tamen istæ sententiæ duobus diversis aphorismis, lib. 4, comprehensæ, nempe aph. 34, et 35.

279. Hæc prognosis è prognosticis 33, et 34, sect. 1, decerpta est.

280. Κακιςόν μὲν τὸ παράπαν εἴη. at dilucidius refert prognost. 37, s. 1. Κάκιςον μὲν εἰ παρ' ἄπαν εἴη τὸ ὑποχόνδριον, quod, hanc periodum legendam et interpungendam esse satis dictitat. Ferè omnes codices præter duo 2253 et 2254. postremis verbis his desinunt : γίνεται δὲ τοῦτο ἐν τῇ πρώτῃ περιόδῳ. Post hæc legitur ferè in omnibus codd. τέλος ἱπποκράτους κοακῶν προγνώσεων : Vide dissert. Sed eas sententias in numero 649. omnes Editiones comprobant.

281. In prognost sect. 1 , 44 , legitur δὲ χρονιωτέρας τὰς κρίσιας ποιέεται in lib. de Cris. Χρονιωτέρας μὲν κρισίας ποιέει. Πρόσφατα τῶν ἐπαρμάτων, tumores qui hypochondria μετέωρα faciunt. Βορβορυγμὸς flatus cum humoris permixti et agitati strepitu. διαπεραιωθείς vel à verbo λύει pendebit vel εἰ ὠφελέει repetitum subjungetur, ut in prognost.

282. Distinguo post ὑποχονδρίῳ, et μετὰ θορύβου refero ad παρακρουτικόν: id quod faciendum monet prognost.

284. Idem docetur in hac prognosi quod in prorrh. 102, aliis tamen verbis.

285. Hollerius melius putat orationem esse ita scriptam; οἷσι θηρία τουτέοισι καρδιαλγικὰ καὶ μετὰ ςρόφου κοιλίη καταῤῥόη γίνεται, *quibus lumbrici insunt, iis et cordis morsus, et cum torminibus venter dissolvitur.*

16....

286. Ἐπιφοιτέον ionicè pro ἐπιφοιτάον, ut in cod. H.

287. Ὑπόςατις, eo significato quo dicitur ἐπίςατις κοιλίης. Idem aph. iteratur postea in hoc eodem capite, verbis transpositis φθινώδεες τῶν μακρῶν, hîc intelligi videntur qui, ex longis intervallis et jam diu contabescunt.

288. Articulus οἷς videtur λειποταξίας accusandus. Facilior esset oratio ita ordinata : οἷσιν ἐν ὑποχονδρίῳ φλεγμονὴ ἀποπυητική ἐςιν, πρὸ τῶν θανάτων. Vide prorrh. 156.

289. Καύματος, et mox καὶ κεφαλαλγίης scribitur in prorrh. 171.

290. Idem hujus prognosios sensus atque prorrhetici 166. dictio saltem diversa.

291. Ex aphorismorum sect. IV, 73, desumpsit auctor hanc prognosin.

292. Χρονίῳ defectum satis indicat in simili prorrh. 160. Scriptum video

Ὑποχονδρίῳ μετεώρῳ χρονιωτέρῳ, at in Coacâ, ὑποχονδρίω συντόνῳ χρονιωτέρως ἀρθέντα. In illo item pro κοιλίης δυσώδει scribitur εἰλεοῖσι δυσώδεσι. In hâc vero πλείςοισι δυσώδεσι. Aprorum more ita omnia vastavit iners librariorum genus, ut nihil certi hodiè liceat agnoscere. Ad sensum, quæ sunt in prorrhetico, πυκναὶ καὶ κατὰ σμικρὰ ἐπαναςάσιες dicuntur, irritamenta ab acrimoniâ, et aut læsæ mentis, aut perennis materiæ affluxus notæ sunt.

293. Violentas manus et hæc prognosis experta est, ut constat ex ejus collatione cum prorrh. 148; ne de cæteris dicam, quàm varias formas induit verbum quod legitur, ἐκχέοι in cod. H. est ἐκχλοιοῖ; ἐκλύονται in prorrh. in Coacâ infra, ἐχλοιοῦνται.

294. Ἀσήμως καὶ ἀκρίτως, morbo in longum tempus protracto. Signum futuri abscessus in morbis gravioribus, est morbi remissio nullâ evacuatione præcedente.

16.....

295. Quam δυσεντερίην αἱματώδη, *dysen-teriam sanguineam*, veteres dixêre : quæ cietur quidem liberaliter, sed nec diù durat, nec cibi fastidium adfert. Duretus vertit *excluso sanguine* generaliter, ut διαχώρησις hic ea sit quæ ex omni parte cietur, evacuatio.

296. Πρόσωπον ἐῤῥωμένον, *sana, subtu-mida*, aut, ut, Epid. impensè rubra ; seu quæ talis in colore et mole cernitur. Ὑποχόνδρια μὴ λαπαρὰ potius, ex Epidem. lib. 2, et lib. περὶ κρίτιων et Coacâ 128, non λιπαρὰ, ut in textu exstat.

297. Hæc propositio videtur superva-cua : quia reperitur in Coacâ iisdem penè verbis, nisi quòd ἀναΐσσουσαι scriptum est pro ἀναύδῳ. Etiam legitur vulgò ἀνι-δρῶντι, male, at bene ἀνιδρωτὶ, quod cujus videtur explicatio, ἱδρῶτι λυόμεναι ut in prorrh.

298. Hic aphor. aliquid commune habet cum prorrh. 146. Καὶ non male

præponeretur vel τῷ ἅμα vel τῷ κοιλίῃ. Ad sensum οἱ μελαγχολικῶς ἐξιςάμενοι, *qui melancholicè excedunt*, seu in quibus insaniæ summa sunt omnia. Αἱμαῤῥοίη δὲ φρικώδης, hoc est, *hæmorrhagia horrida*, quasi dicat : hæmorrhagia verò aliquando subsequitur loco delirii, quam horror præcedit.

299. Quas diversitates recipiat hæc sententia, dictum est ad prorrh. 35.

300. Ἅλες Edit. Bas. ionicè, sicut cod. H. pro ἅλις legit. Hunc aphorismum ad Coacam confer 297, et prorrh. 36.

301. Idem est aphor. ut supra Coac. 275.

303. Repetitur et hæc sententia infra 620. Ἅμα post πυρετοῖσι addito, et postremis verbis aliquantum dissidentibus. Πυρετοὶ φρικώδεες, Galeno, Comm. in lib. 1. Epid. dicuntur, ὅταν τὸ μέχρι πλείςου τῆς ἀναβάσεώς τε καὶ ἐπιδόσεως καλουμένης τοῦ παροξυσμοῦ, αἱ φρῖκαι γίνονται τοῖς νοσοῦσιν.

304. Plenior est aphorismus 11, s. IV.

308 Pauculis verbis hæc prognosis differt à prorrh 132.

309. Νώτου ἄλγημα, plerumque morborum initia, cum rigore ex lumbis et dorso procedunt, et crebrò ex iis, inde nascitur urinæ suppressio.

310. Spumantia excreta hîc prosunt, materiâ peccante, naturæ robore eò criticè, vel symptomaticè, detrusâ.

312. Hæc sententia ut supra prorrh. 132.

313. Nonnihil sequens differt à prorrh. 120. Præter finem hoc modo habentem : ἐκ τῶν τοιούτων ποικίλως διανοσέουσι καὶ διὰ τῶν αὐτῶν ἰόντες.

314. Idem aphor. scriptus est in prorrh. 69, deprompto tautum πόνου. Vulgò legitur ἀναδρομὴ πύου.

315. Prorrh. 70, habet συνδρώθητι κακόν· ἐπιπυρεττήναντες οὗτοι καυστικοὶ ὀξέως ἀποθνήσκουσι. Anteriore totâ thoracis parte,

ossibus septem et cartilaginibus duode-
cim constante; illicque ςηριχθεὶς δυσλύτως,
qui ita firmatus est dolor, ut ægrè dis-
solvi possit; continuus idem et cum
æstu.

316. Pro ἀναδρομαὶ placeret ἀναδρομῆς,
ut sequentia adjuncta de ægris accipe-
rentur, et solœcismi species evitaretur.
Aliquanto cautiùs eodem genere fœmi-
nino efferuntur in prorrh. 85.

317. Hic in pristinum nitorem restitui potest à prorrh. 102.

318. Mutilus omnino locus videtur et
resarciendus è prorrh. 42, hoc pacto,
οἷσιν ὀσφύος ἄλγημα, ἐφιδροῦντες οὗτοι κακοὶ
vel κακόν. Ut male tum res eat, in ὀσφυαλγίᾳ
vel tota corporis compages pauco sudore
roscida est, aut ea pars in quâvis morbi
specie hæret, madore in milii modum
conspergitur. Erotianus φῶδες scribit absque subscripto; Galenus meliùs φωίδες;
φῶδες Erotiano sunt, τά ἐκ πυρὸς γινόμενα

μάλιϛα δὲ ὅταν ἐκ ψύχους ἐν τῷ πυρὶ καθίσωσι, ϛρογγύλα ἐπιφλογίσματα. *Quædam ex igne* contracta incendia, præcipuè ubi, in frigore ad ignem propius acceditur. vide supra prorrh. 42.

319. De hac et sequente prognosi dictum est ad prorrh. 87.

320. Confer hanc sententiam cum prorrh. 108. post eam, cum eodem prorrh.; atque Coac. 321. ad prorrh. 109.

323. Προ κώματος quanquam hæc lectio ferri possit, καύματος huic præfertur.

324. Rectiùs hîc scribi existimo, τὰ ποικίλως κοιλίας ἰόντα, quàm infrà. Coaca τὰ ἀπὸ κοιλίης ἰόντα ibidem mox legitur πνιγμοὶ ἐπὶ τοῖς προγεγραμμένοισι.

325. Obscuriùs recitatur hic aphorismus suprà prorrh. 148, et ad sequentem progn. confer prorrh. 136.

328. Αἱμορραγεῦντα planè ionicum est, sic ubique esset itidem scribendum,

ἀγρυπνεῦντα, ἀγρυπνεῦντες et αἱμοῤῥαγεῦν-
τες, loco ἀγρυπνέοντες et αἱμοῤῥαγέοντες vel
οῦντες, quæ primùm in textum reposui-
mus. Cætera ad hanc sententiam, confer
prorrh. 127.

329. Πονηρεύεσθαι κοιλίην, de alvi vitiis
et affectionibus quæ ad caloris nativi im-
becillitatem succedunt Galeno intelli-
gitur, et ἐξυγραίνεσθαι aut καταῤῥήγνυσθαι
significat. Fieri tamen potest ut sanguis
fluxus quarto incipiat, quinto finiatur;
tunc non inutilis hæmorrhagia habetur.

330. Hæc prognosis nihil nisi verba
quædam diversa habet, τεταρταιοῖσι αἱμοῤ-
ῥαγίαι δυσκρίτοι, *quartanæ hæmorragiæ
difficilis judicii*, à prorrh. 129.

331. Pro αἱμοῤῥοίας in prorrh. 131,
vocem accipit Jacotius de cruentis alvi
excrementis: sed et de sanguinis è na-
sibus profluvio intelligere possumus,
quantum è prorrhetico colligitur, et
aph. 60, s. IV. Etsi ferè semper à Foësio

et Charterio, de tumore hæmorrhoida-
rum hoc intelligatur, vel fluxu sanguinis
in genere, vel hæmorrhagiâ pluraliter.

333. Hic aphorismus penè convenit
cum prorrh. 134. et sequens prorrh. non
dissentit à prorrh. 142. Cornarius et Hollerius ὑφιςάμενον legerunt; at omnia Coacarum Exemplar. ἐφιςάμενον exhibent. In
hac ambiguitate, tamen utraque lectio
suo modo defendi potest: ionicè legendum ἐπιςάμενον ut in eodem libro ἐπιςάντα.

334. Jam bis occurrit hic aphorismus:
semel prorrh. 140 iterum Coaca.

335. Generalior hæc est sententia in
aph. 27. sect. IV.

336. Idem aph. legitur supra prorrh.
147. ubi verba βίαια πολλὰ ῥυέντα, quæ
hîc sunt, βίῃ ἀποληφθέντα, sensum efficiunt
contrarium.

337. Posita fuit hæc prognosis supra
prorrh. 151. omisso versiculo ἣν δίς ἐπι-

ςάξη. Sanè aut hoc ipsum aut sequens membrum, καὶ ἢν ἐπιςάξη superfluum est. Mihi videtur, auctorem in genere scripsisse, ἄλλως τε κἢν τις ἐπιςάξη.

339. Pro ἀλιζόμενον confer ad hanc sententiam prorrh 11. in quo hæc verba desumi videntur : οἷσι δὲ τὰ χρώματα νέο·ς ἐοῦσι πονηρά ἐςιπουλὺν χρόνον ξυνεχέως δὲ μὴ ἰκτερώδεα τρόπον, οὗτοι καὶ τῶν ἀνδρῶν κ×ὶ τῶν γυναικῶν, κεφαλὴν ἀλγέουσι καὶ λίθους τε καὶ γῆν τρώγουσι. Hoc est, Celso interprete, lib. 2 cap 7. *Quibus diù color sine morbo regio malus est*, hi vel *capitis doloribus conflictantur* vel *terram edunt*. Quæ hîc ἀχροῖα, in prorrh. χρώμα πονηρὸν μὴ ἰκτερώδεα dicitur.

340. Fortè scribendum ἐκ ῥίνος. sed rectius ῥινέων.

341. Hæc sententia eadem est cum prorrh. 128. At in Coacâ 41, legitur ἐκ ῥιγῶν et mox περιψύχοντα.

344. Vide quæ notata sunt de hac

prognosi supra ad prorrh. 140. Unum hîc addam Hollerium putare, ἀσκαριδώδεα legendum pro ἀσκαρίδας : sed absque auctoritate. Veteres enim cum Dioscorid. item et Galen. ἀσκαρίδας agnoverunt ut è prorrh. citato constat, in quo ἀσκαρίδες legitur. Hoc ipsum respexit Erotianus, cum quid ἀσκαρίδες sint in suo loco explicat.

345. Supra prorrh. 133. habuimus αἱμορραγίοντα aliaque adjecta fuerunt quæ hic desunt; nullo tamen sensùs detrimento. Bas. Ed. et Opsop. ἐπιλημπτικῶς ionicà paremptos. ut in cod. H.

347. Vide prorrh 30. Duretus παλμὸν intelligit de arteriarum micantium pulsu ægro molesto, ac dolorifico, vel ob arteriarum replexionem, vel ob angustiam spatii in quo anteà liberè meabat, vel ob naturæ conatum nitentis, quod noxium est expellere.

348. Periodus ab ὕπνος incipiens con-

juncta est supra prorrh. 107. ibidem βαρέα non absolutè ponitur, sed additur ἀλγήματα.

349. Pro ἄπειροι quibusdam ἄπυροι vertitur à prorrh. 119. Videtur autem pro ἄπειροι, ἀπύρως ut ex prorrh. 121. Id *est sine febre*, etiam quoque legi posse: τὸ εὐχερὲς sensus esset; propensio quædam mulierum hystericarum ad convulsiones. Sic quidam retinent ἄπειροι σπασμοὶ et vertunt, *inexpertæ convulsiones;* hanc lectionem in textu retinuimus. Certè sæpius vocem ἄπειροι pro ἄπυροι irrepsisse, præter alios locos Hippocratis testatur et hic lib. 11. Περὶ νούσων : ubi vulgo quidem legitur γίνονται ἄπειροι : sed ἄπυροι approbat Cornarius Interpres.

350. Τὰ σπασμώδεα deest in prorrh. 124, ubi etiam ἐν ἱδρῶτι scribitur, non, ut hîc ἀνιδρῶντι. Interpretes, versione eorum teste, ἀνιδρῶτι , legerunt; sed

imperitè, ipso Galeno judice in prorrh. quod falsum sensum gignat. ἀνιδρῶντι optimè convenit cum lectione prorrh. modò in οο vel ὥο, è quibus coaluit, resolvatur, ut inde ἀνιδρῶντι vel ἀνιδρώοντι, exsurgat, nisi quis ἀνιδρῶντι pro ἀνιδρούντι dictum velit Ionibus, sicut ὦν pro οὖν vertitur. Certè postremum illuc ἀνιδρώοντι planè ionicum est : sic ἐφιδρώοντι invenies in prorrh. 26, et ἐφιδρώοντες vel ἐφιδρόοντες in eodem, et cod H. Quæ hîc affirmatè dicuntur, de alvi humectatione et abscessibus, per interrogationem proponuntur in prorrh. 126. Ibidem ἐκλάμπουσιν legitur pro ἐκλαμπάνουσιν: et ionicè ἀτενέως.

352. In prorrh. 163. ἀνίστησι synonymum verbi ἐπαίρει postremum locum tenet. Aliàs per omnia similis est prognosis illi sententiæ.

353. Huic prognosi addita sunt nonnulla in prorrh. 164. Sicut vicissim quæ-

dam quæ hîc habentur, illic desunt.

358. Οὗρον ὑαλοειδὲς, seu ὑαλῶδες, est urina, quæ multam materiam crassam albumineam seu veluti grandines, et simile quid genituræ, continet : et in Epidemiis οὔρησις γονοειδὴς vocatur. Perintho, lege criticâ, non raro fieri Hippocrates dixit. Sæpe numero iis, quibus calculus in vesicâ incidit, aut quos gravissimi dolores nephritici cruciant, talis mingitur.

359. Ἀποπληξίην resolutionem Hippocrati et partis cujusdam paralysin per abusionem non est admodum insolens.

361. Vel ἐν præfigendum ὀπισθοτόνῳ, vel hoc omnino relegandum. Porro magnam hujus aphorismi partem auctor mutuatus est è lib. III, de morbis.

363. In prognost. s. III, 23. scribitur ἔκδηλον, multò significantius, et πλεῖϛον πόνον pro ϰνιγμὸν ϝαχνικὸν. Reliquiæ hujus sententiæ usque ad. 368. è prognosticis 25, 26, 27 sunt excerptæ; sed, pro ἐν τῇ

φαρύγγι legitur ἐν τῷ τραχήλῳ, εἴσω adjiciendum, post ἐρυθήματα, ut progn. sect. 111, 23, 26 habet.

367. Idem præsagium citatur aph. 10, sect. v, et progn. sect. 11, 27.

368. Malim διὰ σφοδρότητα; aliàs διὰ σφοδρότητος σφυγμοῦ commodiùs ita exponetur, *in vehementi venarum et arteriarum agitatione.* Sed πνιγμοῦ, Duretus legit, cum non sit fretus à codd. hanc lectionem non retenuimus.

375. Obscurum est quid velit per hanc clausulam. Hollerius λυόμενον legendum putat, ut sit sensus, *dolores solvi ejusmodi dejectionibus.*

380. Παμποίκιλοι πτύσιες potiùs videtur probandum quàm πάμπυοι αἱ πτύσιες.

380. Insigniter contaminatum est hoc præsagium : fidem facere non licet ut hæc non multum ab iis sequentibus dissimilia (Οἷσι τῶν πλευριτικῶν γίνεται ἐν τῷ νώτῳ ἔρευθος καὶ οἱ ὦμοι θερμαίνονται)

de quibus leguntur in lib. III. de morbis:
Ὁκόταν δὲ τούτων τῶν πλευριτίδων τινὶ προσγένηται τὸν νῶτον ἐρυθριᾷν, καὶ τοὺς ὤμους θερμαίνεσθαι, καὶ ἀνακαθίζοντα βαρύνεσθαι, καὶ ἡ
γαστὴρ ἐκταράττηται χλωρῷ καὶ δυσώδει σφόδρα,
οὗτος διὰ τὴν ὑποχώρησιν τῆς γαστρὸς, εἰκοστῇ καὶ
μιῇ, ἀποθνήσκει· ταύτας δὲ διαφυγὼν, ὑγιαίνει.
Sic pro ἄνω ὠτὸς, ἔρευθος τῶν πλευριτικῶν, καὶ
loco ὁμοίως, οἱ ὦμοι θερμαίνονται. Idem et
apud Duretum habuimus. Unde quoque
innotescit alter error in dierum numero
commissus. Qui locus etiam commenta-
tores exercuit; sed mendum non animad-
verterunt, (dicit Opsopoeus). εἰκοσταῖοι
καὶ τεσσαρακοσταῖοι κινδυνεύουσι. Tamen id
non certum mihi videtur; contra existimo
locum priorem prognosticis satis compro-
bari, ita ut non opus sit eum mutare.
Etiam quoque ab aphorismo 23, s, 11,
in numero dierum criticorum, viginti,
febres continuas dijudicari ab Hippocrate, probavimus.

17

382. Σπάσματα dicit interpres, idem significare quod ῥήγματα lib. III, de morbis, in pleuritide.

383. Quæ hîc auctori est γλῶσσα χολώδης, libro de locis in homine, χλωρὴ, nominatur.

384. ὑποπελίδνου scribitur lib III, de morbis, et deinde ἀπάλλαξις pro ἀπόλυσις.

386. Τὰ δὲ ἀλγήματα ex hac prognosi delenda sunt; turbant enim sensum et constructionem. Exhibent autem rudera alterius cujusdam sententiæ ab ignavis librariis, quos exemplaria conferre pigebat, mutilatæ. Integram fuisse eam quam è lib. de morbis tertio huc transcribam, quovis pignore certare ausim: nempe, τὰ δὲ ἀλγήματα τὰ ἐν ἁπάσῃσι τῇσι πλευρίτισι ὡς ἐπὶ τὸ πουλὺ κουφίζει μεθ' ἡμέρην μᾶλλον ἢ νύκτωρ, hoc est, *in omni verò pleuritide, dolores ferè leviores esse solent die potius quàm nocte.*

387. Φύματα μαλθακά sunt ferè ἀνώδυνα.

Parotides thasiorum sunt Hippocrati ἐπάρματα χαῦνα, Galeno vocantur μαλθακά.

388. Idem aphor. cum parte sequenti continetur, lib. de morbis; sed ἅμα quod est ab initio, omittitur.

389. Magis distinctè recénsetur hic aphorismus 15, sect. v.

390. Verbo tenus ferè hæc transcripta sunt è prognosticis s. 11 et 47. usque ad 56. Ab initio statim multo plenior est illic lectio, πτύελον χρὴ ἐπὶ πᾶσι τοῖσιν ἀλγή- μασι, τοῖσι περὶ τὸν πλεύμονα καὶ τὰς πλευρὰς, ταχέως τε ἀναπτύεσθαι, πολλῷ ὕστερον μετὰ τὴν ἀρχὴν τῆς ὀδύνης, rectius legitur ibidem.

391. Idem sensus est prognostici sect. 11, 56.

392. Et hoc præsagium redolet pro- gnost. 59. Sect. ejusdem.

393. In vulg. codd. corrupta sunt hæc οὖρον διαχώρησιν χρηστὴν: sed emendari de- bere docet prognost. s. 11, 60. In fine ejusdem, pro βιώσας, legitur οὐ πλέονα

17.

χρόνον ζήσας ἢ τετσαρεσκαίδεκα ἡμέρας, ἀπό-
λοιτ᾽ ἂν ὤνθρωπος.

394. Nonnulla pleuritidis remedia hîc omissa sunt, quæ vide prognost. s, 11, 58. et supra, φλεβοτομίας dixit, Hipp. quia oc sæpe remedium repeti debet, et ex variis locis latex mitti. Idem sputo apparente et ore humescente, ptisanam imperat. In prognostico addit ἐκκόπρωσιν, et φαρμακείας.

395. Vide suprà prognost. ejusdem sect. 11, 74, 76.

396. Κίνδυνος κολωθῆναι, in eodem prognostico scribitur, κίνδυνος κώλον γένεσθαι τὸ ἄρθρον, ibidem paulo aliter recitatur aphorismus lib. 1. de morbis. Ad sensum hujus, παλινδρομεῖν est propriè, quando materia in eum locum recurrit, unde secesserat : cujus signum, quod febris persistit, vel etiam augetur, spiratio difficilis evadit, nullum sputum prodit, et suppuratio vel mors sequitur.

397. Jacotius putat pro γενομένων reponendum esse ἐπιγενομένων: ut compara-
tio fiat inter peripneumoniam quæ statim ab initio pleuritidi supervenit, per
metastasin ad pulmonem ex pleuritide.
Hîc vult auctor, peripneumoniam pri-
migeniam, nec ex ullo alio morbo præ-
gresso obortam, leviorem esse et tutio-
rem, quàm eam quæ pleuritidi supervenit, sive finienti, sive permanenti.

399. In prognost. sect. 11, 54, accura-
tius legitur, ἐπὶ πᾶσι τοῖσι περὶ πλεύμονα
νοσήμασι.

400. Volunt interpretes ἀορτραὶ scribi
debere è Gal. lexico, non ἀορταί. ἀορτραὶ
significant partes utrinque à pulmone
dependentes et quasi suspensas, unam à
dextro, alteram à sinistro latere. Idque
videtur innuere Hippocrates lib. 2. de
morbis ubi primùm ait, ἐπὴν ἄορτρα (sic
nim legendum est, non ἄρθρα) σπασθῇ
τοῦ πλεύμονος; et paulo post, ἦν ἀμφότερα

σπασθῶσι. Unde colligitur eum duplex ἄρτρον statuere in pulmone. Ferè ἀορταὶ denotant tenues fistulas sive ramulos à gutture sive asperâ arteriâ productos, et quaquaversùm in pulmonis substantiam diffusos.

401. In fine, rectè monet Hollerius, ἧσσον non ad πλείονα χρόνον referri debere, sed ad συμβῆ quo minor phlegmone significetur..

402. Composita est hæc sentent. è prognost. s, 11, 67 : Usque ad finem istorum collatio, non erit inutilis : εἰκοϛαία vel τριηκοϛαῖα addendum è prognost. 64, s, 11. ut Hollerius et Jacotius monent : cætera ipse confer : mihi locum indicasse sat est.

403. Ruptâ vomicâ agitati puris adhuc calentis portio excluditur, postea fit crassius. Dolorem puris acrimonia membranas erodens excitat. Oppresso à copiâ ejusdem pulmone, δύσπνοια exoritur. In pectore maximam sanationis spem

dant thoracis ulcera; in larynge minus:
ex vasis pulmonis deteriora sunt; ex
substantiâ tum propter visceris molli-
tiem, tum propter continuum motum,
pessima.

404. Pars est aphorismi 15, sect. IV
et sect. VII.

408. Vide aph. 13, sect. V. ad sequentem confer aph. 44. sect. VII.

410. Non est integra hæc sententia,
sed vide ut supra aph. 45, sect. VII.

418. Confer ibidem prorrh. 22, 99 hæc
sententia à Galeno arguitur solœcismi,
ob verbum ἐξίσαται aut ἐξίσανται. Possit
tamen excusari aliquo modo ἐξίσαται neu-
traliter sumptum.

424. Ξηρὰ omnes interpretes probant
pro σκληρά.

426. Vide suprà prorrh. 11, 39.

427. Penè iisdem verbis hanc sententiam effert prorrh. 11, 33.

428. Eadem scribuntur prognost. 66,

sect. 11, nisi quod μετέωρον non additur.

430. In fine lib. 1. de morbis pro ἀναρ-ρήγνυται ponitur ἀνελκοῦται ἐνίοτε : hoc latinè redderetur, *denuo exulceratur interdum*, illud, *vulnus refricatur*.

431. Idem dicitur prognost. 80, s. 11.

432. ἀπὸ τῶν ὤμων referendum est ad σειομένοισι. Suppurati namque, apprehensis humeris sunt concutiendi, ut indicant hæc verba lib. 11. de morbis: σὺ δὲ τόν ὦμον σείων. et lib. 111. ἕτερος τὸν ὦμον ἀναλαβέτω, αὐτὸς δὲ σεῖε.

433. Multum non discrepat hæc sententia à prorrh. 11, 39, vide aph. 37. sect. VII. De his, non est inutile disserere: Febris superveniens ab ulcere, sanguinis putredine, aut inflammatione ortum habet: *tussis* vehemens à fluxione, grumoso sanguine, fervore materiæ, acrimoniâ, crasitie, aut tenuitate et obstructione: *dolor* pertinax ab ulcere aut inflammatione; *sanguinis recentis* continua exspuitio, à διαβρώσει aut ῥήξει, oritur.

434. Confer supra aph. 11, sect. v. Ibidemque ad sequent. vide aph. 12 et 14. ejusdem sect.

435. Cornarius non ξηρώσει legit, sed ξὺν σήψει, vel simile quid. Qui ξηρώσει retinent initium prognosios ita interpretantur, *qui difficulter spirant à siccitate.* Suspicio est auctorem voluisse notare stridorem seu sibilum in tabidis cum spiritus difficultate conjunctum, lib. de internis passionib. in tabis descriptione, ait Hipp. συρίζει ὡς διὰ καλάμου.

449. Ut ἐξαπίνης omittitur aph. 40, s. VI. 52, s. VII. ita ὀδύνην fini subjicitur, quod hîc deficit.

450. Vide aph. aph. 13, sect. v. In prognos. 451. confer. aph. 45, sect. ejusdem.

452. Eadem habuimus supra prognost s. 11, 1, 2, 3. Evariant tamen nonnulla. In prognost scribitur βηχές τε καὶ θυμὸς τουτοῖσι ἐγγίνεται: cujus loci plures diversitates ibidem reperies.

17....

353. Κατεπιγέννημα. Ad sensum hujus, ἐπιγένημα, stranguria in hydrope semper, ex quo per suppressionem seri morbus augetur; per doloris accessionem, vires jam morbo fractæ magis prosternuntur.

457. Hanc sententiam habet aph. 14. s. VI. sed hic adjicitur non absurdè, sine *cruditate* et *aquoso*, ut à lienteriæ fluxu, diarrhoia distinguatur, dum contrà, si eadem lienteria huic succedat, ad hydropem tendit.

459. Pro κεινήσει legitur κνήσει in nostrâ Edit. et in Foësio: propius ad illam scripturam accedit κεντήσει et ita legisse videtur Cornarius.

462. Abscessus fit per μετάςασιν materiæ ad intestina ruentis, viâ interclusâ ita ut circa costas pleuritidem, in visceribus peripneumoniam, vel hepatis inflammationem excitet.

364. Duretus πυρετωδῆ διαχώρησιν puriformem excretionem vertit, quæ pus

refert, quamvis reverà non sit. Hujusmodi, inquit, erant Perinthi urinæ γο-
νοειδεῖς criticæ.

471. Παντῶν, sed nonne πάντως adverbialiter accipiendum erit, loco ejusdem
παντελῶς in prognost. s. 11, 84.

474. Cornarius lectionem et ferè omnes retinent : προσπίπτον ἐς τὸ αἰδοῖον
ἐκλύονται ἀνέλπιςοι : pro vulgatâ προσπίπτον καὶ τὸ αἰδοῖον ἕλκονται. cum hae
interpretatione : *quibus incogitanter
urina procidit, et pudendum* convul-
sione *trahitur, de spe depositi sunt,*
cùm sit plenior hæc quàm prima, in
textu retinuimus. Vide dissertationem,
et prognost. ubi pars ejusdem sententiæ
penè iisdem verbis effertur.

475. Parum absimilis est hæc prognosis ab aphor. 44, sect. vi. Et eam quæ
fit proximè sequens, retinuit prorrh. 84.

477. Omnia ista collecta sunt è prorrhetico, lib. ii, 74.

17.....

481. Τὰ μυξώδεα colliqualionis partium solidarum initia esse videtur : quanquam aliquando, pituitâ in intestino coacervatâ, aut aliunde affluente, mucosa per alvum excernantur.

482. Confer ad hæc Aretæum lib 2, cap. 4, morborum chroni. Foësius hanc sententiam cum subsequenti conjunxit.

483. ὕπνοι πάνκυθοι somnos tranquillos interpretantur Hollerius et Jacotius.

485. Per ἀμαύρωσιν mortem denotari Hollerius arbitratur; Jacotius visus hebetudinem.

587. ϛραγγουρίη scribendum erit, nisi in genitivo casu absolutè aecipiatur.

490. ἐκχλοιοῦνται suprà prorrh. 32, 156, habebamus ἐκλύονται, in scripto verò codice ἀλλοιοῦνται. Ita in his luserunt inertes librarii.

492. Hic aph. cum sequentibus usque ad. 498 aliquot, desumptus est è prognost s. 11, 26 et 12, ad 21. idem.

495. Πονηρὸν hîc sumi pro ἐπίπονον constat ex eodem loco.

498. Paulò aliter verbis innuit sententiam prorrh. 123.

499. Ferè iisdem verbis recitatur hîc aph. cum consequenti, non longè abest ab initio lib. 1, de morbis.

500. Fini hujus prognosios quædam apponuntur, quæ desunt in aph. 5o sect. vi, 58, sect. vii.

501. Per hæc verba καὶ ἐκ τῶν ἐξ ὑπεναντίου φερομένων καὶ μὴ ἐξ ἰσοπέδου Hollerio explicante, intelligit auctor tela quæ vel ex alto, vel obliquè inferuntur hominibus et non ex plano. Potius tamen quæ ex editiore loco plagæ fiunt vel jaciuntur tela, innuere videtur, quàm quæ à latere; nam lib. de vulneribus capitis, potissimum vulnerare scribit Hipp. βέλος τὸ ἀπὸ ὑψηλοτάτου ἐμπέσον καὶ ἥκιστα ἐξ ἰσοπέδου, ibique aliquoties hæc duo inter se opponit Vide prorrh. lib. 11, 68, 69.

502. Eadem Sent. legitur lib. 1, de morbis et aph. 58, sect. vi.

503. Hæc prognosis et seqq. aliquot in libris quoque aphorismorum s. vi, n°. 19, 2, 24, aph. 2, sect. v, referuntur.

508. Paulò aliter scripta est hæc prognosis supra prorrh. lib. ii, 75; 76, 79; et ibidem 59, 64 et seqq. ad Coac. 509, usque ad 512, prognosin 508. Legendum est ἰχωῤῥοοῦσιν non ἰχωροροῦσι, sed et hîc malim ἰχωῤῥοίει ab ἰχωῤῥοέω, seroso humore fluo.

521. De hoc loco ita scribit Hollerius: Dictione κεκλασμέναι videtur dicere, genus lassitudinis, quod ὀςοκόπον appellant, in quo ægri quasi confractis ossibus dolentes jacent. Alioquin κατακεκλισμένοι quasi ἐκλύτοι legendum, exsolutis viribus corporis. Quod comprobat hæc definitio Jonstonii dicentis; κεκλασμέναι ἐν κινήσεσι μετ’ ἀδυναμίης sunt, quæ viribus fractis et exsolutis ad motiones ineptæ

aut impotentes, quales sunt extreme languentes et membris perfractæ aut delassatæ, quòd humorum copia animalium facultatem opprimat, et spiritus vitales exsolvat.

522. Idem Holl. censet per ὑποφορὰς ulcera profunda intelligenda esse, et qualia suppressis menstruis interdum enasci solent.

525. Ad hanc sententiam confer prorrh. 82.

526. In fine πτύσις ὑςερῶν ionicè ὑςερέων in Bas. Ed. asteriscus præpositus est voci πτύσις, ad loci corruptelam indicandam. Quâ de causâ Cornarius interpretationem omisit. Hollerii tale est judicium: quæ sequuntur, videntur interjecta, et voce πτύσιος vel rugationem, vel reduplicationem uteri significat, quam contentio sequitur familiaris siccitati. Apparet eum legisse καὶ πτύξις ὑςερῶν καὶ συντείνει. Vertit enim, *et uterorum rugatio et contendit.*

Nec videtur aliena hæc interpretatio; cum lib. 1. de Morbis Mul. Hipp. statuat uterum in nimiâ à partu purgatione, ξυνέλκεσθαι, id est, contrahi et corrugari : forsan πτῶσις vera est lectio.

529. Αἱμορροΐς potest quamcunque sanguinis profusionem significare.

532. Vulgo fertur ἐρεύμενα ionicè ab ῥεύω, primum ῥέω, sic de aliis verbis in εω quæ in ευω ionicè vertuntur. Sic αἰωρεύμενα, ἀγρυπνεῦντα, ionicè dicenda, pro αἰωρούμενα, ἀγρυπνοῦντα; vel sine contractione αἰωρεόμενα et ἀγρυπνέοντα, quæ dictio, minus purior est quàm prima.

534. Ferè nonnihil variat hæc prognosis a prorrh. 105.

539. Foësius per ὀσχίας, non scrotum, sed τὴν περὶ τὸ ϛόμα τῆς μήτρας ἑλικοειδῆ ἐπανάϛασιν, flexuosam et pampiniformem circa os uteri eminentiam, quæ et ἀμφίδεον: et τὰ λεγνὰ, Hippocrati; videturque

subindicari tumores, qui in longa tussi et magna spirandi difficultate, ad genitales partes, velut, testes, aut scrotum, judicationis quâdam lege decumbunt. Nota namque satis thoracis cum partibus genitalibus communitas, et ὄρχις οἰδήσας ἀπὸ βηχέων, ut legitur in Constitutione Lib. 3. Epid. Sed ὀσχέας et non ὀσχία ibi legendum. ὀσχία enim testiculorum externum involucrum ab Aristotele alicubi appellatur, ut à cæteris ὄσχος, ὄσχη, ὄσχεος et ὄσχεον.

540. Melius haberet hic aphorismus sic elatus, τὰ μοχθώδεα ἔξω ἀναφερόμενα πνεύματα, ut legebatur prognosi. 519 nisi quòd μετὰ μοχθισμοῦ loco μοχθώδεα ponebatur. Minori mutatione posset, legi τὰ μοχθῶδες ἀναφέροντα πνεῦμα. Hanc lectionem expressit Cornarius.

543. Parum concinna est oratio, ut Hollerius monet. Ad sequentem Sent. confer prorrh. 151. ibidem prorr. 144 ad Coacam 541, 542.

550. Ad hanc sent. confer Coac. 128, 150, 152. Quæ sit proximè sequens legitur prorrh. 11, 127, 128.

556. Placet μὴ πουλὺ δὲ κάρτα ἐμείσθω, pro his verbis, legitur, καὶ μὴ παχὺς κάρτα μηδὲ πουλὺς prognost. 42, s. 11.

557. Parum discrepat à prorrh. 1, 78, et sequens à prorrh. 81.

559. Surditas à vomitu æruginoso mox nigro exerta, accedentibus vigiliis, conjunctam habet κεφαλαλγίην. Et quia hic per biliosi, æruginosi et nigri humoris fit ἀναδρομὴν, in febre alvum sistit.

560. Duretus legit, κακὸν ἄλλως τε καὶ ἐν ὑποφορῇ.

561. Κλαγγώδεα quod hîc absolutè ponitur, aliàs φωνὴ adjungi solet ut prorrh. 17. legitur κλαγγώδης φωνή; ibidem que 19, φώνη κλαγγώδει. Quod sequitur ἐπιχνοῦν, explicatur à Galeno in Exegesi,

scribitur que paroxytonon : Hesychius
etiam supra apud Hipp. prout hanc
ultimam circumflectit.

562. Lege ut supra prorrh. 57. Ad sequentem Sent. confer prorrh. 159, etiamque aph. 4, s. v. et 47, s. vi.

565. Et quæ fit proxima, habetur
aph. 1, s. v.

570. Sanguis, qui sine læsione inter-
narum partium, reseratis venarum
orificiis, vel per porositates exsudando
egreditur.

572. Prognost. 27, sect. 1. additur ad
ἱδρώς, inque illo vim totius sententiæ con-
sistere Gal. monet.

573. Confer hic aph. 37, s. iv.

575. Usque ad Coacam ferè et omnia
è prognosticis, aph. et prorrh. decerpta sunt. In fine καὶ τὸ μόλις σμιχρὴν ὑπόϛασιν,
vulgaris versio habet, *et quæ vix tenuem
ac exiguam subsidentiam continet.*

578. Siquidem χλοώδεες sint ἰχτεριώδεε;

teste Erotiano, et χολώδεες itidem *icterici* dicentur multa bile suffusi. Τροφιῶδες οὖ-ρον, videtur esse urina, quæ contenta densata et compacta quædam innatantia habet, et veluti quædam sublimamenta grumosa, conferta et deusa. Nigrescunt plerumque tales urinæ ex incendio, viscerumque resolutionem quamdam significànt.

579. Ex magnâ viscerum impuritate et humorum vitio, χλοιώδεες dicuntur, ὅσοι ἐκχλοιοῦνται et καὶ χλωραίνονται.

580. Quæ hîc, eadem leguntur prorrh. ubi diversitates et lectionis et interpretationis exstant. In fine ejusdem sententiæ, καὶ τὸ χλοιῶδεα μὴ ἐπὶ χροίη ἔοντα, interpretatio Dureti veritati magis consentanea est. Vulgata versio de viridante pallore non exi-tente in colore, repugnat ipsis sensibus. Quis enim virorem et pallorem è colorum genere dempserit? Explicabat autem ille ita hoc axioma, ut

discerneret inter urinas virescentes toto liquore, et virescentes superficie tenus, velut ἐπάνθισμα ἰῶδες quodque non hæc adimerent spem salutis, illæ verò planè pestiferæ essent. Addebat locum Aristotelis ex lib. περὶ αἰσθήσεως, quo liqueret χροίην, veteres, τὴν τοῦ σώματος ἐπιφάνειαν vocasse.

580. Τὸ χαλαζῶδες γονοειδὲς ita vertit Duretus, *quod autem contrarium cernitur in tenuibus*, cujusmodi est glomeratum atque id grandinosum geniturale, continenter et ægrè effusum.

581. Potest κατόχως καυσώδης quoque de iis exponi, qui a febre ardente firmiter occupantur et ejus quasi dominatu tenentur. Duplex enim est adverbii illius significatio.

582. λίπος ἰσχὸν οὖρον ὑπόστασιν. Hollerius restituit λίπος ἰσχον οὖρον ἐν ὑποστάσει, lectionem Cornarius etiam in suâ versione innuit. At videtur vulgata scriptura ut-

cumque excusari posse, hoc sensu: Urina sedimento tenui quæ pinguedinem, quasi supernè emittit, febris est indicium; ἐπίςασιν potiùs quàm ὑπόςασιν, legendum est : tum quod pinguedines innatare soleant, tum quod ipse Hippocrates in prognost. φασὶ ἐφιςάμενας ἄνω λιπαρότητας, ponat, et in aphorismis ἐπίςασιν λιπαρὴν, ostentet adesse; quod si hypostasis intelligenda est, sumenda erit de κριμνώδει aut πιτυρωδεῖ, tabitudinis et colliquationis indice. Hollerius et Duretus laudant ὑαλώδεας, idest albumineas sive vitreas urinas. Hîc reperies ἐνεωρεύμενα quod planè ionicum est, loco ἐναιωρούμενα.

583. Et sequens habet ἐιςφάμενον et ὑφιςάμεναι: lego ionice ἐπιςάμενον et ὑπιςάμεναι. Ultimum verbum Duretus explicat, de urinis quæ intus subsistunt cohibitæ, vel intro raptæ, indeque ad caput transmissæ. Solent enim hæ Epilepsiam vel nervorum distensionem inferre.

586. Idem culpat ὑπόχλωρον ut quod falsam propositionem constituat , hoc verbum vel sequens delendum. Idem docuit se non tam librorum auctoritate quàm animi judicio fretum , καὶ μὲν ὀλέθριον legere pro οὐ μὲν ὀλέθριον.

587. Hæc sententia scripta est in prorrhesi 155 , et Coacâ 206.

588. Prognosis ista concurrit cum prorrh. 122. Idem sequens cum aph. 79, s. iv. Finis ibidem talis et ἤράγε καὶ πρακρουςικὸν τὸ τοιοῦτον.

592. Duretus emendat ἐν εἰλεώθεσι, ut eadem sit sententia cum Coacâ 201. Hollerius retinet vulgatam scripturam, et explicat de auriginosis sive ictericis , qui interdum ab Hippocrate χολώδεες nominantur.

596. Vide prorrh. 29. Illic etiam deest ἄλλως δὲ ut id hîc aut supervacuum sit, aut aliud quidpiam desideretur.

597. Emendanda hæc prognosis ex

aph. 69, s. iv. Post οὖρα enim interseri debet παχέα, et pro ἔρχεται δὲ τοιαῦτα legi ἔρχεται δὲ τοιαῦτα οἷσιν.

601. Deficiunt quædam ut facile è prognost. tum ex ipso sensu colligere est. Nam usque ad crisin crassescere oportet, non eam dejectionem quam ut laudabilem descripsit, sed mollem et humidam, quæ à naturæ cathartomate recessit.

602. Περίχολον διαχώρημα non solum eximiè biliosum dicitur, sed etiam bile circumfusum. Legitur prima progn. prorrh. 53. Putat Hollerius fortassè ἀλφιτοειδὲς *farinaceum*, legendum. Sed ἀληθοειδὲς idem significat, ut potè compositum, in ἄλητον, quod Erotiano idem est atque ἄλευρον farina.

603. Μικρὴ in omnibus Edit. refertur ad ἀπόληψις, sed malim legere μικρὰ μέλανα στυραθώδεα ut prorrh. 41, et sic alibi locutus est Hippocrates.

604. Fortè scribendum ἐρίστασις pro

ὑπόςασις. nam loquitur de iis quæ superne excrementis insidere conspiciuntur. Τροφίωδεα διαχωρήματα. etsi intelligi possint, quæ concreta quædam frustulatim discerpta feruntur, videtur tamen cum Foësio germana prope lectio, si ἐκ ςροφωδέων ὑπόςασις ὑποπέλιος ἰλυώδης ex prorrhetico legatur. ὑπόςασιν in dejectionibus poni novum non est. Quod si aliquid biliosi, adfuerit, majus est periculum, ut in prognos. sect. II, videre est. ψαθαρὸν, seu ψαθυρὸν est, εὐδιάλυτον καὶ μηδεμίαν ἕνωσιν ἔχον. Arida non cohærens, qualis eorum qui panicum milium aut hordaceos panes esitarunt.

607. Prorrhesis 21, habet, ἐπὶ τοῖσι χολώδεσι ἀκρήτοισι διαχωρήμασι τὸ ἀφρῶδες.

608. Pro ὑδατόχλοον, Hollerius legit, ὑδατόχολον et vertit, *aqua bileque mixtum.* Forte legi debet, καὶ τὸ ποικίλον καὶ κατακορές διαχωρήματα; excrementa et quæ variorum colorum sunt, et

quæ abundè bile saturata, vituperanda sunt. Ita certe sequitur in progn. 17.

610. Hæc sententia plurali numero elata est è Coac. 608, ubi ὑποψάθυρα habes eodem significato quo, ὑποψάφαρον. Ibidem οὐκ ἀπύρως pro μὴ ἀπύρῳ.

612. Verum aut symptomatum vehementiam et intensionem aut periculi celeritatem indicat. Mutuatus est evidenter ab aph. 21, sect. IV.

613. Hic aphorismus partim legitur in prorrh. 50, partim in prorrh. 113.

616. Iteratur eadem prognosis infra.

617. Τάχιον κυλλομένη rectius ταχὺ ὀγκουμένη, dicit autem Hippocrates in prorrh. 101, seu, ut scribit Erotianus, ὀγκυλλωμένην, τὴν ταχέως εἰς ὄγκον αἰρομένην ventrem qui subitò in tumorem attollitur, à flatibus nempe, fecibus et humoribus retentis.

619. Confer aph. 74, s. IV. et ad sequentem vide prorrh. 2.

620. Cornarius legit, καὶ οἷς λαῦρον διαχώρημα, δυσκολώτατον τεταρτ ίοσιν ἀρχομέ-
νοισιν. Ejus versio est: *et quibus longa fit
egestio, difficillimum est quartanis inci-
pientibus.*

621. Prorrhesis eamdem sententiam
continet. Ubi præter alia quædam diversa
ἐκλύονται ponitur loco ἐκχλοιοῦνται.

625. Χρὼς Hippocrati, quælibet pars
corporis carnosa, aut quicquid in corpore est carnosum, cujus generis præcipuè
sunt cutis et musculi.

626. Imperfecta est prognosis, ut demonstrat prorrh. 158, et Coaca: 613. et
quæ hîc supersunt reliquiæ, malà distinctione làborant. Non dissimilis est hæc
sent. ab aphor. 28 et 60, sect. 4. Sic autem
fuerant periodi discernendæ : πονηρὸν δὲ
καὶ ἐξέρυθρα ἰώδεα. τεταρταίοσι αἱ τοιαῦται αἱμόῤῥοιαι. κωματώδεες ἐκ τούτων σπάσμῳ τελευτῶσι. versionem et alias varietates vide
in dictis locis. Nihil in textu immutare

18.

volui, etsi mihi arrideat opinio, ut quivis auctoritate codd. fretus, ad pristinum
splendorem textum restituere valeat.
Ideò ionicas dictiones præsertim restitui.

640. Constituit hæc prognosis sup. sent.
303, sed ibi omittitur ἄμα, eų postrema
verba ita referuntur: σμικρὰ ἐφυγραινομένης, κάθαρσιν οὐ διδόντα, ἐς ἐμπύησιν ἕξει.

642. Repetitus est hic aphorismus, in
prorrh. 38. Tam variis plurimis exornata
sunt hæc, ut genuinam ferè agnoscere
non liceat. Non χρώματι, sed διαχωρήματι
Cornarius agnovit, vertendo *egestione.*

643. Pro κωματώδεα, quod jam dictum
est, reperio καυματώδεα. in B. Quis nescit
enim, quot errores in codicibus fuerint
interpositæ, culpâ librariorum. ita ut
vix genuina lectio reperiri possit?

644. Et hic aphorismus nitore suo defraudatus est: id quod tum per se, tum
ex collatione cum Coacâ 455 patet,

645. Pro κοιλίης καταρραγησομένης reperio in cod. H. κοιλιής καταρρῆξιν σημαίνει.

Hîc desinit coacarum prognoseôn liber, qui, si attentè hunc mediteris, amice lector, impigrum laborem ubere fructu compensabit. Invidia, quâ omnia livescunt, pro mercede novas insidias mihi fecerit: sed, ut ait philosophus, *bene agere ac lætari*, vale.

18..

ANALYSE
DES CHAPITRES.

TITRE Ier, CHAPITRE Ier.

Des Fièvres. A.

Frissons avec réfroidissement 1. prorrh. 1.
69. Avec agitation. 2 prb.. 27. Roideur 3. prh.
79. Suivis de crainte et découragement 4. prh.
115. De suppression d'urine 5. prh. 77. De perte
de connoissance 6. prh. 64. D'assoupissemeut 7.
prh. 67. Réitérés dans la région postérieure et le
dos 8. prh. 77. Avec fièvre continue 9. aph.
l. iv. 46. Avec des sueurs 10. aph. l. v. 10. 12.
vii. 15. 16. Au dix-septième et vingt-quatrième
jour 11. prh. 115. Accompagnés de douleurs de
tête 12. prh. 165. De petites sueurs 13. prh.
d'engourdissement 15 prh. 35. Le sixième jour
15. en cas d'hémorrhagie non critique 16. De
difficulté de respirer, (signe de phthisie 17.
Plénitude de crachats dans le poumon, ce .qui
l'indique 18. L'assitude et douleurs des lombes
annoncent le cours de ventre 19.

DES PAROXYSMES. B.

Frissons avec paroxys. 20. prh. 103 Continuels
dans les maladies aiguës 21. Avec prostration des
forces 22. Opisthotonos 23. prh. 25. Sueurs critiques 24. prh. 15. Spasmes 25. prh. 157. Type de
tierce 27 Aphonie 27. Prostration et douleurs de
tête 28 Rigor et suppression d'urine 29. p. 122.
Douleurs aux pieds et aux mains 30. Aux cuisses et aux genoux id. A l'hypochondre 31. prh.
56; 63. A l'acromion, aux clavicules 32. Fièvre
hémitritée avec anxiétés 33. aphor. 34, Lassitude pénible, assoupissement, insomnies 35.
Aiguë avec friss. 36. Tierce erratique 37. Continue avec agitation et réfroidissement les
jours critiques 88 prh. 61. Tremblement et vomissement sans mélange 39. prh. 62. Hémorrhagie avec de petites sueurs et réfroidissement
40. prh. 128. Ardeur et insomnies 41. prh. 68,
Petites sueurs 42. prh. 74. 113. Selles bilieuses
43. prh. 168. Météorisme du ventre 44. prh. 101.
Taches livides 45. aph. l. vii. 17. Hoquet et
assoupissement 46. Frissons réitérés du dos
8. Aberration du jugement 47. Soulagement insolite 48. aph. l. ii. p. 52. Sueurs à
la tête 49. prh. 30. Variation de chaleur aux
18...

extrémités 5o. aph. l. iv. 4o. prh. 43. Parole brève 51. prh. 44. Retour subit de la chaleur après la sueur 52. prh. 66. 68. Petites sueurs réitérées dans les maladies aiguës 53. id. 13. 42. Prostration sans cause manifeste 54. prh. 4o. Tiraillements pour vomir 55. prh. 119. Alternatives de torpeur 56. prh. 43. Quelques gouttes de sang du nez 57. prh. 41. Cessation subite de la soif 58. prh. 57. Soubresauts aux poignets 59.

DE LA FIÈVRE ARDENTE. C.

Fièvre ardente accompagnée de parotides 6o. Douleurs de gorge sans tumeur 61. l. iv. 34. prh. 11. 88. 106. Signes d'une mort prochaine 62. 72. aph. l. iv. 72. Taches rouges aux pieds et aux mains 63. Ictère noir 64. Délire silencieux 65. p. Taches livides 66. Bile noire au commencement des fièvres 68. aph. l. iv. 22. Douleur au côté est suivie de suppuration 67. Frissons avec de petites sueurs aux parties supérieures, signe de phrénésie 69. p. Douleurs aux clavicules et au cou 7o. id. 32. Douleur du siège, est mortelle dans les maladies longues 71. aph. l. iv. 72. Douleurs des glandes dans les fièvres, indiquent une maladie longues 73. aph. l. iv. 55. Absence des crises

tiré des tremblemens 97. p. Des rêves 90. p.
Du délire 98. p. Voix aiguë 99. p. Prostration
100. p. Variation des symptômes 101. p. Réfroidissement avec salivation indique le vomissement de matières noires 102. Ses signes 103.
Paroxysmes avec spasmes se terminent par l'assoupissement.

Fièvres Compliquées. E.

104. Petites parotides qui s'élèvent avec des
paroxysmes sont mortelles 105. Fièvres pernicieuses avec le hoquet, accompagnées ou non de
l'iléus 106. Parotides volumineuses 107. p. Fièvre
avec métastase des douleurs des lombes 108. p.
Convulsions chez les enfans 109. IIIe. liv. des
Epid. prog. s. III. — Hémorrhagie nasale s'annonce par une grande agitation 110. p. Des insomnies avec anxiétés 111. p. — Paroxysmes
avec la toux et des sueurs sont de mauvais caractère 112. p. — Douleur au côté avec suffocation
est un signe d'empyème 113. id. 67. Eruption
de pustules et de phlyctènes , symptôme mortel
dans les fièvres continues 114. froid des extrémités et chaleur brûlante à l'intérieur 115.
Fièvre avec redoublement le 3e. jour , est mauvaise 116. aph. — Avec intermission est sans

danger 117. aph. — Douleurs des articulations à la suite de longues fièvres 118. aph. — Dans les fièvres aiguës, douleurs avec rétraction de l'hypochondre 119. Fièvre lipyrique 120. id. 115. Ictère critique avant le 7ᵉ. jour 121. aph. Récidives réitérées sans un changement bien remarquable, annoncent des matières noires 122. Douleurs qui s'irritent dans les fièvres tierces font rendre des grumeaux de sang avec les selles 123. Un fort battement des veines du cou, indique quelquefois la dysenterie 124. p. Le changement de chaleur et de couleur est utile 125. Signes précurseurs des parotides 126. p. Signes de rechûte 127. — Fièvres continues aiguës se terminent par de violentes crises 128.

DES DIFFÉRENS GENRES DE CRISE. F.

Le flux de ventre est mortel dans la fièvre ardente 129. Cette dernière est funeste à la suite de vives douleurs à l'ischion 130. Signes du délire, communs à l'hémorrhagie du nez 131. Tremblemens mettent fin au délire 132. aph. Mauvaise l'hémorrhagie du nez le 4ᵉ. jour dans la fièvre ardente 153. — Déjections bilieuses avec frissons et agitation des yeux, sont fu-

18.....

nestes 134. Violent frisson fait cesser la fièvre ardente 135. aph. La rechûte s'annonce dans les quatre premiers jours par des sueurs 136. La crise a lieu en quatorze jours 137. aph. 37, s. VII. Les parotides sans suppuration sont mortelles dans les fièvres ardentes 158. État des léthargiques à la suite de fièvre ardente 139. En cas de guérison, empyème du foie 140. — tremblement sans crise est suivi de dépôts aux articulations 141. Signes de l'hémorrhagie du nez, du vomissement et des déjections 142. aph. l. IV. 17. 20. Dans quel cas la prolongation de la fièvre annonce des dépôts critiques 143. A quelle époque, la phthisie sciatique à la suite de rechûtes des douleurs à l'ischion 144. Fièvre est critique avec des apostases 145. Dans quel cas sujette à récidive 146. Époques critiques des maladies aiguës 147. De la fièvre tierce vraie 148. Signes d'une prompte guérison ; le 4e. jour pour le 7e. 149. Un sommeil tranquille annonce une crise sans récidive 151. Crises ordinaires des fièvres continues 152. Hémorrhagies abondantes, sont suivies d'un long relâchement du ventre dans la convalescence 153. — Douleurs de tête et suppression des selles, signe de convulsions 154. Délire fièr id. 155. p.. Quand utile la convulsion dans les fièvres 156. Dans quel cas mortelle 157. Quels sont les sujets attaqués du flux de ventre après la crise 158. Et ceux chez lesquels il y a suppression des évacuations alvines, état du ventre id.— fièvres quartes deviennent facilement des maladies aiguës, par l'inflammation des viscères 159.

TITRE IIe. CHAP. II.

DES DOULEURS DE TÊTE.

Avec une fièvre aiguë, continue, signe de délire 160. Sans fièvre et habituelles se terminent par l'apoplexie, l'épilepsie ou la perte de mémoire 161. Douleur de tête et suppression des selles, annoncent des spasmes et l'opisthotonos 162. 23. Symptôme de délire, et de parotides 163, Douleur de tête et du siège et des parties génitales sont suivies de paralysie 164. Quand il y a tintement d'oreille et agitation dans toute la tête 167. Douleur au sinciput avec insomnie 168. Vomissement érugineux dans les douleurs de tête annoncent le délire 169. Douleurs de tête et au cou avec foiblesse et tremblement, se dissipent par l'hémorrhagie 170. — Céphalalgie avec engourdissement et pesanteur

est suivie de convulsions 171. Violens maux de
tête, diminuent par le sommeil et le flux de
ventre 172. Douleur modérée de la tête avec
fièvre fait présager quelque dépôt aux gencives
173. Aigue avec assoupissement et pesanteur ,
menace de convulsions 174. id. 171. Délire à la
suite de selles liquides, ce qui l'indique 175. Évacuations noires id. sont mortelles 176. Douleurs
de tête et suppression des selles 177. id 23. 162.

CHAP. III.

Du Carus et de l'Assoupissement.

Assoupissement est toujours de mauvais augure 178. p. — Symptômes de phrénésie dès le
début des maladies 179. Mortels tels que petites sueurs , avec ardeur, coction des urines,
frissons et alternatives de chaleur, d'assoupissement et de spasmes 180. Sommeil comateux
avec réfroidissement est mortel 181. Assoupissement et des lassitudes pénibles se dissipent vers
la crise par des selles abondantes 182. Assoupissement et douleur des hypochondres , annoncent des parotides 183. Délire subit et anxiétés , signe d'hémorrhagie du nez 184. p. —
Éruption des parotides: — assoupissement,

anxiétés, douleurs aux hypochondres et un
ptyalisme fréquent 185. Quand on est menacé
d'oppression, de hoquet, l'état variable des hypochondres et l'urine blanche semblable au
sperme, en sont des indices 186. p. — Sphacèle
ou inflammation du cerveau est mortel au plus
tard le 7e. jour 187. A la suite de fracture de
la partie postérieure du crâne id. 188.

CHAP. IV.

DE L'OTITE ET DE LA SURDITÉ.

Douleur aiguë de l'oreille avec une fièvre
aiguë, continue, fait périr les jeunes sujets au
plus tard le 7e. jour. chez les vieillards, ce
terme est plus long. id. progn. s. 11. Surdité,
mauvaise dans les maladies aiguës ; se termine
par des douleurs de sciatique, quand elle se
prolonge 190. Dans les fièvres, la surdité arrête le cours de ventre 191. aph. Signes d'une
mort prochaine dans les maladies aiguës 192.
Tintement et bourdonnement d'oreille 193.
Suivis d'hémorrhagie du nez 194. id. 131 167.
Surdité, avec douleur de tête et tension des
hypochondres 195. Signes de délire 196. Tremblement des mains, stupeur avec perte de la

parole, état mortel 197. Urine rouge avec en-
éorémes et surdité, annoncent le délire 198.

CHAP. V.

DES PAROTIDES.

Douloureuses, sont mortelles dans les fièvres
aiguës 199. Symptôme d'érysipèle du visage 200.
Parotides tardives dans les fièvres aiguës accompagnées de déjections fétides sont mortelles
201. Avec paraplégie id. 202. Sans suppuration, dans les fièvres longues id. 203. Signes de l'éruption des parotides id. Une petite
toux avec salivation, dissipe les tumeurs qui
surviennent près des oreilles 204. p. Des
urines cuites subitement et pour peu de temps
sont un signe mortel 205. id. p. Dans les maladies longues, les parotides dont la suppuration ne fournit pas un pus blanc, sont mortelles
206. Dans les fièvres ardentes prolongées, ces
tumeurs doivent suppurer 207. — Surdité avec
engourdissement, pesanteur et quelques gouttes
de sang du nez, annoncent un état très-fâcheux
208. Surdité, anxiétés et assoupissement, symptôme de parotides 209. Dans les fièvres la surdité se dissipe par le flux de ventre et l'hémorrhagie du nez 210.

CHAP. VI.

DE LA FACE.

Visage tuméfié dont les traits sont bien soutenus, indique une crise prompte 211. Leur décomposition est un signe de mort prochaine 212. id. prog. s. 1ᵉ. Visage haut en couleur et l'air farouche, indiquent le délire 213. La couleur rouge annonce quelquefois une constipation ancienne ou des écarts de régime 214. Rougeurs des ailes du nez, est l'indice de selles liquides 215. Empyème à la suite de douleurs à l'hypochondre ou au poumon est funeste 216.

CHAP. VII.

DES YEUX.

Signes critiques tirés des yeux : brillans et bien nets annoncent une prompte guérison 217. Obscurcis, couverts d'un nuage, le blanc rouge livide, rempli de veines noirâtres, larmoiement involontaire, avec diminution apparente du globe de l'œil ou seulement de la pupille, agitation des prunelles, éraillement des paupières, à-demi ouvertes dans le sommeil, ou toujours closes, strabisme, tous ces signes sont mortels 218. conférez prog. s. 1e. Rougeur des yeux dans les longues fièvres, annonce une longue indisposition du ventre 219. Gonflement au dessous des yeux , chez les convalescens est l'indice d'un cours de ventre 220. Strabisme , symptôme mortel dans les fièvres 221. p. Fièvre est critique dans l'ophthalmie ; lorsqu'elle se prolonge beaucoup ou qu'elle est très-aiguë, elle menace de cécité ou de mort 222. Une violente douleur de tête , et très-opiniâtre , fait craindre de même la cécité 223. Le flux de ventre est critique dans l'ophthalmie 224. id. aph. Amaurose, regard fixe , l'obscurcissement de la vue sont très-mauvais 225. Signes de convulsions prochaines 226. Yeux fixes très-agités, sommeil turbulent id. 227. Phrénésie 228.

CHAP. VIII.

DE LA LANGUE ET DES AUTRES PARTIES DE LA BOUCHE.

Langue ridée sans changement de couleur, ensuite gercée, puis devenue noire, indique toujours une maladie grave 229. Enduite à sa partie moyenne, d'une salive blanche, fait prévoir la rémission de la fièvre au plus tard le 3e. jour 230. Même indice tiré des bords de la langue id. tremblante avec rougeur des ailes du nez, annonce des selles précipitées et funestes 231. Ramollissement avec nausées et sueurs froides, fait présager le vomissement de matières noires 232. Tremblement indique des selles liquides noires, et mortelles 233. Tremblement fait quelquefois présager un cours de ventre ou une aliénation d'esprit 232. Tremblement et aridité, signe de phrénésie 234. — Craquement et grincement de dents, symptôme mortel 235. Dents desséchées id. sphacèle des dents termine les abcès des gencives id. 236. — Odontalgie avec fièvre aiguë, et délire peut causer la mort, sinon le sphacèle des os 237. Fluxion d'humeurs sur le palais se termine par suppuration 238. Violentes douleurs des mâchoires font craindre l'exfoliation 239. Contraction de la lèvre inférieure, indique un flux de ventre bilieux 240. (quelquefois le vomissement) — Sang venant des gencives quand on est attaqué d'un flux de ventre, symptôme mortel 241. — Crachats noirs, variés, mais faciles, sont bons dans les fièvres 242. Crachats salés avec toux , sont très-mauvais 243. Crachement réitéré ou sputation annonce la phrénésie 244.

CHAP. IX.

DE LA VOIX.

Aphonie avec prostration est très-funeste 245. Délire farouche dégénère en fureur 246. Dans les fièvres , la perte de la parole sans crise avec des tremblemens , est suivie peu après de la mort 247. Perte de la parole avec un délire taciturne, précède les convulsions 248. Après un état très-pénible , désigne une mort douloureuse 249. p. Avec prostration et stupeur, la mort est prochaine 250. Altération de la voix à la suite d'une purgation excessive, signe funeste 251. Respiration très-pénible avec suffocation, annonce le délire 252. Violente douleur de tête et aphonie; prolongation du mal : le frisson est utile 253. Délire extatique joint à l'aphonie, est mortel 254. Aphonie à la suite du frisson , signe mortel 255. Dans une fièvre aiguë, la prostration sans sueurs, symptôme mortel ; avec des sueurs , prolongation du mal 256. Voix aiguë, plaintive, signe de convulsions prochaines 257. Voix tremblante à la suite d'un cours de ventre, annonce que la mort n'est pas éloignée 258. phonie absolue et de fréquens assoupissemens, signe de phthisie 259.

CHAP. X.

DE LA RESPIRATION.

Des différences de l'inspiration et expiration, dont l'une indique le dégré d'énergie des muscles de la poitrine; l'autre, de la capacité de l'air dans le poumon, d'où la respiration est rare et grande, petite et fréquente, l'inspiration longue, l'expiration petite, facile, entrecoupée, chaude ou froide, haute ou sublime : petite et fréquente, annonce des douleurs et l'inflammation des parties situées au-dessus du diaphragme; rare et grande, est un signe de délire; haute ou sublimd, à peine sensible, froide, mort prochaine. Respiration facile, fait prévoir une terminaison heureuse dans les maladies aiguës id. 260.

CHAP. XI.

COU ET MACHOIRE.

Cou dur, douloureux et serrement des mâchoires, état funeste 261. Douleur de gorge

sans gonflement , menace de convulsions 262.
Réfroidissement spasmodique du cou et du dos
id. 263. Parotides chez les sujets qui ont de
légères irritations de la gorge . sont supportables
264. aph. Gorge douloureuse mais lisse , état funeste 265. Rigidité du cou et respiration convulsive, état mortel 266. Gonflement de la gorge
sans tumeur , signe de spasmes 267. Douleurs
de gorge se joignent aux parotides et aux
convulsions 268. Convulsions avec une fièvre
aiguë, état mortel 269. Douleurs au cou et au
coude , signe de spasme 270. p. Salivation et
sueurs sont alors favorables , excepté chez les sujets pâles et foibles 271. — Douleurs de dos et de
poitrine, diminuent par des urines sanguinolentes : en cas de suppression , il leur succède une
mort très-douloureuse 272. Douleurs du cou
sont dangereuses dans toutes les fièvres 273. —
Douleurs à l'estomac (au cardia) et stupeur ,
indiquent des selles noires 274. •Dans les maladies aiguës , les mouvemens difficiles de la
mâchoire avec contraction douloureuse de la
gorge annoncent un violent délire, d'où résultent
la phrénésie et la mort 275. Dans les fièvres
l'ulcération de la gorge est un état dangereux
276. La strangulation par l'effet des spasmes est

mortelle 277. L'impossibilité de tourner le cou
et d'avaler est un état mortel 278.

CHAP. XII.

DES HYPOCHONDRES.

De l'état ordinaire des hypochondres; état contre nature , inflammation et douleur , symptôme
très-grave dans les fièvres 279. Tumeurs dures
et douloureuses , sont mortelles au plus tard le
20e. jour 280. Passé ce temps il faut craindre la
suppuration — hémorrhagie du nez dans cette
première période, prévient le danger — signes de
l'hémorrhagie ; — jusqu'à quel âge on y est sujet
id. Tumeurs molles et indolentes , sont moins
dangereuses que les précédentes 281. Pour être
susceptibles de guérison , leur surface doit être
petite et ramassée en pointe id Ne point com-
muniquer avec les parties internes ; sans changement de couleur du local externe. L'épaisseur
du pus masque quelquefois les abcès profonds;
les vents donnent quelque fois naissance aux
tumeurs récentes des hypochondres , alors elles
se dissipent par un borborygme id. 281.Les battemens dans l'hypochondre et l'agitation des yeux,

signe de délire 282. Avec cardialgie et de petites
sueurs, est très funeste 283. Douleurs de l'hypochondre et relâchement du ventre avec des parotides, très-mauvais signe 284. Cardialgie et
des tranchées, annoncent la présence des vers
intestinaux 285. Cardialgie réitérée chez un
homme âgé, menace de mort subite 286. Météorisme de l'hypochondre, à la suite de suppression des selles, mauvais signe, surtout, dans la
phthisie 287. Des déjections noires surviennent
à la suite de suppuration dans l'hypochondre
288. Symptômes de parotides 289. id. 290.
Murmure des hypochondres avec douleurs des
lombes, précédent le cours de ventre 291. id. aph.
Douleurs anciennes des hypochondres avec des
déjections très-fétides, les parotides sont mortelles 292. Douleurs des hypochondres, avec
de petits excrémens noirs, signe d'hémorrhagie
293. Douleurs à l'hypochondre, au foie, au cardia, sans fièvre; guérissent par la saignée; quand
il y a fièvre, elle est suivie de douleurs de sciatique,
de crachement de pus, ou de cécité 294. Douleurs aux hypochondres au cardia, au foie, aux
environs de l'ombilic avec des selles sanguinolentes, sont suivies de soulagement, autrement
elles ont bientôt une terminaison fatale 295. Hy-

chondre tendu, visage fortement coloré, signe d'hémorrhagie du nez, de spasmes ou de douleurs sciatiques 296. Dans les fiévres, douleurs à l'hypochondre, qui cessent sans sueurs sont funestes 297. Battement à l'ombilic, indice de délire 298. Métastase des douleurs de l'hypochondre à l'ischion avec une fiévre ardente, est mortelle 299. Battemens ou pulsations dans la région de l'ombilic, se dissipent quelquefois par des selles avec des glaires 300. Suppression des selles suivie de météorisme de l'hypochondre, est de mauvais augure dans la consomption lente et le cours de ventre 301. id. 287. Douleurs et anxiétés suivies de parotides sont mortelles 302. Ventre dur douloureux fait craindre la suppuration 303. Douleurs fixes au-dessus de l'ombilic, lorsqu'elles ne cèdent point aux purgatifs se terminent par la tympanite 304.

CHAP. XIII.

DE L'AFFECTION DU DOS
ET DES LOMBES.

Douleurs des lombes dans les fiévres avec le type tierçaire font rendre du sang en grumeaux avec les selles 305. Symptôme

d'hémorrhagie, par les voies inférieures 3o6.
Très-abondante 3o7. Métastase des douleurs des
lombes vers la tête, se détruit par une hémorrhagie nasale très-copieuse 3o8. Douleurs de
dos, annoncent une solution difficile 3o9. Douleurs des lombes et des selles liquides par intervalles cèdent à l'action de l'ellébore 3io.
Distension douloureuse des lombes se guérit
par la saignée 311. Cardialgie et douleurs des
lombes, symptôme d'hémorrhoïdes 312. Métastase des douleurs des lombes avec paraplégie,
est suivie de spasmes 3i3. Le strabisme y est
mortel 3i4. Les douleurs qui se portent à la poitrine avec engourdissement et pesanteur sont
mortelles 3i5 p. Cardialgie à la suite de métastase des douleurs des lombes, délire et perte
de la parole, signes mortels 3i6. Métastase vers
la tête avec tension, est suivie de convulsions
3i7. Douleurs des lombes sont toujours de mauvais augure dans les maladies 3i8. Avec un
délire qui tient de la fureur, indiquent quelquefois des selles noires 3ig. Avec une sputation violente annoncent des convulsions 3ao.
Frisson violent au moment de la crise est dangereux 3a1. Récidive fréquente des douleurs,
symptôme de mauvais caractère 3a2. Accom-

pagnées d'une chaleur brûlante sont très-funestes 323. Tension des lombes et des pertes fréquentes chez les femmes , sont un signe de suppuration 324. Quand il y a en même temps
douleur au côté ; cela annonce l'ictère 325.

CHAP. XIV.

HÉMORRHAGIE.

Réfroidissement y est très-funeste 326. Quand
elle se manifeste du côté opposé à la douleur,
est défavorable 327. Plaies accompagnées d'hémorrhagie avec de petites sueurs , sont de mauvais caractère 328. Si elle a lieu le 5e. jour,
avec des frissons le 6e. et le 7e. beaucoup d'ardeur , signe du mauvais état des entrailles
329. Les selles noires et très-rouges donnent lieu à l'assoupissement et aux convulsions
330. Surdité arrête le cours de ventre 331
Relachement du ventre succède aux grandes
hémorrhagies 332. Après des hémorrhagies
abondantes et réitérées les selles noires qui paroissent d'abord et se suppriment sont suivies
d'hémorroïdes , de douleurs de ventre 333.
Surdité et quelques gouttes de sang du nez , annoncent un état fâcheux 334. Relâchement du
19.

ventre succède aux hémorrhagies abondantes
555. id. 532. Suppression d'une hémorrhagie
peut être cause de convulsions 556. Quelques
gouttes de sang du nez le onzième jour, est un
symptôme fâcheux 557. Hocquet ou convulsions à la suite d'hémorrhagie, funeste 558.
Appétit dépravé et respiration courte en marchant, signe de cachexie chez les sujets les plus
forts jusqu'à l'âge de sept ans 539. Petites hé-
morrahagies dans les maladies longues, sont funestes 540. Vertiges se dissipent par l'hémorrhagie 541. Réfroidissement avec de petites
sueurs, funeste 542. Dans le réfroidissement
avec torpeur, la saignée est nuisible 343. Suppression intempestive d'une hémorrhagie, donne lieu à des duretés de ventre et à la lienterie
544. Celle qui est périodique étant supprimée
occasionne l'épilepsie 545. Hémorroïde en petite quantité, accompagnée de vertiges, menace de paraplégie 546.

CHAP. XV.

PALPITATIONS, OU TREMBLEMENTS ET CONVULSIONS.

Palpitations ou tremblemens universels annoncent la mort quand il y a aphonie 547.

CHAP. XVI.

DE L'ANGINE.

mation gagne la gorge, le cou et la poitrine, se termine par un abcès externe 365. Danger de la métastase id. peut devenir mortelle ou être suivie d'empyème du poumon id. quand l'inflammation se porte sur les parties externes ou internes, 366. Métastase de l'esquinancie sur la poitrine, est suivie d'empyème 367. Signe d'une mort prochaine dans l'esquinancie 368. Crachats lisses presque secs annoncent la gangrène 369. Disparition subite de l'enflure de la langue id. 370. Nulle apparence de crachats cuits 371. Métastase des douleurs de tête 372. Aux jambes 373. A l'hypochondre avec prostration indique une mort prompte 374. Délitescence de la tumeur de la gorge 375. Esquinancies profondes ou internes 376. Crachats glutineux, épais, arrachés avec beaucoup de peine, sont pernicieux 377. Douleur au côté, et rejet des boissons par la bouche et le nez, sont des signes mortels 378.

CHAP. XVII.

De la Pleurésie et Péripneumonie.

Pleurésie avec des crachats purulens dès le commencement, est mortelle le 3e ou le 5e jour»

379. Avec des selles bilieuses, fétides, la mort arrive le 21e. jour 380. Pleurésies sèches sont les plus dangereuses 381. Celles où il y a du spasme, sont moins funestes que celles ou il n'y en a pas 382. Langue bilieuse dès le commencement, annonce que la maladie sera jugée le 7e. jour 383. Si elle se couvre de petites bulles livides, la guérison est différée jusqu'au 14e. jour 384. Les crachats les plus louables donnent des signes de coction dès le 3e. jour 385. Ce qui annonce la guérison 386. Crachats douceâtres au goût, sont un signe de suppuration 387. Pleurésies bilieuses, sanguines, guérissent au 9e. et 11e. jours; passé le 17e. on est hors de danger 387. La rascation, les yeux jaunes, le visage décomposé sont des signes de mort prochaine 388. Dans l'empyème, l'excrétion du pus par les crachats en 40 jours, termine la maladie 389. Description des signes les plus favorables dans la pleurésie et péripneumonie : caractères tirés des crachats, jaunes non mélés de beaucoup de sang sont les meilleurs, quoique moins salutaires passé le 7e. jour : les sanglans, livides, spumeux ou entièrement jaunes, noirs, verts, visqueux qui changent promptement de couleur, sont les plus mauvais id. les muqueux et fuligineux don-

nent plus d'espoir : on doit préférer ceux qui
se colorent dès les cinq premiers jours 390.
Toute expectoration douloureuse est mauvaise ;
bonne au contraire sans douleur 391. Les
crachats bilieux mêlés de pus, sont suivis de la
mort le 14e. jour, surtout lorsqu'ils ont commencé dès le 7e. 392. Description des signes les
plus favorables dans toutes les maladies du poumon et de la plèvre, en cas d'expectoration 393.
comme no. 390. La chaleur doit être douce et
universelle : si le sommeil, les sueurs et l'urine
sont à peu-près comme dans l'état naturel,
on est certain de guérir avant le 14e· jour
393. La difficulté de respirer avec continuation de la douleur dénote la suppuration 394·
Dépôts aux environs de l'oreille ou aux parties
inférieures comme au siège, quand ces derniers
dégénèrent en fistules, il y a possibilité de guérison 395. Dans les péripneumonies dangereuses,
les abcès qui se portent aux jambes sont bons,
surtout lorsque les crachats au lieu d'être jaunes
deviennent purulens ; mais le défaut d'expectoration ou de coction des urines, annonce des dépôts
suivis d'une guérison difficile ou même de claudication, en cas de métastase on a à craindre le
délire ou la mort et quelquefois l'empyème 396.

La péripneumonie à la suite de la pleurésie est plus dangereuse que la primitive ou essentielle 397. Les sujets dont la vie est très-exercée périssent plutôt d'une pleurésie ou péripneumonie, que les sujets qui s'exercent peu 398. L'enchifrènement et l'éternuement sont mauvais dans les maladies du poumon 399. Signes que l'on peut tirer de l'exploration de la langue et du siège des douleurs soit aux clavicules soit dans le dos, pour connoître quand il y a inflammation de l'aile droite ou gauche et médiane du poumon; à la partie supérieure et inférieure ; quand les bronches sont affectées profondément par les progrès rapides de l'inflammation; quand le poumon s'attache aux côtes, et extérieurement qu'il y a lividité avec hépatisation du poumon 400. Lorsque le cœur participe à l'inflammation, il y a cette affection que l'on nomme *carditis,* quelquefois *pleurocarditis*; quand le *péricarde* est aussi affecté, le malade meurt le 2e. ou 3e. jour, dans des angoisses inexprimables 400. Description de l'empyème ou suppuration interne à la suite de pleurésie et péripneumonie ou même d'affection du foie : Vomique, sa rupture le 20e. jour, ce qui l'annonce ; le 4oe. et 6o jours. Signes tirés du siége et de la violence de la douleur, de la toux et de la difficulté de respirer : du crachement qui paroît être un ptyalisme, plutôt qu'une véritable expectoration ; de la douleur qui se change en pesanteur : des frissons lesquels en tout temps désignent la suppuration 402. L'expectoration d'un pus blanc, égal sans odeur, l'appétit intact et l'absence de fiévre, sont des signes certains de guérison ; mais, un pus verdâtre, livide, spumeux ou pituiteux et des selles très-liquides, sont suivis de la mort 403. L'abcès, vomique ou empyème, doit en général être rendu par les crachats en quarante jours depuis l'instant de sa rupture, sinon il faut craindre la phthisie 404. Dans la douleur de côté, quelques gouttes d'un sang très-rouge qui vient du nez, sont un mauvais signe 405. Les crachats fétides dans la suppuration du poumon (et du foie) sont un indice certain d'une mort inévitable 406. Et aussi les crachats purulens, bilieux, en petites masses rondes, mélés de sang et de pus, noirs, fuligineux, couleur de lie de vin, suivis de consomption lente 407. Le crachement d'un sang écumeux, quand il y a douleur à l'hypochondre droit, annonce que le sang vient du foie 408. Une violente secousse des épaules, communiquée à la poitrine, lorsqu'elle est suivie de crachats fétides, aunonce une fin prochaine 409. Le pus qui noircit la sonde après la cautérisation du foie ou du poumon, est un indice certain de mort 410. La douleur de côté, non pleurétique, tend au délire 411. Un sang très-rouge, qui coule du nez, est de mauvais augure dans la péripneumonie 412. 405. Des crachats visqueux salés, accompagnés d'enrouement, sont un signe certain de phthisie 413. Les tumeurs qui paroissent à la surface de la poitrine, sont de mauvais augure; mais non toujours mortel; l'enrouement avec la toux et des selles liquides, annoncent la présence du pus 414. Les urines claires sont d'un augure funeste dans la péripneumonie 415 Quand il ne survient pas de crachats, c'est là qu'il y a le plus de danger, (pour la vomique ou l'empyème) 416. Des rougeurs à la poitrine, sont très-funestes; (c'est un indice de suppuration) 417. La disparition de la douleur de côté avec des crachats bilieux, est suivie de délire 418. Signes particuliers tirés de la fiévre et des sueurs, dans l'empyème 419. Surdité annonce des selles sanguinolentes 420. Continuation de la douleur de côté est un signe de suppuration 421.

19.....

Elle se connoît aussi par la fiévre et les frissons 422. La perte d'appétit, les sueurs, la rougeur des joues et l'humidité du ventre 423. Hydropisie sèche du poumon produit l'orthopnée 424. Caractères des convulsions 425. Vomissement de sang avec douleur à la mamelle, à la poitrine et au dos; et fiévre, est mortel au plus tard le 14e. jour 426. Il faut au moins des secours très-prompts, et surtout saigner avec profusion; signes favorables ou funestes 427. Moyen de s'assurer dans quel côté de la poitrine est la suppuration 428. L'excrétion du pus avec les selles, signe mortel 429. Empyème à la suite de blessure à la poitrine 430. Dans le cas de péripneumonie est funeste aux vieillards 431. Les jeunes gens meurent plutôt de la phthisie essentielle, id. Une violente secousse des épaules chez les sujets attaqués d'empyème, fait connoître la quantité de pus dans le poumon 432. La percussion du thorax est infiniment préférable sous tous les rapports; cette méthode a été renouvelée de nos jours, avec beaucoup de succès par un praticien célèbre. M. Corvisart l'a fait remarquer comme un signe pathognomonique dans la plupart des affections du poumon avec épanchement d'eau ou de pus

dans l'une des cavités du thorax ; il faut lire son
excellent traité des maladies du cœur.

CHAP. XVIII.

DE LA PHTHISIE.

Signe particulier tiré du siége de la douleur
dans le vomissement de sang 433. Pour reconnoître si la phthisie est mortelle, l'espèce d'es-
sais que l'on fait sur les crachats en les jetant
au feu et dans l'eau de mer 434. 435. est de
peu d'importance. Il semble que la possibilité
de reconnoître le pus, soit l'écueil de toutes
nos expériences; mais la fièvre lente, la consomption rapide, le flux de ventre, sont des signes encore plus certains que ceux que nous
tirons des crachats; la perte des cheveux est
un signe indubitable de la mort, surtout avec
la diarrhée colliquative 436. Suppression des
crachats 437. Suivie d'un prurit général est
un mauvais signe 440. A la suite d'hémoptysie
438. Age auquel on est le plus exposé à la phthisie 439. Fluxions sur les dents et les gencives
annoncent une disposition prochaine à cette
maladie 441. Le météorisme de l'hypochon-

dre à la suite de suppression des selles, est un très-mauvais signe dans la phthisie et le cours de ventre 442. Frissons au moment fatal 443. Exanthèmes rouges à la peau avec l'apparence d'écorchures, indiquent une phthisie générale 444. Quand l'état des phthisiques est désespéré 445.

CHAP. XIX.

DE L'AFFECTION DU FOIE.

Empyème avec des crachats sanglans, fétides, est mortel 446. Marasme avec enrouement et la toux, annoncent la phthisie hépatique 447. Signes de suppuration à la suite de douleurs au foie 448. Quand elles proviennent des vents, la fiévre les fait cesser 449. Crachement d'un sang écumeux avec douleur à l'hypochondre droit, indique que le sang vient du foie 450. Pus semblable au marc d'huile après la cautérisation du foie, signe mortel 451.

CHAP. XX.

DE L'HYDROPISIE.

Cette affection survient à la suite des maladies aiguës dégénérées, prognostic 452. Des urines rares et la strangurie dans l'hydropisie sèche , sont un signe redoutable 453. L'épilepsie y est mortelle 454. 459. Chez les sujets bilieux , signes qui annoncent l'hydropisie sèche ou tympanite 455. Urines rares sont toujours de mauvais augure dans l'hydropisie 456. Diarrhée est critique 457. Violentes tranchées aux environs de l'intestin grèle , menacent d'hydropisie sèche 458. Épilepsie est mortelle dans l'hydropisie 459. L'hydropisie suivie de récidive est mortelle 460. La métastase de l'aqueux transmis des veines dans les intestins, guérit l'hydropisie 461.

CHAP. XXI.

DYSENTERIE.

Dysenterie arrêtée subitement est suivie de dépôt aux articulations ou sur les viscères 462. Le vomissement de bile est un mauvais signe dans la dysenterie 463. Suppuration à la suite de dysenterie; ce qui l'indique 464. Selles rouges inflammatoires (dans les fièvres , annoncent le délire ou la manie) 465. Dysenterie est critique dans les affections de la rate 466.

CHAP. XXII.

DE LA LIENTERIE.

Lienterie accompagnée d'aphthes et de tranchées est suivie du gonflement des articulations 467. D'hydropisie 468. De phthisie 469, Dans la passion iliaque, vomissement et surdité, mauvais signes 470.

CHAP. XXIII.

DES MALADIES DE LA VESSIE.

Inflammation de vessie est mortelle, s'il ne survient pas des urines purulentes surtout chez les enfans 471. Calculs vésicaux, à moins qu'ils ne se présentent au devant de l'uretère, ne gènent point la sortie de l'urine 472. En cas de tumeur, la seule voie de guérison est l'excrétion du pus 473. — Paralysie de la vessie est un signe mortel 474.— Dans le volvulus ou *miserere*, la strangurie id. 475.

CHAP. XXIV.

DE L'APOPLEXIE, PARALYSIE ET PARAPLÉGIE.

Blessure du crâne avec paralysie, la fiévre y est utile 477. Hémorrhoïdes sont favorables

CHAP. XXVII.

Des tubercules et de la saignée.

La saignée est nuisible dans la douleur du côté non fixée, et sans aucun signe extérieur. Dans les fièvres quand il y a aversion des alimens; météorisme des hypochondres, réfroidissement et torpeur, est suivie d'une mort inattendue 491.

CHAP. XXVIII.

Prognostics communs a toutes les parties du corps.

Signes extérieurs tirés de la chaleur de la peau 492. De l'attitude et des mouvemens libres ou difficiles; de l'accablement, de la lividité des doigts et des ongles; couleur noire n'est pas toujours mortelle; perte des doigts 493. Rétraction des parties génitales, signe de mort dans les maladies aiguës 494. Vents ce qu'ils indiquent 495. Sécheresse ou lividité d'une plaie ou d'un ulcère, signe de mort 496. Coucher, doit être tel que chez les personnes en santé; en supination ou sur le dos, sur le ventre; quand un malade ne peut être qu'assis;

conditions d'un sommeil bon, mauvais, insomnies opiniâtres, suivies de délire 497.

CHAPIERE XXIX.

DES BLESSURES GRAVES.

Plaie de la tempe . donne lieu aux spasmes du
côté opposé 498 prorrh. 17. 123. Perte de la
voix, de la vue et de l'ouie, annoncent la commotion du cerveau 499 aph. l. VII 58 pred. II,
68 et suiv. survient alors la fièvre avec le vomissement de bile 500, aph. l. VI, 50. VII, 14. Fractures du crâne, quand sont légères, il est difficile
de les reconnoître; signes artificiels; naturels,
tirés des douleurs, de la lividité des chairs
avec un pus ichoreux, lesquels annoncent
l'exfoliation de l'os 501 prorrh. 11, 68, et suiv.
Putréfaction de l'épiploon dès qu'il est exposé à
l'action de l'air 502. aph.l. VI, 68.

CHAPITRE XXX.

DES PLAIES.

Une réunion parfaite est difficile ou impossible
quand il y a division complète de l'intestin grêle

VI, 16, 18, *Idem* de l'angle des lèvres, du prépuce 504, aph. I. VI, 19. Un os ou un cartilage coupés, ne croissent plus de manière à se remplacer 505. aph I. VI, 19. La convulsion dans les blessures est mortelle 506 aph. I. v. — **Le** vomissement de bile est particulièrement un mauvais signe dans les plaies de la tête 507. Plaies transversales des articulations, produisent la claudication, quand elles intéressent les têtes des gros muscles 508. prorrh. II, 75, 79. Plaies les plus mortelles. 509 prorrh. II, 59 et suiv. suivies de Cécité 510. prorrh. II, 99. Fistules les plus dangereuses ; les plus traitables id. 511. prorrh. II, 64. et suiv. Avant l'âge de puberté, on est exempt de maladies très-aiguës 512.

TITRE III. CHAP. XXXI.

DES MALADIES DES FEMMES.

Accouchement ; l'écoulement prématuré des eaux est un mauvais signe 513. Grossesse, aphthes de la bouche, sont très-redoutables 514. Lochies rares avec douleurs de l'intestin grêle à la suite de fausse couche, sont suivies de danger 515. Leur suppression est mortelle 416. Douleurs de tête avec assoupissement et pesanteur, chez les femmes grosses occasionnent des convulsions 417. La suppression des lochies avec des selles liquides et beaucoup de malaises, est funeste au moment de la crise 518. La respiration plaintive et l'amaigrissement, font présager une fausse couche 516. Lochies purulentes s'annoncent avec des douleurs 520. Dans la grossesse, un grand accablement, prostration, avec sueurs et des selles liquides, est un état funeste 521. L'interruption du flux des lochies donne lieu à l'épilepsie, au flux de ventre, aux hémorrhoïdes 522. L'accouchement sans douleur est ordinairement dangereux 523. Chez les femmes grosses menacées de phthisie, les saignemens de nez fréquens, peuvent prévenir la maladie, 524. suppression des lochies avec douleur au côté, est suivie de délire. 525. humeurs salsugineuses chez les femmes grosses, occasionnent ensuite des lochies acrimonieuses 526. Signes de suppuration à la suite d'inflammation du ventre 527. Duretés douloureuses de l'utérus avec tension du ventre, sont promptement mortelles 528. Signes d'une suppuration lente suite d'inflammation du ventre id. 531. Éruption des regles fait cesser les convulsions 532. Urines claires avec de petits nuages, annoncent des

frissons 532. L'hémorrhagie le quatrième jour
est un présage de maladie longue 533. Douleurs
de tête chez les femmes grosses, menacent de
convulsions 534. Douleurs de colique avec vomissement, annoncent une délivrance prochaine
535 La rupture prématurée des eaux, est un
mauvais signe 536. Fluxions salsugineuses sur la
gorge, sont de mauvais augure surtout chez les
femmes grosses 537. Frissons très-violens immédiatement avant l'accouchement, ne sont pas
d'un bon augure 538. Aphthes avec des fluxions
sont très-dangereux 539. Tumeurs de l'abdomen dans la grossesse, sont un état facheux,
quelquefois indiquent un accouchemeut de ju-
meaux 540. Signes du flux menstruel très-prochain 541. De suppuration, (quand il y a suppression) 542. Métastase des humeurs vers les
cuisses, après des pertes blanches à la suite d'a-
vortement sont très-funestes 342. Chez les femmes grosses, les aphthes de la bouche, occasionnent le flux de ventre et l'avortement 545. Prostration totale après l'accouchement est très-funeste
546. Cardialgie ou légers maux de cœur, sont
un signe de délivrance très-prochaine 547 Signes de l'évacuation menstruelle 548. Respiration gêuée, chez les jeunes filles, est ensuite un

symptôme de suppuration des seins 549. La manie est quelquefois critique dans les fièvres aiguës 450. Vomissement de sang chez les femmes infécondes, les rend aptes à concevoir 551. Vertiges se dissipent par des règles abondantes 552. Douleurs aux seins, chez les femmes grosses, se dissipent par un crachement de sang épais et non féculent 555. Convulsions sont faciles dans l'hystérie 554. Signes de l'évacuation menstruelle dans les fièvres 555.

TITRE IV. CHAP. XXXII.

Du Vomissement.

Vomissement, qualités qu'il doit avoir pour n'être pas nuisible : sans mélange, livide ou noir, est mauvais ; plus encore, si ces couleurs sont réunies ; lividité et fétidité, annoncent une mort très-prochaine, surtout quand il y a des efforts très-pénibles 556. De violens tiraillemens et crispations d'estomac id. 557. petits vomissemens bilieux ne sont pas nuisibles ; ni la surdité après le vomissement de matières noires 558. Parotides réitérées id 558. Sui-

vies de voix aiguë, yeux ternes id. 561. S'annoncent avec des insomnies et des anxiétés 563. Suppression des selles dans une diarrhée est suivie
d'exanthèmes rouges à la peau 564. Le hocquet après un vomissement sans mélange est mortel, et aussi dans les suppurations, à la suite des
médicamens 565. Ptyalisme, signe de vomissement très-prochain 566. Convulsions après une
purgation à la suite de l'ellébore, sont mortelles 567. Réfroidissement avec sueurs id.
568. Selles rouges id. 569. Vomissement rouge
avec l'ellébore détourne les grandes suppurations internes; signes auxquels on reconnoît
qu'il est utile 570. Quand on doit s'attendre
au vomissement noir 571.

CHAP. XXXIII.

DES SUEURS.

Sueurs les plus favorables dans les fièvres;
les plus mauvaises id. 572. mortelles 573.
Avec une fièvre aiguë, sont défavorables 574.

557

CHAP. XXXIV.

DES URINES.

Urine la meilleure, avec un sédiment blanchâtre rouge avant le septième jour, indique
la guérison ; celle qui est avec un nuage le
quatrième jour id. Claire bilieuse qui varie en
couleur et en sédiment, annonce des longueurs
et du danger 574. Blanche et aqueuse, crise
difficile 57'. Nuages blancs, noirs 577. Urines
blanches claires avec de petites écailles semblables à du son, mauvaises dans les fièvres, surtout dans les douleurs fluxionnaires de la tête ;
noires devenues bilieuses, avec un sédiment éparpillé ; épaisses et le sédiment un peu livide, bourbeux, signe de douleur des hypochondres, d'ulcère et de parotides 598. Précipitamment cuites
avec une efflorescence rougeâtre, blanches claires, sont mauvaises, surtout dans la phrénésie ;
si l'excrétion s'en fait immédiatement après
la boisson, mauvais signe surtout dans la
pleurésie et la péripneumonie. Urine huileuse
défavorable avant le frisson ; d'un vert pâle,
changeant à tous momens de couleurs est de
mauvais augure dans toutes les maladies aiguës
579. Mortelle avec un dépôt noirâtre ; ou tout

à fait noire; ou très-épaisse, ou aqueuse, plus encore celle-ci chez les enfans; claire puis épaisse
avec un dépôt floconneux semblable au sperme,
très-mauvaise ; involontaire signe de mort,
l'urine épaisse devenue claire avant le quatrième
jour est funeste dans la péripneumonie 580. dans
la pleurésie; l'urine teinte de sang ou brune
avec un sédiment varié, présage de mort au plus
tard le quatorzième jour ; verdâtre avec un dépôt noir furfuracé id, blanche et très claire,
mortelle dans la fièvre ardente 581. Crue, pendant quelque temps ; signe d'abcès aux articulations; ou de douleurs : avec un dépôt gras et limoneux indique la fièvre ; urine sanguinolente,
maladie longue ; trouble , avec sueurs , rechûte;
blanche comme dans les bêtes de somme ; douleurs de tête : surnagée par une sorte de pellicule, convulsions; sédiment bourbeux, frisson ; matières grasses unies à la surface, colliquation : nuages noirs flottans quand on est attaqué de fièvre irrégulière, fièvre quarte ; dé-
colorée , énéorèmes noirs, phrénésie ; cendrée
difficulté de respirer , hydropisie 582. Aqueuse
avec de petits sables rudes , selles liquides; claires puis épaisses , sueurs prochaines ; spumeuses, les sueurs ont paru 583. Avec fièvre tierce ,

des nuages noirs, frissons irréguliers ; avec des pellicules, en cas de suppression, signe de spasmes 584. Avec un dépôt louable, puis sans ce dernier, souffrance et variations dans l'état de la maladie ; dépôt après une agitation préalable de l'urine. frissons ou changement de la fièvre en tierce ou quarte. Dans la pleurésie, l'urine rougeâtre avec un dépôt lisse, terminaison prompte ; verdâtre, quoique d'un bon aspect avec sédiment brun, id. urine très-rouge, avec un dépôt verdâtre, bien net, maladie longue; aqueuse et un sédiment roussâtre, souffrances et danger ; verdâtre id. 586. Parotides avec des urines cuites prématurément, sont très-funestes 587. Suppression d'urine avec douleur de tête, présage de convulsions 588. Douleurs néphrétiques, signe de graviers 589. Tremblement chez les vieillards id. 590. Interruption du jet de l'urine et pesanteur au périnée, strangurie 591. Chez les sujets bilieux, suppression de l'urine, est promptement mortelle 592. Dans les fièvres, urines avec des matières épaisses, éparpillées signe de rechûte et de sueurs 592. Constamment claires dans les longues fièvres, maladie de la rate 595. Variation des urines, prolongation du mal 595. Urine involontaire

2.

dont ou ne conserve aucun souvenir, mortelle.
598. Urines épaisses, grumeuses en petite quantité, ensuite, claires et très-abondantes, favorables dans la fièvre 597. Urine avec un
dépôt, terminaison prompte 598. Urines claires blanches et crues sans réplétion précédente,
dans l'épilepsie, signe d'accès très-prochains 599.
Évacuation très-médiocre, de sang, d'urine, ou
de matières par le vomissement et les selles,
mauvais signe 600.

CHAPITRE XXXV.
DES DÉJECTIONS.

Déjections les moins défavorables sont liées,
un peu fauves: viennent aux heures accoutumées
et en quantité correspondante aux aliments 601.
Dans les maladies aiguës, les selles spumeuses
très-bilieuses; blanches; mauvaises, surtout
quand elles ressemblent à de la farine putréfiée
étendue d'eau 602. Selles noires avec de petits
excréments noirs, rendus forcément, et quelques
gouttes de sang du nez, signe défavorable 603.
Visqueuses sans mélange, très-exaltées, matières
très-épaisses dont le dépôt est un peu livide,
bilieux ou purulent, très-funeste 604. Quand on
rend un sang brillant id. 605. Spumeuses teintes de bile, à leur circonférence, annoncent

l'ictère 606. Bilieuses avec une sorte d'efflorescence, sont dangereuses dans les douleurs des lombes 607. Délayées, écumeuses, déposant une bile aqueuse, très-mauvaises; purulentes ou avec un sang noir; de couleurs variées et très-foncées, très-formidables excepté après une potion purgative; molles et friables, très-mauvais signe dans les fièvres, sèches, sans cohérence décolorées id. Selles noires, mortelles 608. Liquides en petite quantité ou très-abondantes, funestes 609. Legèrement friables quoiqu'humides avec refroidissement général, 610. Les selles très-rouges, dans le flux de ventre; les vertes blanches, écumeuses, aqueuses, petites, visqueuses, lisses, verdâtres, sont très-pernicieuses; très-liquides, dans le coma, funestes, avec beaucoup de sang caillé; ou très-blanches, très-liquides, avec météorisme du ventre, mortelles 611. Noires, ou comme du sang noir, ou avec des couleurs variées et très-foncées, très-redoutables 612. Spumeuses sans mélange; indiquent que le mal s'aggrave; alternativement liquides et sans mélange, maladie longue; très-rouges avec la fièvre, délire; blanches et stercoreuses; Ictère; devenues liquides et ensuite rougeâtres id. Variées de noir, mauvaises 613. Selles très-blanches et stercoreuses id. 614. dans les fièvres, les hémorrhagies 615. Selles petites et fréquentes, avec trouble du ventre sont suivies de tension aux joues, 616. stercoreuses rendues avec effort dénotent le mauvais état du ventre. Pituiteuses, précipitées avec pincement au cardia, signe de dysenterie ; selles liquides et alternativement constipation avec météorisme du ventre, état spasmodique 617. Petites sueurs froides accompagnent les selles noires 618, 633. Trouble d'entrailles suivi de constipation, avec des urines rares, puis abondantes et crues, annoncent quelque dépôt aux articulations 619. Selles petites et fréquentes sont cause de frissons 620. Avec des besoins très-fréquens, et douleur au côté, signe d'ictère ; en cas de suppression, danger d'une hémorrhagie; douleurs des lombes annoncent un sang très-fleuri, assoupissement est mortel 621. Bilieuses et fréquentes, visqueuses, symptôme de parotides 622. œdèmes accompagnés de douleurs et de selles liquides, mauvais augure 623. Visage rouge; et déjections très-colorées, signe de manie. 624. Couleur sale et terne de la peau, mauvais état du ventre ; selles avec de petits lambeaux charnus rouges et purulens id. 625. Selles bilieuses très-humides avec assoupissement, présage de parotides 626. Cessent par la surdité *et vice versa* 627. Eruption dartreuse au pubis, aux iles et aux aines, mauvais état du ventre 628. Douleur suivie de faiblesse, relâchement du ventre 629. Dépôts aux environs de l'anus; trouble d'entrailles 630. Déjections grasses, noires, livides, très-fétides, bilieuses, semblables à une décoction de farine de pois, de lentilles ou comme des grumeaux de sang très fleuri; d'une odeur analogue à celle des nouveaux nés, sont mortelles. Très-variées, comme les sanguinolentes semblables aux râclures de chair, bilieuses, noires, porracées, soit qu'elles aient lieu toutes ensemble ou séparément id. involontaires id. 631. Eructation avec bruit, concentration des vents, grand trouble dans les entrailles. Selles très-rouges érugineuses, mauvaises surtout le quatrième jour 632. relâchement du ventre, voix tremblante, signe de mort, dans la phthisie et la fièvre lente marasme et des selles liquides id. 633. Selles noirâtres, utiles aux hommes d'un âge fait 634. Trouble d'entrailles avec une intensité plus violente vers la crise, indique des selles noires 637. Vomissement de bile, dégoût, et faiblesse excessive, dans un long flux de ventre , mort très prochaine 658. sang clair et appauvri à la suite d'une purgation artificielle, funeste. Suppuration à la suite de duretés douloureuses du ventre , avec fièvre, frissons, dégoûts, selles liquides est détournée par un flux de ventre modéré 640 , 5o3. Humeurs salsugineuses et des selles liquides , ne sont pas ordinaires dans l'assoupissement et le coma 641. Selles liquides suivies de douleurs de tête , de soif, d'insomnies, délire très-prochain 642. Chez les bilieux, selles petites et fréquentes avec douleurs et tension vers l'intestin grêle , urine très-rare , hydropisie sèche , 644. tremblement de la langue, indice d'un cours de ventre 645. Chaleur brûlante avec de petites sueurs indique les progrès du mal 646 refroidissement avec sueurs après des selles liquides , état funeste 647. Si le sang sort des gencives id. 648. Selles pures avec sueurs terminent les fièvres aiguës 649.

Nota. On conférera attentivement mes observations sur le livre des prénotions avec l'analyse des chapitres et les notes pour reconnoître tous les passages parallèles dans Hippocrate.

FIN DE L'ANALYSE DES CHAPITRES.

ERRATA.

NOTES LATINES.

Pag. 3ₐ8. Nᵒˢ 53 Lisez 5ₐ.
330.......61. Voy. aph. 34, sect.
  ıv. prorrh. ıı, ıo8, ııı.
33ı.......71.......72.
33ı.......71.......74.
333......8ₐ.......8o
333......84.......85
434......85.......87.
335......97.......99.
337.....ıo6.....,.ıo7.
340.....123......aph. 6ₐ, 64.
  sect. ıv.
340.....124......127.
340.....128......13ı,
340.....13ₐ......aph. 26, s. ıı.
343.....243......prog. 17. sect.
  ııı. usque ad. 29 et 44 ejusdem.
344......ı49......aph. 7ı sect. ıv.

345.....154......prorrh. 90.
346.....160......161.progn. 14 sect. 111.
346.....161......162 id. 162, 163.
348.....166......168.
351.....181......180.
353.....194......coac. 121, 131.
353.....218......1(8.
359.....224......aph. 17, sec. VI.
367.....268......aph. 66, sec. IV.
367.....2)6...... coac. 96, 271. prorrh. 96, prog. sect 111, 23.
573.....299......prorrh. 92.
374.....308......prorrh. 141.
377.....328......prorrh. 130.
378.....333......prorrh. 142.
id......334......prorrh. 143.
id......336......prorrh. 150.

Nota. On pourra copier soi-même ces nᵒˢ et les rétablir à la page indiquée.